医案学

Doctor's Caseology

主　审　王永炎

主　编　王　忠

中国中医药出版社

·北 京·

图书在版编目（CIP）数据

陈蜇学/王忠主编. —北京：中国中医药出版社，2014.1
ISBN 978 - 7 - 5132 - 1689 - 0

I. ①陈… II. ①王… III. ①按摩 IV. ①R249

中国版本图书馆 CIP 数据核字（2013）

序

传承和创新是中医药事业发展的两个不可或缺的组成部分。传承是基础、是核心，是创新发展的前提。创新是动力、是源泉，是在传承上的"扬弃"，是与时俱进的过程，是中医药事业可持续发展的保障。在东学西学兼收并蓄、中医西医融通共进的今天，系统地整理历代医家的宝贵临证经验和学术思想，深入地解析医案形成与发展的历史脉络，多维地回归中医临床思维方式与个体化诊疗特色，不仅对中医药的学术创新具有十分重要的促进作用和现实意义，而且将有利于融合东西方对生命认知的智慧，推动统一的新医药学理论框架形成。

医案，又称脉案、方案、诊籍等。是在对临床事实真实记录的基础上，体悟中医诊疗过程，诠释临床实践的成功经验或误诊误治的失败教训，凝练医家的学术特色，并有所升华的叙议结合的文本。医案与病历均以临床事实的真实记录为基础，但二者又有着明显的差异。病历是按照现代医院诊疗模式，记录患者健康状况和疾病发生、发展及诊疗全部过程，是具有现代医疗模式的、以叙述为主体的文本。剖析两者的异同关系，是开展医案相关研究，感悟医家的临证思维过程和辨证特色的重要问题。

中医医案汗牛充栋，如何更有效地解读这些医案，建立与中医药理论和临床诊疗特色相适应的方法学体系，对名家经验的传承及中医临床疗效的提高至关重要。该书编写人员包括老、中、青三代学者，他们共同努力，在数年前期工作的基础上，编纂了这部《医案学》。

该书在"十五"国家科技攻关计划课题名老中医学术思想、经验传承研究的基础上，进一步探索医案的研究方法，并整理分析了代表性医家的医案。本书主要内容包括医案学的相关理论和研究方法，厘定了医案及医案学的相关概念，并对以往模糊或歧义的概念进行了较系统的界定，提出了基本符合中医学理论的医案研究方法。同时本书选编了古今具有代表性的医家医案，既阐释了医家的个性化经验和学术思想，又将理论与方法加以具体化。相信本书的出版将对医案学相关学科的建立与完善具有促进作用，对未来医案的研究起到较好的表率作用。

该书在医案学的研究中可谓一种探索，必将伴随着诸多的需求而进一步修改、完善。期盼更多的有志学人关注、支持这一领域，期盼未来医案研究不断涌现新的成果，期盼该书编写人员在吸纳广大读者意见的基础上，锐意进取，以臻完善。

王永炎

壬辰季夏

前　言

　　浩如烟海的中医医案，是中医学的宝贵财富，承载着大量医学与人文信息，展示了医家独特的辨证思维模式及用药特色，是中医理论传承的可靠平台，也是中医学发展的坚实基础。整理研究古今医案文献，是发展中医学术，提高临床水平的一条重要途径。对大量医案进行研究，不断总结前人经验，探求其学术思想，深入挖掘隐藏其中的诊治规律，对于提高中医临床疗效和升华中医理论，具有极为重要的理论与历史意义。

　　近百余年来，中医医案的研究得到了迅猛发展。梳理前期医案研究，主要分为两种类型。其一，是探讨医案自身发展，主要目的是规范医案的结构、内容和形式，以指导后世医者对医案的编写；其二，是以医案为研究工具，从指导临床实践的角度，阐释医家的临床思维特点与风格，供后世医者学习参照。二者既分又合，相辅相成，共同促进。本书在二者的融合方面进行了探索，以期促进医案的研究与应用的结合。

　　在医案学理论与方法的建构中，学科研究方法学是一个难点。本书通过对中医医案发展历程的梳理，结合中医学理论的基本特点，在对医案的相关概念进行了初步规范的基础上，将医案作为一门专门的学科从概念上进行了初步的界定，以期能够为今后的医案研究提供科学的思路和方向。编纂者遵循中医思维特色，探索性地提出了医案研究的方法，并选取古今具有较大影响的医家的临床医案为例说明医案研究方法的具体应用。希望这些努力，能为医案学的教学和医案研究的规范提供一点参考，进而促进医案学这一学科的建立。

　　本书是一部具有教科书特点的医案学专著，适于中医学各专业本科生、研究生以及中医临床教学及科研工作者学习和参考。本书介绍医案学所涉及的基本理论，共分为8章，分别是医案学的基本理论、医案的分类与书写规范、医案的研究方法、医案的评价、医案的运用、历代医案数据库的构建、医案学的研究进展和古今具有代表性医家的医案等章节。同时对各种医案研究方法进行分析，帮助读者深入掌握书中所提到的医案研究方法，有助于更好地将医家辨证论治的精髓应用于临床。鉴于古今医案体例的多样性，在此不做修改统一以保留原貌。

　　《医案学》的编写是一种探索性的工作，虽经编写人员的不断努力，目前尚不能尽如人意。为了推动该领域的研究，促进中医临床思维的回归，我们抱定向广大同仁求教的态度，恳请大家提出宝贵意见和建议，以便不断修正，不断完善。

王忠

2013 年 10 月

目　录

绪　　论

医案是医家记录临床诊疗过程的文献资料，是中医几千年发展的基本载体之一。中医学的基本理论、著名医家的辨证论治思想及用药特色等都在医案中得以充分体现。通过中医医案研究，不仅可以加深对中医基础理论的认识和理解，同时，也能理清中医理论不断发展的脉络和规律，为中医的现代化发展提供参考和借鉴。医案研究的现实意义，则是通过科学合理的医案研究方法，分析提炼医案中所蕴含的优秀中医学术思想和经验，为中医理论发展和临床实践进步提供可靠的依据。

医案学是以中医医案为研究对象，在中医理论指导下，分析、提炼和总结中医临床实践经验，研究中医诊治规律、临床思维特征、学术思想及相应研究方法的一门学科。医案学的研究，应遵从符合中医基本原理和规律的思想，深入分析和提炼各医家独特的学术经验，并总结其共性规律，促进现代中医学的发展。

一、医案的相关概念

古代中医医案，曾有诊籍、议病式、类案、验案、病案、病历、个案等称呼，反映了医家诊疗的具体策略思路和对疾病的认识与把握，以及解决实际病证的方法途径。

（一）诊籍

医案直接明确的源头，要追溯到太史公司马迁所著的《史记·扁鹊仓公列传》。

淳于意（约公元前206—公元前150年），山东临淄人，是我国西汉名医，曾任齐国太仓令，又称"太仓公"。淳于意在医学实践中，创立了我国医学史上最早的病历档案——诊籍。淳于意曾对孝文帝说："臣意所诊者，皆有诊籍。"他认为，治病必须有记录，这样不但可以检验自己切脉、辨证、治疗是否确切，而且还可以把这种记录留传后世。

《史记·扁鹊仓公列传》详细地收录了淳于意治疗疾病的25例诊籍。诊籍记载了疽、气鬲、涌疝、热病、风瘅、肺消瘅、遗积瘕、迥风、风蹶、热蹶、肾瘅、蛲瘕及伤脾风等23种疾病。25例诊籍中，多为内科、妇科病例，其次是儿科病例（17例为内科，6例为妇科，2例是儿科）。诊断以望诊、切诊为主；治疗多重于药剂，也有针灸与冷敷等法；使用了汤、丸、散、漱、酒等剂型；运用了和胃、泻下、驱虫、降气等治法；使用泻剂如下气汤、火齐汤、半夏丸等；更用莨荡催乳、莞花驱虫、苦参汤漱口、药酒发汗。这些都证明两千多年前西汉初期临证医学达到了可观的水平，药物疗法已盛行于世。

"诊籍"不但详细记述了治病过程中关于病状、病因、病机、脉象的内容，还将病人的姓名、里居（地址）、职业、病史、诊断、治疗、疗效（具体预后好坏）一一记录在案。这种较为翔实而完备的医疗资料，清晰地显示了淳于意严谨朴实的治学业医态度及较高的临床辨治水平。

淳于意创立的诊籍较完整地反映了患者病情、病症和医疗的真实情况，是我国医学史上至今保存最古老、较完整的医案。诊籍积累和储存了大量诊病治疗的经验，作为反映我国古代医学发展真实情况的医药学科技文件材料，丰富了我国古医学文献宝库，是中医学的宝贵财富，也是研究我国古代医学发展难得的第一手资料。诊籍的格式也为后代医家所沿袭。

（二）议病式

随着医学的发展，医案也逐渐趋于形成，至清朝喻嘉言提出先议病后用药的议病式，这算是病历的前驱。

清初医家喻嘉言在其著作《寓意草》中，提出了"议病式"的观点，试图建立一种规范的医案记录格式。《寓意草》初刊于明崇祯十六年（1643 年），不分卷，凡六十六题，以"先议病后用药"与"门人定议病式"两题为全书总论，次后列医案若干。喻嘉言"议病式"的原因，书中有相关的解释："故治病必先识病，识病然后议药。药者所以胜病者也。识病，则千百药中，任举一二种，用之且通神。不识病，则歧多而用眩。"先要了解疾病，然后根据疾病的性质选择治疗疾病的药物，才能有好的疗效。正是因为持有这个观点，所以喻嘉言认为需要"议病式"，希望通过"议病"来达到依病机用药的目的。无论药物偏性和毒性大小，只要符合病情，就可以使用。由此，可以提高医生的医术，使更多的病人痊愈。喻嘉言"化我心为病心"的治病态度，促使他创建"议病式"。在《寓意草》第二篇"与门人定议病式"中，喻嘉言列出了"病式"包括的内容，不但规定了望、闻、问、切各项具体要求，而且指出应当注意病人的生活习惯、环境、发病季节和以往治疗情况，全面记录，作为识病依据，俨然是一份颇完整的中医医案记录格式。

用今天的标准来看，喻嘉言的这一格式略显粗糙和不完备，但建立这样一个记录病情的格式，在 300 年前的清朝初年是有创新的，可以说是对医案书写进行标准化的早期尝试。这个格式已将中医基础理论与临床治疗结合起来，为后世人提供了临证典范，启示了医者在临证中，以理论指导实践、再以实践证实理论的辨证过程。

"议病式"对医案格式及"议病"的内容进行了规定，有助于中医医案的规范化。

（三）类案

类书是辑录古籍原文中的部分或全部资料，按类或按韵编排，以供人们查阅参考用的工具书。由于其遍采群书，内容广博，常分类编辑，所以得名。医案类书在医案的流传和发展中具有相当重要的作用，不少著名医家的医案，依赖类书的收载才得以保存和流传。其中，《名医类案》、《续名医类案》、《古今医案按》影响较大。

明代是古代中医医案的成熟时期。明代出现了对医案进行整理、总结的医案类书——《名医类案》。这部著作由江瓘编写，其子江应宿增补，历时 39 年完成，总结了历代医家的验案及经史百家文献中所记载的较重要的医案，采用"以证类案"的方式分类编排，加以整理，摘其精要，相叙以类，并予评议，开创了类案整辑研究之先河。

《名医类案》全书 12 卷，共分 205 门，辑录明代以前历代名医临床验案 2400 余首。其所集医案，不仅时间跨度大，而且不止于医书案例，凡经、史、子、集所藏，前贤论治卓越、辨证精详、足以示范者，以及江氏本人的家传秘方和个人医案也收罗其中。其内容包括急慢性传染病、内科杂病，以及外科、五官科、妇科、儿科、精神疾病等，是对明代以前中医医案的全面整理、系统选编。所载病案，大致有姓名、年龄、体质、症状、诊断、治疗等项，个别重要病案，还附有编者按语，提示本案要点。《名医类案》以病证为门分类，门下分列各有关医家所治属于该类病证的医案。每案所录，或详于脉，或详于证，或详于因，或详于治，辨证方药明晰妥帖。每位医家类案前冠以该医家通名，案后间列出处。如中风、虚风、伤寒、瘟疫、痹、疟、喘、中毒等门下，各按年代顺序选择有关医家验案分列。每一具体医案，并不出病证名。各病证相类的门，大致编为一卷。其第一

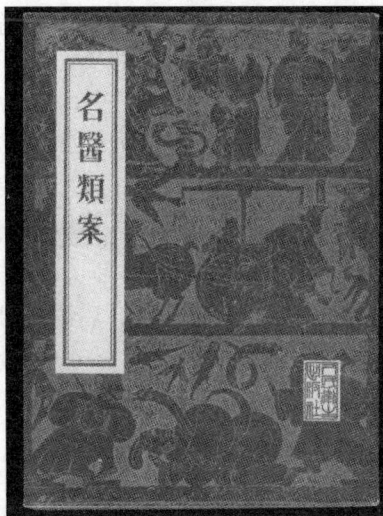

图 0-1 《名医类案》

卷主要为伤寒、瘟疫病医案；二至六卷为内伤杂病医案；七卷为五官皮肤病医案；八卷为肛肠、血证医案；九、十卷为外科疮疡病医案；十一卷为妇科医案；十二卷为小儿科医案。其内容相当丰富，不但反映了所辑前贤的精湛医术及其临证经验，而且也反映了他们的学术特点；不仅在临床上具有重要的指导意义，同时也可作为研究相关时代及医家学术思想的参考资料。医案类书《名医类案》的问世标志着医案这一门类已经基本发展成熟，开类案之先河，为我们保存了大量的古代医案。

《名医类案》原创性的整辑研究方法又启示和激发了后代医家，其中尤其突出的是清代魏之琇在校勘点评江氏《名医类案》后，有感于"病其尚有未备"，因而倾其全力，续著成《续名医类案》（1772 年），是继《名医类案》之后的一部中医医案巨著，也是我国现存最大的一部医案著作。该书杂取历代医书及史传、地志、文集、说部的大量资料，分门排纂，选案以明清为主，古案则就江氏书所遗漏者，间为补苴，故网罗繁富，援据既多，变症咸备，辨证尤详，不胫而走百余年。该书原为 60 卷，分 345门，包括伤寒、温病、内伤杂病及外、妇、儿科诸病。此书由魏氏之友朱明斋进呈朝廷，编入《四库全书》。清同治癸亥年（1863 年），经由"著易堂"将王孟英点评后的《续名医类案》重订为 36 卷刊刻传世。《续名医类案》分成 365 门，自先秦至清初的历代名医验案，包括魏氏本人的临床验案，几乎网罗殆尽。凡江书所漏者，做了大量补充，尤以明朝至清初时期诸家医案收录最多，也最为详悉。本书所列病类众多，大致包括伤寒、温病、虚损、瘫痪、肿胀、淋浊、癫狂，以及外、妇、儿、五官等各科的疾病，尤其是有关温热病的病案记载十分丰富。即使是同一疾病，其诊治方法亦各殊，往往一病数例，便于读者了解各病的变证及其相应的治疗方法。案中还综合反映了各个不同医学流派的学术经验，临床参考价值甚高。

明清时期医案类书以《名医类案》和《续名医类案》最为著名，但精选历代名医名案而加按语以昭彰其内蕴，则以《古今医案按》意义最大。

《古今医案按》系清代医家俞震所纂医案类书，10 卷，承续了江、魏的编辑体例，但于原案后加以按语，是其创举。该书辑历代名医医案而成编，其医家自西汉仓公淳

于意而下，至清代叶天士，共 60 余家，其医案 1060 余案。各卷以病证为类名，类名之下大致以时代为序叙列各家之案，其卷一至卷八叙列内科等各科病证 106 种；卷九为女科，列病证 19 种；卷十为外科及幼科，其中外科病证 11 种，幼科病证 15 种。其间亦有不以病证为名者，如卷七有面病、耳、鼻、目、咽喉、唇、口、舌、牙齿等类名。后附俞震本人所撰"却病求嗣六要"。俞震纂述《古今医案按》，对原案的入选标准是"所选必择精当"，因而像《名医类案》这样的名著，虽"入选颇多，亦不过十之三四，其余仅选十之一二而已"。在"必择精当"的总原则之下，俞震"所选皆有议论有发明之案，庸浅及怪诞不经者概删

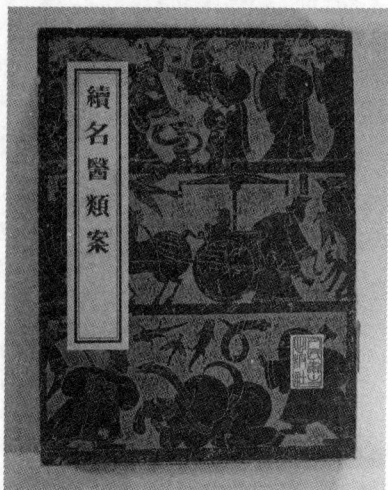

图 0 - 2 《续名医类案》

去"。俞震重视脉诊，所以对"叙证而兼叙脉者始选之"，因为"若不载脉象，但侈治验，入选奚益"。对于原案的文字，俞震做了一定加工，"或涉鄙俚矜夸之语概削去，只存其脉证方论，以为后人认病之法。偶有文繁及词晦者，憯为修饰之，不敢窜改其意，亦仅条达其辞，以便观览而已"，因而较之《名医类案》，《古今医案按》中"鄙俚矜夸之语"是相对较少的。

《古今医案按》的价值关键有二：一则在于"去取"，即去其不经或凡庸者，取其精要或卓超者；二则在于"按之"，即"辨其真伪，别其是非"等。

综上所述，《古今医案按》精选历代名医之案，参合己意以评按之；析意解惑，按语精当，集中展示了历代名医的诊疗经验和思路方法，开创了全面评述辨析古今医案的先河，具有较高的文献研究价值和临床实用价值，具有鲜明的学术特色。

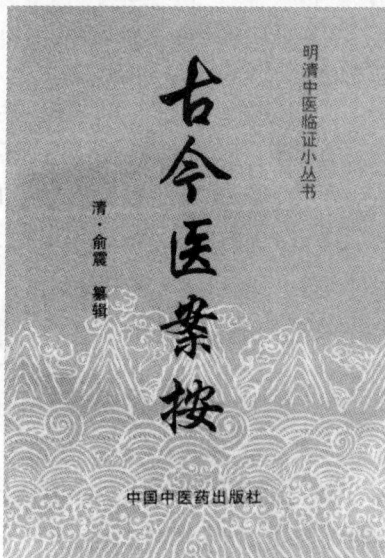

图 0 - 3 《古今医案按》

历代医家的医案，蕴含着特定历史时期的医学信息和学术内容，但一般个人医案仅反映相当局限的个人经验。医案类书的出现，打破时间、地域的框架，以不同病机的同类病症归于一门，使后人通览同类病症的不同证型之诊治方法，起到例析异同、推常达变、活跃思路、启迪心智的重要作用。不同种类的医案类书及评议类医案专著的出现为中医学术发展和临床论治的进步奠定了重要基础；标志着中医医案之研究已经进入了高级阶段，促进了医案学的发展，也为后世的医案研究带来了便利。

（四）病案

病案就其字义来说，即是病人诊疗记录的"案卷"，系医务人员记录疾病诊疗过程的文件。它客观、完整、连续地记录了病人的病情

变化及诊疗经过，是临床进行科学诊断治疗的基础资料，也是医学科学的档案资料。国外称为医学记录（medicine record）或健康记录（health record）。

当下，许多书籍或文章将病案和医案的名称等同起来。如《简明中医辞典》谓：医案，即病案。但全书中没有找到病案这个词目。实际上，"病案"与"医案"是不能完全等同起来，二者是有区别的。

"中医病案是中医临床各科医生面对生活于特定时空环境中的具体患者所患具体病证实施辨证论治过程的文字记录，其中主要记录着患者的生活习性、病情、诊断、治疗及预后等情况"。1953年国家卫生部召开医政会议，正式定名为"病案"；2004年改称为"病历"，与西医的名称统一。可见，当下"病案"的含义应是医务人员在对患者疾病诊断治疗过程中所记录的文件。它客观、完整、连续地记录了患者的病情变化及诊疗过程，是临床进行科学诊断治疗的基础资料，也是医学科学的原始资料。而医案实质上是医者诊治疾病思维过程的表达形式，是临床辨证论治过程的记录，是中医理法方药综合应用的具体反映形式，是历代医家临床实践经验的结晶。许多名家医案并非一份简单的诊疗纪实，也不同于一般的病历记录，而是取材于大量病案中的医案总结，是带有浓厚学术借鉴性的论文。它能重点反映各位医家的临床经验和学术特色，启迪人们的思维，从中汲取精华，其中许多临床见解和实际经验是一般方书、论著所不易体现的。

（五）病历

病历档案是人们在医院就医期间形成的全部医疗档案，即人们就医后由患者或家属陈述病情、病史，以及医护人员对患者进行诊断、治疗、护理和愈后追踪过程中形成的全部记录（包括各种文字、图表，以及所有的实验室检查和其他特殊检查的报告等）。现在一般称为"病史"或"病历"。1953年卫生部召开的医政会议上因认为"病史"或"病历"不能全面包括有关的记录与内容，因此统一规定称为"病案"。2004年又改称为"病历"，与西医的名称统一。

病历档案是医院最宝贵、最有特色的档案财富。它是临床实践的原始记录，是病人的保健参考资料，是医务人员对疾病正确诊断和决定治疗方案所不可缺少的重要依据。一份内容完整的病历档案，对医学教学来说是一本活的教科书，是医学科学研究的重要资料，是医院管理中的重要信息资料，是监督和检查全院工作、衡量医师的医疗水平和服务态度、进行科学管理和医师考核的可靠依据，是医院医疗业务统计的主要原始资料之一，是医疗业务活动数量和质量统计的可靠依据。病历档案记载了每个病人的疾病情况、诊疗方法和效果，所以它在一定程度上反映了一个医院的发展史。病历档案还是医疗纠纷处理、伤残评定、诉讼案件调查的重要法律依据。因此，可以说病历档案是一个医院最宝贵的珍藏，也是最有利用价值的档案财富。此外，病历档案对于医院开展医疗、教学、研究都具有十分重要的意义。病历档案是提高医疗水平和护理水平的重要资料。病人诊断的确立和恰当治疗方案的选择都要参考病历档案。一个完整的病历档案可以指出通向正确诊断的途径，所以它是决定诊断的关键。通过对病历档案运用医学统计的方法进行分析，就能提出各种有价值的资料，来总结经验教训，提高医疗质量和护理质量。

（六）个案

与西医学注重群案分析所不同的是，中医千百年来一贯注重"个案"。

所谓"个案"，它的内涵是：第一，源于临床，具有完整的真实性；第二，亲身体验，全身心投入的治疗案例；第三，具有经典的临床指导意义，对后世有启示性示范；第四，具有个性化治疗，理法方药通盘设计的套路；第五，凡经典"个案"均包含有类、证、病、机、治、法、方、药的整体辨证思维内涵，对后辈有振聋发聩的指导作用。

纵观有文字记载近两千年的医学史料，上自司马迁《扁鹊仓公列传》中记载的"个案"，中到明代江瓘的《名医类案》、叶天士的《临证指南医案》，近到现代余瀛鳌的《现代名中医类案选》，再看今日发行的《中医临床医家颜德馨临床精华》，都是以"个案"的记载形式作为历史医案流传范式的。

西医学注重群案分析，这一点是中西两种医学临床思维的根本分野。西医学从共性中把握个案的治疗，指认个案是群案之缩影，故从"病"来审视个案。个案是病之一例，指导个案的思维是辨病的形式逻辑。中医辨证论治强调个案的个性之异，案案皆异，即便是同一疾病也因人、因地、因时的不同有其差异，故从"证"来审视个案，每一个案乃是一个证，指导个案的思维是辨证论治。"个案"表面上看是针对个别患者治疗经验的记录，其实，这初看是"个别性"的治疗案例中潜藏着非个别性，具有类、证、病、机、治、法、方、药整体示范启示作用的一般普适性指导原理。

宋代已经产生了个案专著，最经典的要数成书于1132年许叔微所著的《伤寒九十论》（又名《伤寒治验九十论》）。这是许氏治伤寒的医案集，也是他运用仲景方的实验录，全书共90论，以医案为单位编序，不分卷次。每论首记病例和治疗过程，然后再以《内经》、《难经》、《伤寒论》等典籍为根据，结合个人见解加以剖析，阐发病机和处方用药的心得。其中有成功经验，也有不治病例。案例中，不仅记载了许氏按《伤寒论》常法治疗各病证的经验，而且记载了他根据仲景制方之本意，灵活变通施治的体会。许氏在继承仲景辨证立法经验的基础上，扩大了《伤寒论》方的临床运用范围，使仲景的辨证论治精神得到了进一步的弘扬。《伤寒九十论》不仅仅是第一部医案专著，而且也是最早的伤寒医案专集，为研读《伤寒论》并实践于临床的经验总结，对后学者颇多启迪。许氏晚年又著《普济本事方》，于方后列举自己运用该方所治愈的病案。虽为方书，却开以方类案之先河，对医案学的发展亦具有一定影响。所以许叔微对医案学的贡献是很大的。在许氏之前，儿科专著《小儿药证直诀》中有钱乙的19则医案，皆附于医论之后，用以证明其所论非虚。此书虽非医案专著，但实为以论附案的第一家，可称发专科辑案之肇端。此书不仅在小儿科的发展史上起到举足轻重的作用，而且对医案学科的进步亦具有筚路蓝缕之功。以上三本书也可以看做是医家自己总结医案的开始，可以认为个案著作始于钱乙与许叔微。

（七）医案的概念

医案，又称脉案、诊籍等。近人何廉臣在其所著的《全国名医验案类编》中曾经说："尝览太史公作方技传，记述验案，名曰诊籍，后世通称医案。"何氏在这里所说的"后世"，是一个相对宽泛的模糊概念，究竟从什么时候把医家的验案称作医案，仍然是一个尚待明确的问题。

我国宋代以前的医学文献中，尚未见到"医案"的名称。宋人许叔微所著的《伤寒九十论》，被誉为中国第一部医案专著，该书收载了许氏运用《伤寒论》方法的治疗心得和经验，但通篇并未见到"医案"二字。至明代，以医案命名的著作开始大量涌现，诸如薛己《薛氏医案》、汪机的《石山医案》等。1552 年，江瓘父子所著《名医类案》一书，是对明代以前名医验案的总结，确实起到了"宣明往范，昭示来学"的作用。至此，医案作为中医学的重要内容受到更为广泛的重视，在总结和研究医家临床经验和学术思想方面，逐渐产生了很大的影响。

明代医家孙一奎说："医案者何？盖诊治有成效，剂有成法，固记之于册，俾人人可据而用之。"

近贤赵守真说："医案，乃临床经验之纪实，非借以逞才华尚浮夸也。盖病情变化，隐微曲折，错综复杂，全资医者慎思、明辨、审问之精详，曲体其情，洞悉病服何药而剧，更何药而轻，终以何方而获安全，叙之方案，揆合法度。俾读之者俨然身临其证，可以启灵机、资参证，融化以为己用。"

中医历有方脉派。方是处方，脉是脉案，即医案。所以，曾有这样的选医谚语：找长工看出汗，找郎中看脉案（即医案）。意思是说，出汗多少反映出长工出力多少，脉案水平如何反映出医者水平之高低。所以一份完整的中医处方，是由医案和药方两个单元组成的。没有处方，当然不可治病。但没有医案，则处方也无由产生。因此，中医临床实质上不可能没有医案。历史上没有医案的处方，不能书写在正式方笺上，只能写在横式的白纸上，而且不能竖写而只能横写，故没有医案的处方俗称"横方"，以示不是正规方。当然，外科、骨伤科、推拿科、眼科、喉科等以外治为主或将重点放在外治方面的学科，也约定俗成不写医案，仅仅书写药味。但也有不少外治临床家自愿书写医案，如马培之的《外科医案》，杨清和的《眼科医案》，陈莘田的外科、喉科医案等。而一般内科、女科、儿科等以内服药为主要治疗手段的"方脉派"都记录医案。

医案与西医学的病历档案不同。干祖望在 1984 年南京中医学院的学术报告中介绍医案，指出："医案是病历再加上含英咀华、扬葩振藻的文学语言而产生的文艺作品。所以，它是世界上唯一的、独具风格的文章。不像病历，在国际上所通用，普及于全世界各个国家、地区，而医案则只有中国用，而且还是在中医。"

医案虽然也记录疾病过程的表现，但这是经过医生思维滤过的，诊断价值较大的症状与经过。医案并不要求把病人的症状及体征记述完整，而只要求把辨证论治的思路写清楚。所以，确切地说，医案是医生临床思维活动的记录，辨证论治过程的记录，是中医理、法、方、药综合应用的具体反映形式，与医家的思维关系比较密切。

综上所述，医案的概念应为：在对临床事实真实记录的基础上，分析中医诊疗过程，总结临床实践成功经验或误诊误治的教训，提炼医家的学术特色并有所发挥的叙议结合文本。其与病历有着本质的区别，病历是按照现代医院诊疗模式，记录患者健康状况和疾病发生、发展及诊疗的全部过程，是具有现代医疗模式的、叙述为主体的文本。二者就性质而言，医案的学术性强，而病历资料性强；就内容而言，医案强调重点突出而非全面，病历注重资料的全面收集；就表述来讲，医案是经整理提炼而成，其格式只是相对规范，而病历强调格式的严格统一，且实时录入；就功能而言，医案具有理论及临床的学术指导意义，而病历则更多地表现为法律效力及查阅功能。

二、医案的特点

医案有四大特点，"一化三性"，即个体化、创新性、实用性和文学性。

（一）个体化

不同于与西医学注重群案分析，中医学致力于个案研究。这一点是中西两种医学临床思维的根本分野。其根源在于思维方式。东方思维方式是从"阴阳不测之谓神"、"道可道，非常道"、"神转不回"等不确定性认识事物，西方思维方式则习惯于确定思维，尽管在爱因斯坦相对论提出以后有转变，但思维定势未变。

在西医病案研究中，尽管如哈佛医学院等西医名校也推崇个案讲习，医院病例讨论也进行一些特殊的个案讲习，而诸如《新英格兰医学杂志》等西医的权威临床杂志专门辟出"case report"（个案报道）的专栏对于一些疑难杂症的个案进行报道，但西医的个案研究多是从共性中把握个案的治疗，指认个案是群案之缩影，故从"病"来审视个案，个案是病之一例，指导个案的思维是辨病的形式逻辑。虽然也从复杂系统对待人体疾病，所有方法是把复杂系统简化为共性，以群体统计观念对待个案，看个案在正态分布中的位置。其辨"病"而治属于粗调。

与西医病案研究不同，中医辨证论治强调个案的个性之异，案案皆异，即便是同一疾病也因人、因地、因时的不同有其差异，故从"证"来审视个案，每一个案乃是一个证，指导个案的思维是辨证论治。中医同样是以复杂系统对待人体疾病，但其所用方法不是简化为共性，没有在群体分布中找个案位置的意识，而是从案案皆不可重复的意念对待每一案。其辨"证"论治属于微调。因此，在浩如烟海的中医医案著作中，常常见到同类疾病，不同医家采用的治疗方法迥异，甚至同一医家治疗同一

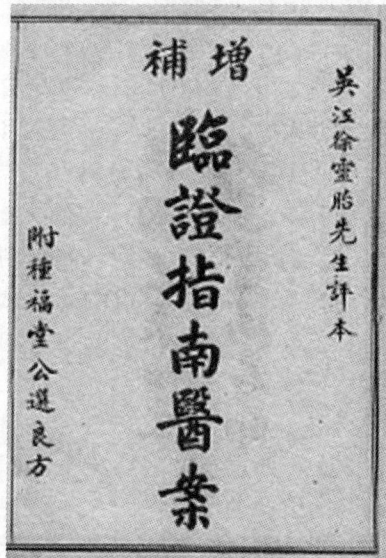

图 0-4 《增补临证指南医案》

疾病，针对不同的病人的辨证治疗方法也大相径庭。如咳嗽作为临床常见的肺系疾病，据统计，《名医类案》咳嗽门医案有 38 例，《续名医类案》70 例，《临证指南医案》143 例。各个医家切入角度不同，单是内伤咳嗽就有肺燥阴虚、肾不纳气、肝火犯肺、热毒壅肺、痰饮犯肺等诸多证型，具体治法上又有滋阴润肺、补肾纳气、清肝泻肺、清热肃肺、温肺化饮等不同。因此，中医医案大多属于个案专著，而从宋代第一本医案专著——成书于 1132 年的许叔微所著《伤寒九十论》以后，随后的金元明清，乃至近现代，个案专著，尤其是个人医家的代表专著大量涌现。各个医家的个案专著中记录了该医家辨证论治、遣方用药的过程，体现了不同医家的不同临证思维模式，通过阅读中医医案，尤其是医家的个案专著，对于把握医家的临床辨证特色有莫大的帮助。《伤寒九十论》系作者运用《伤寒论》的理法方药治疗并论述 90 种伤寒病证，其特点

是先案后论。每案之后所附的论述犹如现今的病案讨论，借鉴前贤之论，参以己见并经验心得，对《伤寒论》原文每多新见，为研读《伤寒论》并实践于临床的经验总结，对后学者颇多启迪。

（二）创新性

中医医案重视创新并以创新为境界。中医医家自古讲求"医者，意也"。医家每把自己所得"医之意"著书于案。因此，医案是医家理论与实践结合的成果，充分体现医家的学术思想和临证经验。清代医家周学海曾说："每部医案中，必有一生最得力处，潜心研究，最能汲取众家之所长。"医案的精髓就是医家的新发现和在治疗时新思路、新方法、方药的妙用。大多医案体现了医家的创新意识与创造结果，他们引经据典来证明自创之法的合理性，并在临床实践中取得了明显的效果。如《临证指南医案》是叶氏学术思想和临床经验的真实记录，该书内容广泛，涉及临床各科，在养胃阴、平肝息风、久病治络、调补奇经，以及因人、因时、因地制宜方面都有其独特的见解与创见，体现了"继承而不泥古、创新而不离宗"的特点。

（三）实用性

医案所记载的内容，大多如实地反映了病人的各种症状、体征和医生当时的思想状况、处置方法。千百年来行之有效，可以重复、可以检验的部分也基本是中医医案所记载的经验内容。这种经验内容经过长期的发展已经与中医的理论形式、思维方式浑然一体、密不可分，使得中医在实践上具有明显的实用倾向。

中医医案的实用性主要体现在书写格式上。医案的目的是在于以案据阐述治疗思路及治法用方用药的艺术，故只记述能体现辨证论治的依据和疗效的相关信息，而不是对患者所有情况逐时逐刻的记录。韩天爵在《韩氏医通》中指出：作为规范的医案应该是"望、闻、问、切、论、治六法必书"。吴崑则进一步提出"七书一引"的格式，并且搜集、整理、研究中医各家医案。清代的医家喻嘉言在《寓意草》中提出以详细的议病格式和内容作为识病和辨证的依据，是古代中医最完整的病历书写格式。

（四）文学性

中医医案每以其精练扼要、文秀实用的文学性令人鉴赏。医案在中国语文中成为一种特殊的文体，其写法有顺叙式、倒叙式、夹叙夹议式、先案后论式、方论附案式、去繁就简式、先误后正式等多种写法。古代医家多有儒学功底，其记述医案以文句优美、语言简练见长。以文笔取胜者如明代江瓘的《名医类案》、孙泰来与孙明来兄弟（孙一奎之子）的《孙氏医案》、卢复的《芷园臆草存案》、清代魏之琇的《续名医类案》、徐大椿的《洄溪医案》、程杏轩的《杏轩医案》等；或有以书法见长，甚至因书法而在民间保存者，如薛雪的《扫叶庄医案》等。

从文体角度看，中医医案有散文体和骈文体两种。散文是文学形式的一种，指诗歌、小说、戏剧以外的所有不讲究韵律和对句且具有文学性的散行文章。骈文是相对于散文而言的，其主要特点是以四六句式为主，讲究对仗，因句式两两相对，犹如两马并驾，故称"骈体"。骈文在声韵上讲究平仄和用韵，在修辞上注重藻饰和用典。散文体如《王氏医案续编》卷三载："许守存，久患痰嗽，孟英主滋水舒肝法，以阴亏而兼郁也。业已向愈。所亲某，亦涉猎医书，谓滋阴药不可过服，投以温补，已而咳嗽复作，渐至咽痛。冬初，又延诊于孟英。曰：六脉皆数，见于水令，其不能春乎？果验。世人不辨证之阴阳，但论药之凉热，因而偾事者多矣。"全案文字简洁而跌宕曲折，并点明"证之阴阳"与"药之凉热"不可混淆，既启迪医理，又具文学韵味。而骈文体可见《三家医案合刻》载薛雪案："骨小肉脆，定非松柏之姿；脉数经停，已现虚劳之候。先天既弱而水亏，壮火复炽而金燥。岁气一周，一损岂容再损？秋风乍荐，已伤难免重伤。证具如前，药唯补北；非敢说梦，聊以解嘲。生地、沙参、地骨皮、麦冬、金石斛、生鳖甲。"全案除方药外均以骈体文写成。在句式上，"骨小肉脆，定非松柏之姿；脉数经停，已现虚劳之候"和"岁气一周，一损岂容再损？秋风乍荐，已伤难免重伤"用上四下六句，"证具如前，药唯补北，非敢说梦，聊以解嘲"用上四下四句，"先

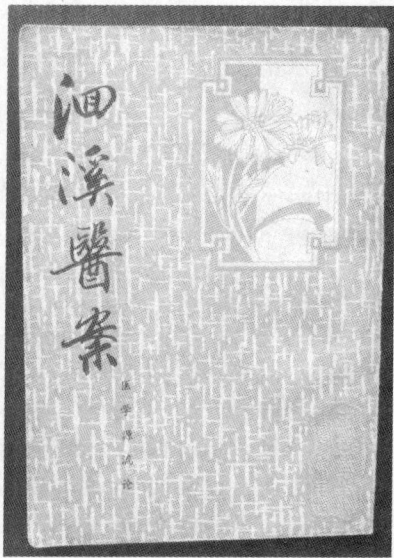

图 0-5　《洄溪医案》

天既弱而水亏，壮火复识而金燥"用六字句。在对偶上，"骨小肉脆"与"脉数经停"、"既弱"与"复炽"、"水亏"与"金燥"等皆是。在用典上，"松柏之姿"典出《世说新语·言语》"蒲柳之姿，望秋而落，松柏之质，经霜弥茂"，"补北"典出《难经·七十五难》"东方实，西方虚，泻南方，补北方"。实际上，医学不是文学，因而从严格意义上讲，医案是无所谓散文或骈文的。只是作为记录临床诊治过程的医学文书，医案亦有一定的格式和要求，将之看做一种特殊的文体。再者，中医医案虽为记录临床诊治过程的文书，却多具文学的色彩，除医学内涵外，并不乏可供赏鉴的元素。所以，将中医医案分为散文体和骈文体，至少便于区别、研究乃至鉴赏。

三、医案的发展简史

殷商时代的甲骨文中有关于某人某时患某病或愈或不愈的记载，可称之为最早的原始医案，但惜其简而未确。成于东周或春秋早期的《周礼·天官冢宰》有"医师掌医之政令，聚毒药以共（供）医事。凡邦之有疾病者、疕疡者造焉，则使医分而治之。岁终则稽其医事，以制其食。十全为上，十失一次之，十失二次之，十失三次之，十失四为下"的记载。这段文字指出，当时已经有食医、疾医、疡医和兽医之别，医学已经相对成熟、齐备，有进一步的分工，而且已经制定出完善的医事制度和考核标准。尤其值得注意的是，岁终所稽之"医事"到底指的是什么？毫无疑问，一定是一个个的医案记录。只是这些宝贵的医案资料未能留存下来。根据这段记载，我们认为周代有医案记录应该是确切的。由此言之，这是医案的起源。

此后的《左传》、《吕氏春秋》及其他诸子书中均记录有少量的医案，是确凿无误的。如《左传·昭公元年》就记有晋平公乏嗣的案例，即公孙侨论断晋平公之疾，明确指出其病因是由于"同姓相婚，其殖不藩"。《国语·晋语》也有"同姓不婚，恶不殖也"的记载，说明当时对于"娶妻避其同姓"的认识是一致的。这些对医疗事实的有目的记载，警示后人不能近亲结婚，现代科学技术已经证实了这一科学论断。而大

家所熟知的"秦医缓和"的故事正是《左传·成公十年》医缓为晋景公治病和《左传·昭公元年》医和为晋平公治病的病案记载。再如《吕氏春秋·至忠》用使之盛怒的方法治愈齐闵王"痏疾"的精彩案例,这是以情志疗法治疗疾病最典型也是最早的案例。《汉书·外戚传》记载有女医生淳于衍用附子泽兰丸给新产的许皇后服用,以致身死等,均可以看做是早期的医案。只是都未能规范,更未形成规模。

西汉时期,司马迁在《史记·扁鹊仓公列传》中写道"臣意所诊者,皆有诊籍"。所谓"诊籍"即为"病案"。扁鹊入虢之诊和望齐侯之色,以及仓公诊籍25首,其格式包括姓名、身份、病史、症状、诊断、治疗和疗效等,包括内、外、妇、儿、五官等各科疾病,是我国迄今为止有文字记载的最早而又较为完整的医案。

唐宋以后,医案开始盛行,进入了医案发展的辉煌时期。这一时期成就的取得与宋朝政府对医学发展的重视是分不开的。政府成立校正医书局,对古医籍进行校订,先后校注了《伤寒论》、《金匮玉函经》、《素问》等;组织人力修订了《开宝本草》、《嘉祐本草》,官修方书《太平圣惠方》、《圣济总录》、《太平惠民和剂局方》等。医案的书写与积累受到各医家的普遍重视,出现了医案专著,最具代表性的就是成书于1132年许叔微所撰的《伤寒九十论》,记载了用伤寒法施治的90例病案,成为我国第一部病案专著。许氏晚年又著《普济本事方》,于方后列举自己运用该方所治愈的病案,开以方类案之先河,对医案学的发展亦具一定影响。

金元时期,医学繁荣,学派蜂起,诸家争鸣,各家医案不断涌现。此时期的医案受钱乙大多采取以论附案的方式,如朱丹溪《格致余论》、张从正的《儒门事亲》等都是论案结合,使理论与实践相互印证,更加具有说服力。除此之外,也有论案分开的,如王好古的《阴证略例》、罗天益的《卫生宝鉴》都将"医论"、"治验"辑出专篇,集中收载典型医案。

医案发展经历了繁荣时期,到了明代,已日臻成熟,医案从各方面形成了相对稳定的状况。诸多医家已开始注意到医案书写的规范化,这是医案学成熟的重要标志之一。韩懋在《韩氏医通》提到"望、闻、问、切、论、治六法必书",提出了医案的具体内容应包括六大方面,强调对病人的一般情况要加以记载,对中医病案书写规范做了说明;吴崑则进一步提出"七书一引"的格式。应该说两位医家对医案的格式、内容、形式作了较为详尽的规范,对促进医案的完善,具有极高的价值。此外,更重要的标志是收集、整理中医各家医案的类书问世。嘉靖年间江瓘父子鉴于日趋繁复的中医个案,悉心考究,搜集自《史记》至嘉靖上下1600年的个案专著及散见于经史子集等书中之医案,加以分类整理,以类相从,编成《名医类案》12卷,该著作开创了中医类案研究之先河。

清代进入到了医案发展的鼎盛时期,个案专著三百余部,出现了不同的学术流派,体现了中医学鲜明的个性特征。清代初期,以私淑易水学派为代表,宗温补,医案记载以温补法居多。如高鼓峰的《四明医案》及吕留良的《东庄医案》,倡导八味、六味之类,继承赵献可的学术思想;马元仪的《印机草》及尤在泾的《静香楼医案》,脾肾双补法应用为多,宗李中梓的观点;张璐的《张氏医通》及郑重光的《素圃医案》,又传承景岳温补之特色。初期除温补类医案之外,还有各具特色的佳作,彰显了其他的论治法则。如王三尊《医权初编》,多以攻下法居多;沈鲁珍的《沈氏医案》,

又多用豁痰清火之法；喻嘉言所著的《寓意草》，医案记录详尽，辨证精准，善于化裁经方，用药考究；马元仪的《印机草》，其医案简洁，重在辨证，用药精当。这两部著作，直至目前，依然被推崇，是医案研究的良好素材，对后世的影响颇大。

清代中期，具有代表性的著作即是华云岫收集叶天士遗案汇编而成的《临证指南医案》。此书辨证灵活，用药有特色，圆机活法，随处可见，体现了叶氏思想的个性特征。针对临床各科病证，一扫温补与经方派的旧例，记载了妇科疾病以调补奇经冲任之法；治疗顽疾久痛，以久病入络为法；论治脾胃病，主张养胃阴；虚损之证，善用血肉有情之品等。该著作是迄今为止，版本最繁、校注最多、出版量最大的个案专著。同期的著作还有陈修园的《南雅堂医案》，主要特点是宗仲景之法，擅用经方。徐大椿的《洄溪医案》，所载医案涉及内、外、妇科，治法灵活，不拘一格，其学术思想值得研究。其他的以治疗温病为主，有吴鞠通的《吴鞠通医案》、薛雪的《扫叶庄医案》、缪遵义的《松心堂医案》等；以治疗杂病著称的有程杏轩的《杏轩医案》和杨乘六的《潜村医案》等。

道光以后，这一时期的医案作品发展迅速，主流有三：其一是尊崇叶、吴而善治温病学派，代表人物有王孟英、余震等医案。其二是崇孟河医派者，此流派至晚清达顶峰，代表医家为费伯雄、马培之。孟河医派的医案在治疗杂证方面善于运用经方，加减化裁。其三是世医，江苏陈、何二氏最具代表性。医案用药稳健轻灵，书中按语中肯平正，论理渊博。此外，恽铁樵、张锡纯等人的医案更具有划时代的意义，率先将西方医学结合到中医诊疗中来，衷中而参西，为中医学开辟了新的思路。如张锡纯《医学衷中参西录》所载"石膏阿司匹林汤"。余奉先、曹颖甫、赵守贞、范文虎、陈无咎等医家大用经方，著有《冀经经验录》、《经方实验录》等，展示了医家独特的经方运用功底。此期，全国各地名医无数，各领风骚，医案著作各具特色。有丹徒赵海仙、四川冉雪峰、胥江张仲华等，北京更有名医辈出。医案行文有正叙、倒叙、插叙、夹叙等不同，文字考究，机理分析丝丝入扣，细致入微，展现了当时的学术水平。

清代对医案著作的整理研究，是医案发展到鼎盛时期的又一重要标志，这一时期已经将医案作为一门学问进行研究。比如，魏之琇的《续名医类案》。魏氏摘取西汉《史记》至清嘉庆年间1800余年的各家医案，重新整理、校对，共计约5000则，分证350门，36卷，基本囊括古代医案。分门别类的整理，是对医案研究的进一步深入。俞震所著《古今医案按》，选案1500余则，证分106门，选案精当，并在每类证后，有自己的点评，包括对医案的理解、辨证关键、医家的独到匠心之处和圆机活法等，每能发人深省，堪称研究医案类书之佼佼者，对后世之影响非常深远。医案类书的研究方法已经发展成多种方式，越发体现了医案的重要价值和学术地位，此期医案类书的发展进一步促进了中医学术的传承，发展并丰富了医案研究的方法。可以看出，清代的医案专著空前繁富，众多医家不仅对医案的规范化书写十分重视，而且开始注重医案理论的研究。不同种类的医案类书及评议类医案专著的出现，标志着中医医案之研究已经进入到高级阶段。

总之，医案经历了几千年的发展，已经形成了中医学广袤的资源，是中医理论精华之所在。至近现代，高科技手段的运用、中医学术的飞速发展，已经产生了更多更好的医案研究的新方法，也发掘出了更深层次的中医理论，使临床疗效进一步提高。

医案作为一门学科，已经具备了基本的要素。

四、医案学的研究内容

医案学的研究内容，包括医案整理研究、医家学术思想研究、医案的现代化研究和医案学临证思维体系研究。医案整理研究内容侧重于古典医案的整理，包括古典医案的善本影印、校点、今译、注释、辑佚、类书丛书汇编、工具书的编纂等；同时通过医案的收集整理，进行中医药史、医学人物等考证研究，探讨历代医案形成发展的阶段性特点和成就及代表作。医家学术思想研究，则侧重于中医学派、医家学术思想和临床经验的探讨研究。医案的现代化研究包括对中医医案的规范化研究、电子化研究和当代医家的医案研究。医案学临证思维体系研究重在研究的必要性、临床思维特点和模式研究等方面。

（一）医案整理研究

医案整理研究包括对古典医案的整理和医案的发展研究。

1. 中医医案的传统整理方法

（1）类案

以药类案，如宋代寇宗奭的《本草衍义》；以证类案，如宋代钱乙《小儿药证直诀》所附 23 则医案、明代江瓘《名医类案》；以方类案，如宋代许叔微《普济本事方》。

（2）个人专著

如宋代许叔微《伤寒九十论》、明代汪机《石山医案》、清代叶天士《临证指南医案》、喻嘉言的《寓意草》等。

（3）合编类编

断代合编，如《宋元明清名医类案》、《清代名医医案精华》。地区合编，如《龙砂八家医案》、《上海名医医案选粹》。学派类编，如《伤寒论方医案选编》。学科类编，如《小儿药证直诀》、《谦益斋外科医案》、《历代儿科医案集成》。

（4）医案校注

如《民国名医著作精华》等。

（5）医案评辑

如《名医类案》、《古今医案按》、《柳选四家医案》、《薛氏内科医案》等。

这些传统方法有单独使用的，但更多的是联合使用的。如《临证指南医案》收录了叶天士实录式医案三千余案，按病症分为 89 门，每门由整理者撰写总评，提示叶氏辨证治法的要点。这种方式对揣摩该名医临床思维规律及辨证用药系统颇有利，是清代医案整理与研究的一大特色。目前医案整理工作中，李禾在整理 1949 年以前岭南医家医案时，结合了类案与评案的方法，用了按西医学分科分门别类编排，再加以医案的按语。张蕾在研究宋金元

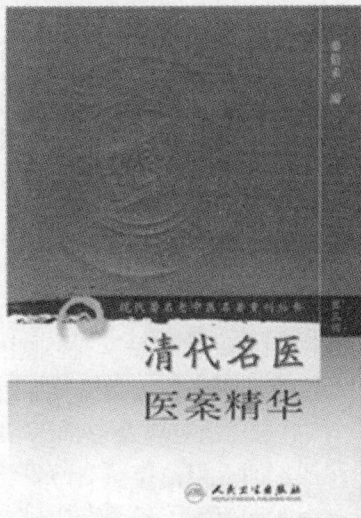

图 0 - 6 《清代名医医案精华》

经方医案中，以断代类编合用了学派类编方法。

2. 医案发展研究

关于中医医案之起源，王礼贤和陈健认为距今三千多年前的殷商甲骨疾病卜辞可算是我国医学史上病案的雏形。殷商废墟出土的 16 万多片甲骨中涉及疾病的有 323 片、415 辞，内有病症、病因、病情变化及治疗情况的记录，并可找到病因分析及诊治措施说明，为中医病案之雏形。任真年提出，马王堆出土的《五十二病方》是我国现存最早的临证医方书，其中的 200 支竹简记录的全是医案。而成书于东周或春秋早期的《周礼·医师》中已有关于医事制度和考核标准的相关记载，其医案可谓确而未详。陶广正等列举多则《左传》及诸子百家书中简短案例以示医案产生初期概貌。公认现存最早的、保存最完整的医案，当属《史记·扁鹊仓公列传》中西汉仓公淳于意的 25 则诊籍。

自《史记》直至隋唐五代，医案未取得突破性发展。陶御风认为尽管张仲景临证的完整医案没能保存下来，但从他写的《伤寒论》和《金匮要略》中，仍可窥见某些医案的痕迹。至晋唐，医书中的医案大都散见偶出，但由于大多非医生记述，故内容不够全面，病机分析有缺失。自汉历唐，千余年间，竟未曾发现一部医案专籍。

宋金元时期为医案空前发展的阶段。医案专著开始出现，医籍附案逐渐增多，其目的主要为印证医者医学理论的正确与记载用药经验。宋代 1116 年寇宗奭的《本草衍义》使用了以药类案的编写方式。1119 年钱乙《小儿药证直诀》附有 23 则医案，以证类案，该书也是现存最早的专科医案。1132 年的许叔微《普济本事方》以方类案。1132 年许叔微以案立名的方式编著了《伤寒九十论》，被认为是我国现存最早的医案专著。这一时期各医家的医著大都附有医案，如杨介、孙兆、张子和、李东垣、朱丹溪、陈自明、罗天益、滑寿等均有医案传世。随着医案的增加，其形式、风格及叙案方式亦有所变化。

明代医案发展各方面均渐趋成熟，个人医案专著大量增加，出现了医案类书。1552 年，江瓘父子所著《名医类案》会集明代以前历代医家医案及经史百家中所载医案近三千例，并以病证类，被认为是第一部内容系统、完备的研究古代医案的专著，为整合研究历代名医学术经验提供平台，开创医案类书之先河。此外，一些医家对医案的书写格式与规范进行专门研究，如《韩氏医通》的"望、闻、问、切、论、治六法必书"格式，吴崑《脉语》"七书一引"的书写方法，对书写内容和格式做了更为详细的说明，促进医案向规范化、科学化发展。

清代是医案发展的鼎盛时期。总结这时期的特点，首先，医案大量涌现，医案专著多达 200 余种，门类俱全，风格多样，既有个人医案、医案类书、医案丛书，又有专科医案、专题医案、会诊医案、医案评注及宫廷医案等。其次，医家重视医案，立案已成风尚，传世医案较有影响的如《寓意草》、《印机草》、《临证指南医案》等。再次，重视医案研究，大量合刊汇编，出现了现存篇幅最大的医案类书——《续名医类案》，该书收集清乾隆及以前医案五千余则，计分 345 门，对《名医类案》有所补充。医案评注方面，以俞震《古今医案按》为评注式医案中不可多得之代表作。

民国时期出现了各类杂志大量的医案连载，及其后的医案汇编专著，如《全国名医验案类编》、《续全国名医验案类编》，更有对前人医案作增编补注的，如潘兰坪

《叶案括要》、黄恩荣《洄溪医案唐人法》、李林馥《叶案疏证》、山广志《本草纲目医案医话选注》等。清代以后，医案的发展未再出现新的高潮，但学者对医案的认识和评价，则较前代有过之而无不及。在撰写风格上，或继承明清两代的特点，或对传统医案加以变革，采用中西汇通的观点叙述医案，后者如张锡纯《医学衷中参西录》附案等。

（二）医家学术思想研究

1. 医家临床思维和学术思想研究

历代医家在其防病治病的实践中，逐渐形成和完善了自己独特的临床思维和学术思想，蕴藏在大量的医案著作中。如林功铮等从王孟英医案中窥探研究王氏的临床思维，总结出否证分析法、因果分析法、排比分析法、历史分析法、直觉分析法等五个方面的特点，这对了解王氏学术思想和继承王氏学术经验是有很大帮助的。

具体举例如下：如宋代儿科圣手钱乙的医案：东都张氏孙九岁，病肺热，他医以犀、珠、龙、麝、生牛黄治之，一月不愈。其证嗽喘闷乱，饮水不止，全不能食。钱氏用使君子圆、益黄散。张曰：本有热，何以又行温药？他医用凉肺药攻之，一月尚无效。钱曰：凉药久则寒不能食，小儿虚不能食当补脾，候饮食如故，即泻肺经，病必愈矣。服补脾药二日，其子欲饮食，钱以泻白散泻其肺，遂愈。张曰：何以不虚？钱曰：先实其脾，然后泻肺，故不虚也。（《小儿药证直诀》卷中）

此案喘嗽闷乱，饮水不止，肺经早有蕴热，若投以泻肺清热之药，本可热退喘平，其病向愈。奈何先以犀角、珍珠、龙脑、麝香等重坠耗真之药，诛伐无辜，反伤脾气。脾气一虚，则输布失职，肺无所养。肺津不足，郁热更加，欲借水自救，所以饮水不止。于此可见，此时此证，脾胃气虚，已成为病机的关键所在。钱氏先用使君子圆、益黄散补脾，俟其脾气来复，饮食既进，再以泻白散泻其肺家蕴热，而竟全功。充分显示了钱乙"小儿虚不能食当补脾"及"先实其脾，然后泻肺"的学术思想。

2. 医家学术流派研究

在中国古代医学史形成发展过程中，学术流派起到举足轻重的作用，它是医学理论产生的土壤和发展动力，也是医学理论继承发展的重要途径，医家和学派的学术研究，对中医学的发展具有重要意义。

（1）了解学术思想源流

研究每个学派，首先要弄清其开创者及其师承关系、分支学派情况，然后要整理、归纳、总结其理论核心、学术特点及发展演变过程。如李时珍医学思想探讨，其结论认为李氏学术思想体系与张洁古、李东垣学说一脉相承，学术理论强调脾胃元气在人体生理、病理和治疗上的作用，故以"宗易水学说，立脏腑病机为纲"、"信东垣之学，以脾胃元气为本"为其主要学术思想。

（2）把握学术理论核心

探讨各家学说或医家的学术经验的专题专著的学术研究，要以学术理论为中心，以便突出其学术思想和经验特色。如朱丹溪学术思想的核心是"阳常有余，阴常不足"说，只要抓住这一核心论点，把握丹溪学派的各医家，便顺理成章，融会贯通。

（3）辨析学术观点异同

对中医理论中颇多歧义的问题，如命门、三焦、相火等，则需在彻底了解每位医家学术观点的基础上对比分析，分别异同，才能钻深研透。

（4）总结临床证治特色

在把握学派医家学术理论核心的前提下，要善于发现和总结医家临床辨证论治、理法方药的特色和经验。如许多学者对《伤寒论》用药配伍规律、朱丹溪治杂病方药特色、叶天士治络病特色、张锡纯运用黄芪等药物的经验进行探析，有利于后人学习借鉴。

（5）探寻继承发展规律

一门学说之所以能够延续，并经得起历史检验，一定具有继承和发展两个方面。对医家、学派学术上这种密切联系的规律性加以探讨，目的在于启发来者。如吴鞠通在《温病条辨》中以张仲景方为依据，遵古法而不泥古方。书中所载方剂多能体现仲景处方用药之精髓，并有所创新，拓展了经方临床应用的新领域。正如《凡例》所言："是书仿效仲景《伤寒论》作法，文尚简要，便于记诵……是书虽为温病而设，实可羽翼伤寒。"其中，承气汤的发挥就是实例，吴氏在《伤寒论》三承气汤的基础上，创立了增液承气汤，寓通于补，治疗阴亏液涸、无水舟停之大便燥结证，避免了滥用承气汤攻下的危害，同时还创制了新加黄龙汤、宣白承气汤、导赤承气汤、牛黄承气汤等，使下法的运用更趋于完善。

3. 医家辨证论治规律研究

古今医案文献中蕴含着诸多医学规律，发现研究这些规律，有助于临床水平的提高和医学理论的不断完善。如有学者对《临证指南医案》关于胃脘痛的医案进行分析、归纳、概括，得出叶天士把胃脘痛分为气机失调、痰浊阻滞、瘀血内阻、脾胃阳虚、胃阴亏虚和气营两虚 6 型而分别论治的规律，总结出通调气机、疏肝理气、宽胸化痰、调气活血、温运通阳、清善胃阴、辛开苦降调阴阳等治疗七法。又如有学者通过对古今温病医案 10009 例统计分析，总结了温病的流行特点、常见症状、舌象、脉象和常用中药，明确了 28 种温病的诊断指标、基本方药和治疗效果。

4. 医家制方遣药特点研究

医案中所蕴藏的相当丰富的诊疗方法和用药经验，可资临床学习和借鉴。如《本草纲目》记载了李时珍年二十时，患肺热咳嗽，用一味黄芩汤而愈的案例，就是借鉴了李东垣医案中治疗方法的结果。研究医案不仅有助于学习前贤成功的经验，也有助于汲取前人失治误治的教训。如《名医类案》中记载薛立斋曾治一男，素不善调摄，唾痰口干，饮食不美，本属虚损之证，前医却予攻邪，先后投以化痰行气、分气利水、破血消导之剂，一误再误，遂致病剧。薛氏抓住病机，守用温补，投以肾气丸、补中益气之类，终使病愈。

（三）医案的现代研究

随着科技的飞速发展，医案的研究也越来越多地借助于现代科技的手段，并融合其他学科的先进技术，极大地拓展了医案研究的领域，使医案研究的层次有了本质的提高。回顾医案现代研究的成果，主要包括以下几个方面。

1. 医案的规范化研究

在西医学飞速发展、并大力倡导中西医结合研究的今天，现代中医学正处于转型时期，其名词术语、药物计量单位、治疗范畴乃至临床规范、思维方式都与古代有所差异，医案亦随之发生了显著变化。如医案的书写由古代的实录式、追忆式演变为病历式医案，运用了西医学病名、吸收理化检查资料以及疗效客观化等，使医案全面清晰、贴近现实、更为实用。而目前的医案多注重记录和整理各医家个案证治经验，忽略了中医医案规范化建设，医案书写格式、内容、诊治标准、研究管理等方面出现了混乱和不统一的状态。过于注重个性，则不利于共性的把握，这也是导致现代医案概括结论可重复性甚小的主要原因。因此，医案规范化的研究是现代中医文献研究的热点，科学规范的书写、收集整理、利用医案是今后中医师和医案工作者的首要任务。规范化的中医医案更能客观地记录医家用药证治经验、学术思想；规范化的整理研究医案，可以更加科学系统的从个性中寻求共性，由偶然到必然、特殊到一般，有据可依地把实践经验上升为理论再应用到实践，使中医学进一步完善、发展。

（1）中医术语的规范化

中医术语有它的独特性，进入 21 世纪，中医现代化和国际化成为中医发展历史上的重要进程之一。而这个过程不仅需要多学科的参与，需要现代科技手段的投入，还需要概念清晰、规范统一的中医术语。在医案规范化的过程中中医术语的规范化也成为关键性问题之一。中医术语的规范化首先包括疾病命名、证候分型的相对规范化。以高等中医药院校全国统编教材《中医诊断学》、《中药学》、《中医内科学》等为蓝本，采用经全国名词委员会中医药名词审定委员会审定的《中医药学名词》进行规范。尽可能使中医病名、证候分型相对稳定化、标准化、规范化，并尽量与西医学相同或相近的疾病作以参照。其次是药名和药量的规范化。医案中的药名应该使用药典上的法定药名，以避免用药不清或混淆用药。对于有使用区域限制的地方用药，应对其主要功效进行特殊标注。最后，由于古今度量衡的标准不一致，且折算方法又比较复杂，有必要把医案的药量进行统一处理，按现有的计量习惯一一标出，这样便于掌握和应用。

（2）医案格式的规范化

医案书写格式的规范化是提高中医医案质量的重要一步。目前，对医案格式的基本要求包括书写格式的规范和具体内容的规范两个部分。

就书写格式而言，现代医案应包括固定部分和正文部分。固定部分有姓名、性别、年龄、职业、籍贯、住址、就诊时间。正文部分有病史、病证（包括西医阳性体征和各种检查报告）、病机、诊断（中西医两种诊断）立法、组方用药、治疗经过，结果及按语。

就书写内容而言，现代医案的基本要求应具有科学性、实用性和先进性。医案描述客观真实、资料可靠、记录完整详细，从选题、正文至按语，自始至终遵守逻辑学规则。同时在理论上、方法上要有实际应用价值，对于临床、教学有指导意义。要重点突出，立题新颖，与同类医案相比，采用的方法、技术、效果都具有优越性。按语务求对客观事实作出学术上的评价，并从理论上进一步阐发、论述，对于独特理论、经验应予明确提出，给予重点阐述。自我评价要恰如其分，不可过高。

（3）医案研究方法的规范化

医案是承载医理的宝贵资源，中医理论要继承和发展，研究医案是一条切实可行的道路。随着科学技术的发展，统计、计算机等技术都不断被引入，客观分析方法中的频数统计、相关关系等分析，从定量分析得出定性的结论更科学，更有说服力。计算机技术中文本挖掘方法的发展与利用，更深层次地挖掘隐藏在大量医案后面的规律。面对这些医案中海量数据的时候，要合理利用这些数据，利用各种先进的技术深度挖掘其中的知识内涵，为中医理论发展开辟新的道路。国家重点基础研究发展计划（973计划）课题，由山东中医药大学研发的中医医案数据库的建立和统计方法，以 Visual FoxPro 6.0 为开发平台，编制中文操作界面及相关数据库，用国际通用的 SAS 6.12 统计软件的非条件 Logistic 多元逐步回归法进行统计，已经取得初步成效。

（4）医案管理的规范化

医案管理包括管理标准、管理手段和管理过程的规范化三个方面。

实施 ISO 9000 质量标准对医案管理工作的标准和过程进行规范化。ISO 9000 标准是国际标准组织在总结世界发达国家先进质量管理和质量保证经验的基础上编制并发布的一套实用而有效的管理标准，实施 ISO 9000 质量管理体系是科学管理发展的必然趋势。

运用现代信息技术对医案进行规范化管理。现代科学技术的发展为医案的规范化管理带来了曙光。现代信息技术能够大大加强医案的管理力度，提高医案管理的现代化水平，提高中医医案质量管理的标准化、规范化。同时也可大大增强医案的信息性、实用性、科学性，而且还会给查询资料、科研、教学等方面提供准确可靠的依据。对医案的规范化管理，具体的做法可按流程分为收集、整理、装订、编码、录入、归档、供应等基本环节，把多个组织结构的工作流程进行组合，并进行编制计算机医案管理系统和实现网络医案管理。

建立监督检查机制。医案的规范化工作还包括建立完善的监督检查机制。可设全国性的"医案规范化领导监督小组"，具体负责医案的规范化工作的协调、检查、督促、评审等工作。

各种规范化过程的最终目标是逐步建立一套完善的规范化管理工作流程，按工作流程进行任务分解，从而建立和健全规范机制。这种规范机制建成的基本要素包括组织结构要合理、健全，人员要广泛，运作要到位、有序、实效。这种机制建设可分为管理和制定两类。管理系统包括规范化工作的领导、规划、协调、检查、督促、评审等，负责制定、规划、论证、完善本专业的规范内容。管理和制定是机制组成的不可分割的统一体，两者要相互配合、互相协调，形成程序化、规范化，确保规范的制定和实施。

医案在规范化建设过程中，要始终坚持以科学性、先进性、多元性、实用性和严肃性为基本原则，要符合中医学的理论，紧密结合临床，尊重中医学的自身发展规律。同时还要汲取西医、中西医结合，尤其是一些边缘学科能够为规范所用的一些成果，使规范真正成为中医学发展的一种途径。医案的规范化建设是一个不断完善、深化和更新的过程，这个过程将会进一步促进中医学的完善和发展，促进其与国际接轨，实现中医学的科学化、现代化。

2. 医案的数字化研究

随着中医药现代化研究的深入，对中医药信息的需求也越来越迫切。长达五千年的中医历史积累了海量的医案文献，采用人工查找信息的方法早已不能适应快节奏的要求，而使用计算机技术对中医医案信息进行存储、查找、分析和挖掘成为利用信息的重要手段。计算机技术在医案开发、利用方面的应用研究，主要表现为两个方面，一是医案数据库的建立，便于提高医案查阅的效率，也是医案进行数据挖掘的基础；二是采用数据挖掘方法，与数学、统计学方法相结合，针对医案各项内容进行数理统计，这也是从医案当中发掘中医临床诊疗规律的基本途径之一。

（1）医案数据库的建立

建立中医医案数据库用来整合古今医案信息资源，供使用者查询资料、统计分析和深度发掘，是重要的中医药信息来源和检索工具，为拓展视野、积累资源、丰富专业思想、解决某种现实问题提供了捷径。

到目前为止，国内已建设了一批中医医案信息数据库，这些数据库基本上是由国家、部门或地方出资建设的。如：上海中医药大学伤寒论教研室开发的历代医案分析统计系统，山东中医药大学研发的中医历代医案数据库，北京中医药大学建立的中医药基础数据库系统，中国中医科学院中医药信息研究所的中国中医药文献数据库。这批数据库建成后，除一部已在网上提供服务外，其他大部分因资金或技术等原因未能放到网上提供服务。而放到网上提供服务的数据库，由于网站本身的知名度很低，以及数据库分散于不同网站等原因，使用率基本上都不高。中医医案数据库目前仍主要局限于二手资料范围，大量的中医药信息尚等待挖掘。

在国家的大力支持下，国内已建立了不少数据库，如中草药数据库，方剂数据库等。但是这些数据库均存在一个重大的缺陷：数据库线性化。线性化的数据库具有一定的查询功能，但缺乏分析功能。因此，已有的这些数据库仅能实现知识的"电子化"，并不能实现中医知识的"科学化"。这些电子化的数据库可以大大节约我们的查询时间，但我们仍然无法从这些数据库中得到真正在临床上具有"普适"性价值的材料。中医医案数据库的建设大概需要按照以下思路进行构建：

①确定入库医案的目录和来源，设定拟建立的医案数据库的工作目的。

②设计医案数据库的结构及相关系统，以期能满足工作目的需求。数据库结构的设计是对医案数据进行符合数据挖掘要求的合理组织，这对医案进行规范化整理、客观化分析，进而探索医家辨治规律以及用药特色是极为重要的。医案数据具有多层关联结构，药与症、药与病、药与证、症与方、病与方、证与方等，因此，构建的数据库结构需要包含若干子库，如症状库、治法库、病机库、方剂库、中药库等。

③抽样部分代表性医案，进行医案信息采集规范的制定和检验。

④对确定入库的医案资料进行入库校对及相关文献学处理，包括选本、校字、标点及必要的校勘。

⑤按照规范化的信息采集方法，如建立训练语料库、建立专业切分词典等对入库的医案进行解析，并采用计算机可识别的语言进行标记。

⑥对标记的资料进行检验，以提高准确性。

⑦利用工作程序运行入库资料，校验工作程序并进行修改。

⑧实现医案资料的智能化检索，并为进一步的数据挖掘系统的建立提供技术平台。

（2）医案数据挖掘系统的建立

数据库的核心除了具有查询功能外，更重要的在于分析。只有通过对数据库大量数据的分析和挖掘，才能找到其中的科学化成分，这些科学化完全是统计分析出来的结果，是科学的，而不是经验或直觉的，它的划时代意义在于通过分析一线临床的数据库，使中医的经验成分变得科学化。而且病案数据库与中草药数据库不同，它具有更特殊性和更复杂性，要求数据库在架构组织方面更严谨、更周密，这样才能真正发挥作用。

数据挖掘（data mining）是从大量的、不完全的、有噪声的、模糊的、随机的数据中提取隐含在其中的、人们事先不知道的、但又是潜在有用的信息和知识的过程，是知识发现（knowledge discovery in database）的关键步骤。中医医案数据挖掘方法主要有以下几种：

①频数统计分析：频数统计方法比较简单，但对医案的发掘仍有较大意义，可以发现许多有价值的规律与结论。陈涛等统计了4400例当代名医医案的舌象及脉象分布频数的情况，发现一些以前不为人们注意的新知识，如嫩舌也主实证等。简氏等统计了历代名老中医痹证医案489个，建立痹证医案数据库，运用频数分析对证候及病因、病位、发病时间等进行统计，研究结论符合传统中医对痹证的认识，具有较高的一致性。还有学者建立古代情志医案中心身疾病相关医案的数据库，运用频数分析法，对出现频次在50次以上常用的54种药物进行分析，总结了心身疾病用药的特色。

②Logistic回归分析：Logistic回归分析方法是确定两种或两种以上变数间相互依赖的定量关系的一种统计分析方法。当前，在医学领域有着较广泛的应用。有学者建立历代医案数据库，采用非条件Logistic多元逐步回归筛选外感病因的症状，并给出各症状对诊断这些外感病因的贡献度和特异性，挖掘外感病因的证候要素，同时在这个数据库的基础上；采用非条件Logistic多元逐步回归方法，形成中医证候及其临床表现的知识库并编制"中医临床辅助诊断系统"软件，该软件只要输入患者的四诊信息，就可以概率的方式给出辨证结果。

③关联规则：在数据挖掘领域中，关联规则（association rule）是一个应用较为广泛的研究方向。两个或多个变量的取值之间存在某种规律性，如"同时发生"或"从一个对象可以推出另一个对象"就称为关联。关联规则挖掘就是通过关联分析找出数据库中隐藏的知识，利用这些知识可以根据已知情况对未知问题进行推测。邹氏等将古代心悸医案为研究对象，建立数据库，进行频数分析和关联分析，挖掘出治疗心悸的基础方。欧阳氏等集已出版发行的名中医牙痛医案，采用关联规则和链接分析方法进行统计，分析显示牙痛治疗有两个核心组方，且两组方与牙痛的中医治疗理论非常吻合。陈氏采用频数分析及关联规则挖掘技术，提出了一个萃取古代各家名医治疗各种病症的经验的方法与模式，并经由中风病症的验证，证明本模式的可行性。研究结果找出了古代名医治疗中风最常使用的7种中药，并找出了最常用来治疗中风的9个药对，以及最常用的3个三药对。

④聚类分析：聚类分析又称集群分析，是指利用物以类聚的原理，把大量无序的数据分成数类，有助于对大量数据中的规则予以认识，它是一种数理统计方法，可将一些观察对象依据某些特征加以归类，在生物学和医学分类问题中有着广泛的应用。在中医医案研究中，聚类分析能较好地避免分类过程中掺杂的主观因素，能客观地准确地反映研究对象，并从中可能发现其内在的客观规律。有学者统计了明清时期26部

现存医案中的津液亏损病案 573 例，采用 R 型系统聚类分析方法，得出津液亏损中每个亚型的几个主要用药，并揭示了明清时期津液理论的某些特征。有学者采用系统聚类分析方法，对明清时期医家各学派的 59 例治疗消渴病的医案资料进行分析，以寻求治疗消渴病的用药规律，结果发现治疗消渴病的有效药物有生地、知母、麦冬、（生或炙）甘草、佩兰叶、茯苓、肉桂、熟地、山药、黄连，对当代临床实践具有重要的指导意义。

⑤人工神经网络：人工神经网络是指模拟人脑工作机制的一种计算模型，它是由非处理单元组成的非线性大规模自适应系统，以类似于人脑神经网络的并行处理结构进行信息的高级处理。由于它具有自适应性、并行处理能力和非线性处理的优点，所以在医学领域被广泛应用。秦氏等将人工神经网络与粗糙集理论相结合，用粗糙集理论对人工神经网络进行预处理，构造粗糙人工神经网络，并应用到中医类风湿病的诊断建模。仿真结果表明，用粗糙集理论辅助设计人工神经网络，改善了人工神经网络的学习能力，并在实践中取得了令人满意的效果，叶氏等尝试应用人工神经网络的反向传播算法（backpropagation algorithm，BP），通过研究中医医案，形成专家知识，对 BP 网络进行训练，从而使网络获得一定的学习能力，将训练所"学习"而来的"知识"运用到新的病症判断中，从而实现对新知识的获取。

⑥综合方法的应用：赵氏根据中医理论和慢性乙型肝炎中医辨证标准中肝郁脾虚、瘀血阻络证，选择了临床上常见的 26 项症状、体征，对肝郁脾虚＋瘀血阻络证 91 例患者的症状进行了统计分析。通过多元线性回归分析，建立了症状、体征与证型之间的线性回归方程，提示临床所选 26 项症状、体征与病情有很好的相关性，能较全面地反映肝郁脾虚＋瘀血阻络证。刘氏等进行了基于决策树的医案数据分析，发现 MDL 剪枝法能够有效地减少得到的决策树的复杂度，近 3/4 的决策树被减去，然而整个决策树在测试集上的分类精确度几乎没有下降。最终从数据中得到了一些有用的知识。但是其中有一些知识是很荒谬的。另外，他们还发现医疗是一个具有时间概念的事件，而决策树本身只能处理在某一时间点下的事件的状况，因此需要寻找一个有效的方法来处理此类数据，避免产生一些不合实践的结论。

3. 当代名老中医的医案研究

当代名老中医典型医案的整理研究，是从国家科学技术部、国家中医药管理局在"十五"期间确立的"名老中医学术思想、经验传承研究"总课题开始的，该类研究应本着"立足现实着眼理想，立足个体着眼群体，立足继承着眼创新"的顶层设计思想，集中筛选、提炼、整理当代名老中医回顾性和前瞻性医案，传承和发扬医家的学术思想和临证诊疗技能，从而促进中医药学术的进步和发展。

（1）名老中医医案研究设计原则

①科学性原则：坚持以中医药基本理论为主导，从需求分析到软件形成，从采集、编撰到后续挖掘，所有资源和软件支撑的研究结果必须体现 3 个"真是"：真是中医的；真是中医临证的；真是名老中医临证的。排除一切干扰、混淆、阉割、掩盖名老中医临证特点的设计思路与方法。

②求精性原则：名老中医的医案不具备再生性、名老中医的思维不具备复制性，临证信息采集工程巨大，因此在采集医案时，关于医案的信息源（信息采集点）、医案

撰写的格式与要求等的设计，都必须精益求精，并加强对医案文本的校对，必须由研究对象确认，防止抄袭、套用、遗漏、错讹。

（2）名老中医医案整理方法

整理名老中医医案的总体要求是要把握"准、合、精、深"四个字。

①审读：要把握一个"准"字，包括形式审读、医理审读、文字审读。

②分类：要把握一个"合"字，当前中医医案普遍存在中医疾病病名、药名、度量衡混乱，亟须稳定化、标准化，因此名老中医医案的病证名需符合中华人民共和国国家标准中医临床疾病分类标准（简称"国标"），整理时可以根据国标将医案分类整合编订。

③修订：要把握一个"精"字，对于基础好的医案（疑、难、重、稀、新疾病的医案；展示独家秘技绝招的医案；体现独家临证思辨特点的医案；辨证论治准确的医案；按语精彩的医案等）要进行重点修订。修订中要注重五点：一是必须保留医案"原生态"；二是根据统一格式和要求修订；三是注意前后呼应和环环相扣；四是精心修订按语；五是理顺文字，纠正错别字、错误的标点、字体、字号。

④提炼：要把握一个"深"字，在分类、修订之后，根据"类案"撰写当代名老中医对本类疾病的认识、诊法、治法的综述报告，也就是根据"类案"提炼名老中医学术思想和临证思辨特点。做到这一点，应首先概述"类案"中体现的共性和个性；其次精确解读各家的特点；最后深入分析形成上述特点的源流和发展趋势。

（3）名老中医医案的撰写

名老中医医案的撰写，不是简单的编辑、整理和罗列、堆砌，而是学习、研究、提炼和升华的过程。要做到对主诊者学术思想和临证思辨特点有深入的研究，通过医案的叙议，成为一个有机的、缜密的、连续的和精练的学术成果展示。

完整的医案应由病证名、本病的概述、临床资料以及医案分析构成。①病证名：是以病证（或"症"）为纲，以《国家标准中医临床诊疗术语》进行规范，个别无法找到合适中医病证名称者，以主要症状为名，有西医明确诊断者加括号附后。②本病的概述：主诊者对本病证的独特认识、基本方（有相对固定的处方或协定处方者）及其加减。③临床资料：包括患者的一般情况（性别、年龄、婚姻状况、职业、居处环境），一诊、二诊、三诊等的主诉、就诊时间、主要症状、体征、中西医诊断结果、主诊者的治则处方，使用注意、煎服方法、饮食起居的医嘱。④医案分析：相当于按语，重点分析立法处方的思想和用药的独到之处，比如药味加减的变化、剂量的变化或煎煮法的变化及加用别的方法的特别用意等。

典型医案撰写要点主要包括提要、案体以及按语。①提要：简单介绍本病的发生、发展的一般情况和普遍认识，重点介绍主诊者对本病的认识、基本学术观点，医者的治疗特色和常用处方（有协定处方者列出）。特点突出，简明扼要，一针见血。②案体：诊断、立法和处方。诊断以中医诊断为主，附列西医诊断，突出辨证论治的思辨过程及其特点；立法中要突出主诊者的治法治则特点和治疗重点；处方要采用规范的药物名称和计量单位，即尽量使用药典使用和教材使用的学名，尽量避免使用别名或民间说法，处方剂量清楚，特殊用法需要详细说明，有特殊医嘱者要一一说明。③按语：是医案编写中最重要、最精彩的部分，也是最难写的部分。应将处方用药和患者病证、病机、发病有机结合起来，分析主诊者综合运用的理、法、方、药的特点。要求编写者对所写病证非常专业，对主诊者的学术思想非常了解，对疾病的辨证论治要非常熟练，对所选药物的功能和彼此配伍的功能分析要非常到位。

（四）中医医案学临证思维体系的构建

1. 建立中医医案学临证思维体系的必要性

思维问题，是古今中外许多哲学家、科学家最感兴趣、也是探索和研究最多的问题之一。中医学历经几千年的沧桑，成为至今唯一保存完整并不断发展的传统医学，究其原因，除中医学具有完整的理论体系、丰富而有效的治疗手段外，还得益于其具有独特的思维方式与方法。基础理论、临床诊疗措施和思维方式与方法构成了中医学的三大支柱。由于思维方式是研究问题的立场、观点、方法的思想体系，决定着提问题的角度和性质、研究的方向和道路，支配着各种研究方法的应用等。因此，思维方式不仅是中医学的有机组成部分，而且对基础理论与临床诊疗措施还有着控制、支配、导向的作用。

中医是中华文化的瑰宝，中华文化特有的思维方式决定了中医的本质与面貌。能代表中华文化思维特征的是《周易》思维方式，或言《周易》逻辑。《周易》逻辑不属于外延型的逻辑，它以观象取类、名物取譬的方式来界定概念的含义，以主客相参的吉、凶、悔、吝为基本的判断形式，以多维、发散、可能、盖然为推理方法。《周易》逻辑从整体上、在运动过程中把握观察对象的具体存在特质，从时空关系的角度，从事物之间的普遍联系与主体体悟相结合中产生概念范畴，这是一种对观察对象的全方位把握。整体观是《周易》思维的最大特征，取象运数是《周易》思维的重要方法，太极象数是《周易》思维的基本模式。这种思维方式和方法深层次地影响了中医的形成与走向。应该说中医遵循的即是《周易》逻辑，中医的思维模式即是《周易》的思维模式，是一种意象思维模式。

"医者，意也"。《易经·系辞上》曰："书不尽言，言不尽意……圣人立象以尽意。"由于中医学脱胎于"易"，以阴阳五行为理论基石的特点，"意"与"象"成为其重要思维方式。其理论体系和实践模式都昭显着典型的意象神韵，表现在人与天地相应，与万物共其意、通其理，其象可比类，并由此展开了中医学理法方药的全意象体系。该意象体系是中医学的实质内涵，深刻领悟、把握该体系是提高临证水平的重要途径。

千百年来中医植根于民间，有着宽广的施展舞台和深厚的民众基础，并通过历代医家师承私淑传授而永葆青春。而历代著名医家的医案著作，作为医生临证时望闻问切互参，理法方药结合的真实记录，以文字的形式将其学术思想、学术观点、医学经验保存下来，一方面充实、发展、创新了中医理论，使之更加完善和丰富；另一方面又为后学者提供了学习的蓝本，以之为借鉴、参考，可以让很多习医者较快地达到深入领会、融会贯通、灵活运用的地步。孟子云："梓匠轮舆，能与人规矩，不能与人巧。"可以说，历代著名医家的医案实为中医几千年来发展、创新的历史见证，通过深入研究古今医案，不但可以明了中医的发展历程、知晓中医的学术渊源，更能洞悉中医的理论基础、培养纯正的中医临证思维，指导诊断治疗，真正实现"规矩"与"技巧"的结合，从根本上促进中医药事业的发展。

2. 中医意象思维体系的内涵

《辞海》中意象的解释为：表象的一种。即由记忆表象或现有知觉形象改造而成的想象性表象。文艺创作过程中意象亦称"审美意象"，是想象力对实际生活所提供的经验材料进行加工生发，而在作者头脑中形成了形象显现。意象是中国古代文论术语，是主观情意和外在物象相融合的心象。可以看出，意象形成的流程可以概括为：主体由形象思维开始对客体（象）展开认知过程，经由抽象思维（意）而形成基本认识成果，再通过形象思维方式将基本认识成果表达出来（意象）。因此，意象的结构应当包括主体（意）、客体（象）和主体对客体认识加工的结果（意象）三部分。

从中医学角度来看，中医的"意象"是在中医理论指引下，医家感知机体细微变化的感觉体验，并对这些感觉体验进行类比想象、思维与领悟，形成"对物象进行模拟的一种象征性符号"。作为中医主要思维方式的意象思维体系，包括对阴阳五行、五脏六腑、气血经络、升降出入、寒热虚实及中药之性味归经等意象的领悟。

经典论著对中医意象的体验描述最为原始真切，最为接近中医意象的本质。如建立了中医基础理论体系的《黄帝内经》，全书所论述的都是对中医意象体验的描述与分析，从首篇《素问·上古天真论》开始，即详论天地阴阳、四时经纪、五脏六腑等之详理。《素问·疏五过论》指出了对医生建立意象体系的要求，曰："圣人之治病也，必知天地阴阳，四时经纪，五脏六腑，雌雄表里，刺灸砭石，毒药所主，从容人事，以明经道，贵贱贫富，各异品理，问年少长，勇怯之理，审于分部，知病本始，八正九候，诊必副矣。"《伤寒杂病论》在序中指明了中医学的意象体系，曰："夫天布五行，以运万类，人禀五常，以有五藏，经络府俞，阴阳会通，玄冥幽微，变化难极。"并批评当时的医生未解经旨，诊察不当，曰："观今之医，不念思求经旨，以演其所知，各承家技，终始顺旧，省疾问病，务在口给。相对斯须，便处汤药，按寸不及尺，握手不及足，人迎趺阳，三部不参，动数发息，不满五十，短期未知决诊，九候曾无仿佛，明堂阙庭，尽不见察，所谓窥管而已。夫欲视死别生，实为难矣。"其言虽时隔逾千余年，犹如明师提耳。其所描述之粗医形象，便是未建立完备的中医意象体系，未得经旨，从而行医粗浅。唐代医家孙思邈在《备急千金要方》开篇亦提出对医生建立意象体系的要求，曰："凡欲为大医，必须谙《素问》、《甲乙》、《黄帝针经》、明堂流注、十二经脉、三部九候、五脏六腑、表里孔穴、本草药对，张仲景、王叔和、阮河南、范东阳、张苗、靳邵等诸部经方，又须妙解阴阳禄命，诸家相法，及灼龟五兆、《周易》六壬，并须精熟，如此乃得为大医。"说明要成为"大医"的前提需熟读经典，建立中医意象思维体系。

正是由于历代医家对意象领悟的偏移，因此形成各家学说，而古今医案正是各医家在临证时对意象的领悟结果总结后的精华。如《谢映庐医案》中记载谢映庐治疗风温误治致昏迷案："万生廷诏之子，春杪远归，头痛寒热，默默欲睡，医者不知风温之症当用清凉之法，误作伤寒之病，而以辛温之药，渐至神识昏迷，谵语不食，大便不通，小溲或遗……余诊亦然，及决齿视，舌白干刺，唇虽干而色稍淡，脉与证参，病邪不在脏腑，仅在三焦……盖此证乃风温热邪蒙蔽上焦气分，致令肺气痹极，古称郁冒者即此证也。但有入气入血之分，若入血分，则邪在膻中之内，此则仅入气分耳。夫肺主气，气阻血亦不行，故脉模糊，然亦重按触指，上焦不清，则包中之络脉蒙蔽，故神昏谵语也。浮障之邪，唯与轻清味淡之药，可得去也……促以疏方，拣用杏仁、杷叶、知母、通草、菱皮、山栀皮、竺黄、灯草。药下安睡，大便果通。次早复视，能述病苦，再加琥珀镇心安神而安，仍以清肺药而健。"谢氏正是对"郁冒"意象的把握方能取得疗效。

3. 中医意象思维的特点

渊源于中国古代文化的中医意象，特别是思维层面的阴阳、五行、藏象、经络、神、气、六淫、七情等，无不渗透关于"意"与"象"或意象思维，可谓意象参杂并举。中医意象所蕴含的思维范式具有以下特点。

（1）完整性与综合性

中医不但将人本身各部分之间看成一个整体，而且将人与自然看成一个整体。这就是所谓的"人身小宇宙，宇宙大人身"。在这个理论基础上采用类比、类推的方法，将人体各部分与外界各事物融为一体。这种思维范式依靠一种"直觉体悟"来完成，这种直觉体悟不同于"感性认识"，它是一种以整体性、运动性为特征的非对象性思维过程，其本身就具有很好的完整性，其得到的结论只能是一个中国式的完整的、综合的象。

（2）运动性与动态时空

中医类比之"象"是动态、功能之"象"。中国古代对于整体性和运动性的强调，使得中医学未从解剖入手分析人体的结构、成分，而是以极简单的解剖为基础，构造出以象为内容的有机体系。《灵枢·阴阳系日月》说"阴阳者，有名而无形"。"阴阳"已从"日月"的实体意义抽象为动态范畴，是泛指，指事物的共性，而不是指具体事物的形体。中医"脏腑"概念绝非指生理解剖意义上的实体结构，而是指功能相同、时空节律形态具有同步性、全息性的一组动态结构。"左肝右肺"绝非指肝在左边，肺在右边，而是指"左"与"肝"具有上升的阳性功能，"右"与"肺"具有下降的阴性功能。"左"与"右"的动态功能由太极象数模型的规定性所决定。

对于整体性和活动性的强调，使得中医诊断的对象不是疾病，而是人，不是具有一定形态结构的组织或生物体，而是人的整体的生命活动所表现出的象，而这个象是动态变化的，有时空发展的，而且是多种"象素"和多维"象素"构成的，这就是证候。中医重"证"不重"病"，将各种病症表现归结为"证"，如眩晕欲扑、手足抽搐、震颤等病症都具有动摇的特征，与善动的风相似，所以都归为"风证"范畴。另外，中医根据动态功能的象类比而定证，同病异治也好，异病同治也好，不取决于病或症状，而取决于是否有相同的病机，并据此可以对证进行定位和定性。而意象思维模式在辨证论治过程中，正是一个主体的"意"与客体的"象"之间相互作用的主客体交融的过程，是一个动态地，令辨证论治结果逐渐完善的过程。

（3）思辨性

意象思维的思辨性突出反映了意与象的辩证关系，意在与象接触、碰撞的瞬间就已经赋予象某种义理或情感，而对"象"的理性成分进行涵盖和总结的过程，不过是对意的忆象、志象、心象的义理或情感进行挖掘、抽象与提升的过程。"医者意也，思虑精则得之，望问闻切而不能知，或强不知以为知，遂以意为之，鲜有不败事者"。因此，"医者意也，善于用意，即为良医"，这就是中医所强调的行医治病，贵在思辨，强调在临床诊疗实践过程中，医者的思考能力与思维方式的重要性。

"医者意也，在人思虑"，意的最高境界就是"进与病谋，退与心谋"。医者重视临床实践，深入观察疾病的演变规律，积累感性知识，潜心体悟，并且研究疾病现象背后的本质规律，就是"进与病谋"；学会思考，善于用心总结经验，深刻意会，领悟表象之后的内涵，就是"退与心谋"。这种"进与病谋，退与心谋"就是在临床实践中更好地运用意象思维和形象思维进行辨证施治的行之有效的方法。"病"与"心"，"形"与"神"的反复谋合，理论与实践的不断深化，就是意的运用的高级境界。所有这些未可言明的独悟和精湛的思虑都是由于逻辑语言不能充分完整地表达医者所思所意，故只能通过象与意之间的思维构建，即"立象以尽意"达到"医者意也"的目的。

4. 中医意象思维的路径

意象思维是中医主要的思维方式，其思维路径大体经过观天地以察象，立象以尽意；得意而忘象，依象而思虑；据象以辨证，据证而施治等几个步骤，最终实现据"象"而"思"，"依思唯道理而生智慧"的根本目的。

（1）观天地以察象，立象以尽意

意象思维以把握事物现象的典型特征为基本思维要素，同时还要考虑地域性差异，亦即在不同的环境、不同的条件下，"立象以尽意"会有所差异。意象思维首要是重在"察象"。"象者，像也"。强调"立象"先求其形似，但又不拘泥于"形与象"。唐代张怀瓘《书议》曰："玄妙之意，出于物类之表；幽深之理，伏于杳冥之间。"意象思维需把握"象"之理，有形、无形者，皆可取象。有象有形者，取自然之形；无象无形者，取自然之理。表现虽异，实则殊途同归。正所谓"心穷万物之源，目尽山川之势"。实则表达了这种"取象"、"立象"的方法。而"立象"的目的在于"尽意"。"意"是内在的、深层次的，主体的一个思维过程。"意"是一个大脑加工过程，它将汇集到的所有信息进行整理、归纳、演绎、推理、判断和总结，最终形成一个完整认识的过程。"立象以尽意"需完成"意之志象"的确立过程，而"意之志象"的生成需要放在中医学理论和实践的历史生成中来考察：最初医疗实践经验的积累，经过先贤复杂的认知过程，形成了关于健康和疾病认识的基本理论体系，医者学习理论并在医患接触中进一步学习与提高，掌握了基本的各种病症相应的模式识别，如"白腻苔居舌中如拇指大"与"湿困脾土"相应，"短气不足以息"与"瘀阻胸阳"相应等，这些对应的集合相当于一个个相对独立的子模式，构成了长期存记的志象模式识别系统。

（2）得意而忘象，依象而思虑

意象思维需按照一定的程序与步骤层层递进，有序进行。初始时，需借助于外在物象，求得内在的意义；最终又不执着、不拘泥于具体的物象甚至跳出"象"的本身，去探寻并获得真正的事理精髓，正如晋代王弼《周易略例·明象》所言："言者所以明象，得意而忘言；象者所以存意，得意而忘象。""立象"后必有所"忘"，然后才有所"得"。"立象"，先求其形似，"尽意"时求其神似，最终达到"形与神俱"，"得意忘形"、"得神忘象"终至"大象无形"，这是意象思维的最高境界。而"得意而忘象"的动力来源于"依象而思虑"的结果。意象思维之"思维"不同于现代逻辑学、认知科学之"思维"，而更类似于佛学表述的"思唯"，其以"对境审虑而引起心、心所造之精神作用"为"思"，以"思虑推度，思考真实之道理为思唯"，以"依思唯道理而生智慧"为最终目的，此论与象思维意同。意象思维以形"象"观察为开端，以"尽意悟道"为终点，强调"心智"作用，即《孟子·告子上》"心之官则思，思则得知，不思则不得也，此天之所与我者"之言。

（3）据象以辨证，据证而施治

中医的证候包括症状和体征。症状和体征就是"象"，对诸多"象"的提炼概括就构成系统而完整的证候。要言之，症是外部表现，是一种现象；征是即将出现的问题预兆，是一种征象；候是规律，是一种法象；证是对以上诸多"象"的概括归纳，是一种可资察证的意象。"医者意也，在人思虑"，实际上是在强调意象思维当"唯变所适"，依"思维道理而生智慧"，进而"立象以尽意"。"以象为素，以素为候，以候为证，据证言病，病证结合，方证相应"的临床诊疗路径与模式，其核心与根本是意象思维的临床诊疗模式。"以象为素"是外察其"象"，内识其"素"（基本要素）的意象思维的过程；"以素为候"之"候"是观察、守望，是对"象"、"素"的深入观测，以寻找其本质与规律。从象、素向候的转化过渡，体现了意象思维从对"物"、"象"的关注，转向对"关系"与"关联性"的关注过程，这是意象思维的升华；"以候为证"之"证"是告知、告发，还为凭据、依据、证据。深义当为参悟、证悟。从意象思维的角度理解，表达了这样一个过程：人以"眼、耳、鼻、舌、身、意"感知事物的"色、声、香、味、触、法"，此为察象；以象为素，见素抱朴，外观其象，内察其质，此为立象；察象、立象，寻找规律，立象以尽意，此为意象；参悟、证悟意象以明理悟道，此为法象。"是故法象莫大乎天地，变通莫大乎四时"。此以法象喻天地自然规律。而这种参悟正是意象思维的核心所在，也是辨证论治水平的高低之所在，正所谓"心悟者上达之机，言传者下学之要"。

5. 中医医案学临证意象思维模式的研究

中医医案学的临证意象思维也是一个动态的"意"与"象"的相互作用过程，根据中医意象思维的路径，中医医案学的临证意象思维的过程包括以下3个环节。

（1）立"象"

中医医案学中的"象"特指医家在医案中描述的患者症状、病情分析、遣方用药等文字描述的部分，是医家将某个治疗过程以文字的形式外现给读者的表象。由于医案是医家或其门人对其诊疗过程的再现，但又掺杂有著者自己的观点，如何在这些描述的文字中寻求到有益的组合，这就是立"象"的过程。这个过程不仅仅是提取表面的医案文字，更需要挖掘文字内部所隐藏的含义，这是一个多维自下而上的综合集成过程：我们面对一则医案所呈现的纷繁复杂的各种资料、患者症状和体征，凭借自身医学素养和既往积累的医学实践经验，对各种信息进行归纳与演绎，形成诊疗支撑依据——病象，并通过对病象的短期存记形成意之忆象，如《内科摘要·脾胃亏损心腹作痛等症》记载薛己治脾虚气滞胃痛案："府庠徐道夫母，胃脘当心痛剧，右寸关俱无，左虽有，微而似绝，手足厥冷，病势危笃，察其色眼胞上下青黯。此脾虚肝木所胜。用参、术、茯苓、陈皮、甘草补其中气，用木香和胃气以行肝气，用吴茱萸散脾胃之寒，止心腹之痛。急与一剂，俟滚先服，煎熟再进，诸病悉愈。"在这则简短的医案中，我们提取出的表"象"有："胃脘当心痛剧"，"右寸关俱无，左虽有，微而似绝"，"手足厥冷"，"眼胞上下青黯"，"脾虚肝木所胜"，用药为"参、术、茯苓、陈皮、甘草、木香、吴茱萸"，而根据自身的医学经验，可以判断医家未述患者的症状可能还有"腹泻"，因为"土虚木乘"临床所见常伴腹泻，另此处的脾虚为脾阳虚，从其脉象、手足冷及用药除用补气之四君子汤外加用温阳散寒之吴茱萸，由此我们可以从医案尽可能还原患者发病时的"病象"。

（2）立"意"

立"意"的过程是对医案进行深入分析的过程，该过程是在完成前一步"立象"后，对医案的内容结合自身的实践进行反复的思辨，提取医案中辨证的主要关键点。即"得意而忘象，依象而思虑"的过程。以上文所述薛己治脾虚气滞胃痛案为例，在提取还原患者"病象"后，此时会有疑问，医者为何判断为"土虚木乘"呢？结合自身所学的基础理论，眼胞即为"五轮"之肉轮，为脾所主，今肉轮上下见青，青为肝之色，故而判断为"肝木乘土"，这对于以后临证时，若观察到眼胞色泽的改变可以帮助判断病证的病位与病性。因此，对于医案证候判断的深层次分析、引申至临床实践是中医医案学临证意象思维中一个承上启下关键性的过程。

（3）综合集成

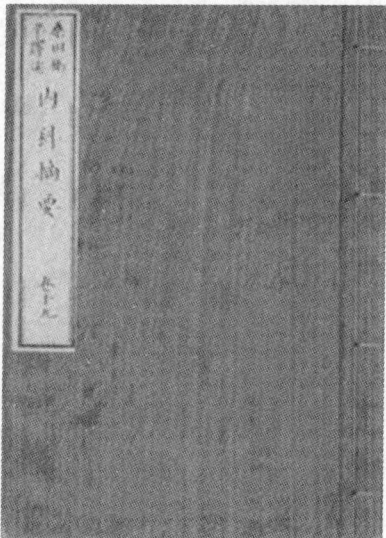

图 0-7　《内科摘要》

综合集成过程是中医医案学临证意象思维对前两个过程的进一步参悟、证悟，是对医家学术思想和诊治特色的提取和归纳，这个过程是中医医案学临证意象思维的核心所在，是提高后世医家临床诊疗水平的关键，在传承和发扬中医学中起了举足轻重的作用。如根据上文之薛己治脾虚气滞胃痛案，薛己对本案记载、分析都较为详尽，其意重在警醒后人，不可拘泥于痛无补法之说，而应辨证施治。"不通则痛"、"通则不痛"的理论虽然源于《黄帝内经》，但其所论绝非局限于此。《素问·藏气法时论》曰："肾病者……虚则胸中痛，大腹小腹痛。"明确提出因虚可以致痛，因此当补虚止痛。同时该案也体现了薛氏"以脾胃为本"的学术思想，治疗上多采用温补脾肾的诊治特色。

总之，概念时代应重视中医学原创思维的传承与发展，在学习医案的同时构建医案学的临证意象思维体系，有利于后世医家对中医医案的把握，提高辨证论治的能力，有利于中医学术的继承和发扬。

五、医案研究的意义及必要性

中医药学术发展史业已证明，历代医家的学术思想和临证经验是中医药学的重要组成部分，而医家学术思想的精华集中反映于医案，因此，医案在中医学术经验传承中具有极其重要的学术地位，毫无疑问，发展中医事业，医案研究是重中之重。

（一）医案研究的意义

1. 是中医生存与发展的源泉

中医医案是中医理论和实践的载体，不仅对中医学术的发展发挥了不可估量的作用，而且为中医的现代化研究提供了极其宝贵的信息资料，是中医临床工作者进行经验交流、学术探讨的重要途径。通过医案的研究，启迪思路，发掘医家的创新思维、学术特色，以适应不断发展的医学需要，满足人类健康的需求。

2. 是中医走向国际化的重要途径

随着经济的进步，医学模式的转变，人类对健康的需求越来越高，使注重个体化治疗的中医学更加为人类所青睐。这就要求，中医学应该具有国际化的医疗需求背景，让世界了解中医。目前，已知中医学的疗效是确切的，但尚缺乏有效的手段去客观地评价其疗效，是医案研究急需解决的问题。

3. 是中医获得临床证据的必然路径

中医最初的经验传承是依靠"师带徒"的方式进行的，针对中医院校的教育现状，中医临床医生很难做到师带徒的形式，或者仅有极少的一部分人以这样的方式进行。经验的获得很多以读医案的形式，为了更简洁、准确地应用医案，将具有特效的典型医案或疑难病医案，进行抽取，模块化或数字化分解，直接进行比对，应用于中医临床。且这样的证据不断更新，形成中医证据库，既启迪了思想，又丰富了临床经验。这种有效途径需要医案用合适的方法进行研究来获取。

（二）医案研究的必要性

医案在其漫长的发展及研究过程中，由于历史条件的限制，存在着一些问题。比如，在医案的记载方面，某些医案信息记录不完整，格式缺乏规范，给后人研读医案带来一些困难；在科技飞速发展的今天，个别研究为了追求方法的创新而忽略研究方法与中医理论的契合等问题，使研究结果的可靠性及实用性均较差。因此，科学合理地进行中医医案研究显得尤为必要。

1. 医案记载缺乏规范化

（1）中医术语不够规范

中医的病名、证名、症状名称等，缺乏严格统一的标准，同一个含义，却有多种表达方式，导致概念的外延、内涵比较模糊，容易产生歧义，给研读及科研造成困难。在古籍中，"证"和"症"是含糊不清的，基本是通用，而按照现有的规范，二者有着本质的差别，"证"反映的是一定阶段的病理本质，而"症"是症状，指病人主观感受的痛苦或不适，属表象范畴。这种情况，就需要研读医案的人根据中医理论及医家的思想，去辨认，防止出现错误的理解。诸如此类概念的不一致，还有很多，需要进一步规范。症状的表述不一致更为常见，比如，"食少"、"纳呆"、"食欲不振"、"不思饮食"等，表达的都是食欲不振的含义；再如，心悸和怔忡两个症状，其外涵不一样，心悸包括惊悸和怔忡，怔忡只是心悸中较为严重的一种情况，但在医案中，二者常常混淆。

（2）内容过于简单

纵观历代医家的个案，普遍存在的问题是病情描述过于简单，四诊信息记录不详，而中医辨证主要的依据就是四诊信息，这样导致的后果是研读困难，容易存在歧义。古代个案中，多数没有姓名及具体年龄的记载，很多个案连性别也没有，而这些自然信息对诊断和治疗也是有意义的。此外，大多数古代个案没有随访的记录。随访是对疗效判断的有效途径，没有随访记录，很难评价该治疗的真实情况。有人对《医学衷中参西录》上册，即第1～8卷医案信息进行了整理，发现该著作个案记录较为详尽，个别医案有随访记录，由此体现医家完整的思维体系，具有较高的研究价值，当然这也与该著作年代有关。

（3）医案的格式欠规范

中医临床个案表达规范旨在提高中医临床个案的报告质量，鼓励真实、准确、清楚、详尽地描述临床诊疗过程、评价方法、结果及预后，增加个案的可信度和可重复性，归纳特殊性后的一般性，以扩大个案的应用范围，统一、规范的格式是必要的。古代个案几乎没有明确的格式，而现代的中医个案多注重记录和整理各医家个案证治经验，忽略了中医个案规范化建设，导致个案在书写格式方面出现不统一的情况，给后来的研究及证据的提取造成很大困难。中医学注重个性，但不是无规律可循，个性中存在着共性的规律。而共性规律的提取，首先要求个案记载的格式的统一，以利于共性的把握，否则导致现代个案概括结论可重复性差。

2. 现代研究方法融合不够

计算机的普及，使人类进入数字化时代，许多现代化的高科技手段也应运而生。面对琳琅满目的高新技术，如何有效的"为我所用"，是值得深入研究的问题。中医学植根于中国，受中国古代哲学思想的影响，整体观、辨证论治是其主要的思想理念，其方法学属系统论范畴。现代化科研方法多以还原思维为主体，直接生搬硬套，违背中医学的基本原理，势必导致结论的错误或偏差。

针对医案的研究，首先是对医案进行解读，可以是初步的文字解读，或者运用现代技术手段，进行医案的分解。在这一过程中，往往容易犯错误，导致基础信息错误。比如，有些人完全按照个人对中医学知识的掌握，主观臆断，分析医案，殊不知医案中蕴含着医家的独特思想，是需要深入挖掘和思考的。在运用现代科学手段分解医案时，许多做法是直接对医家的医案所有四诊信息进行分解，而古代医案记载信息少，不加修饰，容易发生偏颇。因此，现代技术手段的改良是至关重要的，使之更好地为中医学服务。其次，对修饰过或整理过的医案信息进行分析，目前应用更多的是数学分析的方法。不是所有的统计学方法都适合于中医研究的，不能只追求新，更重要的是适合中医学的方法。

六、医案学与转化医学、网络医学的关系

转化医学（translational medicine）是国际医学界近年出现的新概念，迄今为止还没有明确的定义。转化医学是指一类医学研究，能够很好地将基础研究与解决患者实际问题结合起来，将基础研究的成果"转化"为实际患者的疾病预防、诊断和治疗及预后评估。其核心是在从事基础科学研究的研究者和了解病人需求的医生之间建立起有效的联系，特别关注如何将基础研究成果向临床应用转化的过程。实现从"实验室到病床边"的转化、从理论到实践的转化。从上述定义可以看出，转化医学倡导以患者

为中心，从临床工作中发现和提出问题，由基础研究人员进行深入研究，然后再将基础科研成果快速转向临床应用，基础与临床科技工作者密切合作，以提高医疗总体水平。因此转换医学研究主张打破以往研究课题组单一学科或有限合作的模式，强调多学科组成课题攻关小组，发挥各自优势，通力合作。转化医学的理念与医案学的有机结合，将医案学研究的成果直接应用于临床，如何有效、快速地实现这一转化，需要多学科的交叉合作，是中医学面临的新问题。

网络医学是在互联网飞速发展的背景下，将医学活动与网络相结合，由此产生了网络医学。网络医学是通过网络技术影响医学实践的各个环节，改变运作方式，提高运行效率的一种医学模式，而不是仅仅局限于医学网站的概念。网络医学与现实医疗机构有着紧密的联系，是医院医学活动的延伸，也是西医学发展的必然趋势。目前，网络医学的主要形式有网络医院、网络医学咨询、网络医学教育、网络医学信息和远程医疗等，它有其自身的特点和发展规律，归纳起来主要有四个方面：一是开放性：网络医学是一种真正的开放式医学活动。网络医院打破了传统医院的格局和服务方式，以计算机数据库为中心，通过信息高速公路网络连通家庭、社会各个角落。第二是虚拟性：网络空间是一个数字化的空间，是一个虚拟的社会。所有的医疗、预防、咨询、保健和医学教育等服务场所从现实医院走向虚拟空间，注册医师没有年龄、性别、地域的限制。第三是交互性：交互性是网络医学的一大特点，它又分实时交互和非实时交互。第四是高效性：网络医学提供的医学信息集文字、声音、图像、三维动画及影视为一体，使原本非人性化的网络医学活动有了生气，使患者变得轻松起来，这里看不到医生严肃的面孔，听不到医生的说教。网络医学在信息时代，其优势很多，但依然存在一些问题，比如医学伦理问题、人们对网络医学的信任度、保密性等，可以说网络医学的发展还需要实践的不断检验。

参 考 文 献

[1] 谢心，陆金根，林钟香，等．从中医医案探求古代医家的诊治规律 [J]．辽宁中医杂志，2007, 34 (7): 26 - 27.

[2] 洪文旭．《醉花窗医案》学术特色述评 [J]．陕西中医，1998, 19 (3): 140 - 141.

[3] 周旭文．老年抑郁症辨证施治及心理治疗 [J]．浙江中医学院学报，2003, 21 (7): 41 - 42.

[4] 何斌．《温病条辨》与《临证指南医案》方证源流探讨 [J]．中医文献杂志，2001, (3): 6 - 9.

[5] 朱建平．浅议中医药学名词术语的规范与审定 [J]．中医杂志，2003, 44 (4): 247 - 249.

[6] 王忠，纪征瀚，姜淼，等．中医临床个案发表与过程规范的建议 [J]．北京中医药大学学报，2009, 32 (12): 797 - 799.

[7] 屈景辉，廖琪梅．医学信息数据库的建立与数据挖掘 [J]．第四军医大学学报，2001, 22 (1): 88 ~ 89.

[8] 孙燕，任廷革，汤尔群，等．名医个案经验挖掘与传承新方法探讨 [J]．辽宁中医杂志，2010, 37 (7): 1243 - 1245.

[9] 叶进，邢传鼎．基于人工神经网络的病症诊断原型系统 [J]．东华大学学报（自然科学版），2003, 29 (4): 43 - 44.

[10] 刘昆，刘业政．基于决策树的医疗数据分析［J］．计算机工程，2002，28（2）：41－43．

[11] 来茂德．转化医学：从理论到实践［J］．浙江大学学报（医学版），2008，37（5）：429－431．

[12] 熊丽辉，王铭．《医学衷中参西录》多元化用药体系的启示［J］．辽宁中医杂志，2011，38（3）：456－457．

[13] 苏中昊，余小萍．论中医"个案"的现代科学理念［J］．中华中医药学刊，2007，25（7）：1449－1450．

[14] 干祖望．医案是衡量中医临床特色与水平的重要砝码［J］．湖南中医药导报，2000，6（9）：1－3．

[15] 孟庆云．宣明往范，昭示来学——中医医案的价值、特点和研究方法［J］．中医杂志，2006，（8）：9－11．

[16] 焦振廉．略论中医古典医案的格式［J］．陕西中医，2009，30（10）：1409－1410．

[17] 李禾，刘小斌，赖文，等．1949年以前岭南医家医案整理研究方法探讨［J］．中医文献杂志，2002，（4）：23－25．

[18] 张蕾．宋金元经方医案研究［J］．山东中医药大学学报，2005，29（1）：33－36．

[19] 王礼贤．殷商疾病卜辞－中国医学史上的医案雏形［J］．医古文知识，1997，（2）：44－46．

[20] 陈健．中国古代病案的由来考证与历史发展［J］．绍兴文理学院学报，2002，22（4）：106－108．

[21] 任真年．论临床病案的起源与发展简史［J］．开封医学专报，2000，19（1）：74－76．

[22] 陶御风．宋以前医案考［J］．上海中医药大学学报，2000，14（1）：14－17．

[23] 林功铮．王孟英临床思维探析［J］．中医文献杂志，2000，3：9－10．

[24] 李永亮，陈仁寿．《临证指南医案》胃痛证治分型探析［J］．北京中医药，2009，28（8）：597－598．

[25] 林群莲．叶天士治胃脘痛七法［J］．中国医药学报，2000，15（5）：45－46．

[26] 姜良铎．温病诊断指标及证治方药规律的研究——古今温病医案10009例次统计分析［J］．中医杂志，1987，（11）：50－52．

[27] 吴中平，何新慧，柯雪帆．医案查询统计分析系统介绍［J］．上海中医药杂志，2003，37（3）：54－56．

[28] 陈涛，李克乾，陈茂华，等．4400例当代名医医案的舌象分布频数分析［J］．辽宁中医杂志，2007，34（9）：1217．

[29] 陈涛，陈茂华，梁嵘．4400例当代名中医医案的脉象分布频数分析［J］．时珍国医国药，2008，19（5）：1236．

[30] 简晖，张启明，刘学文，等．历代医家治疗痹证医案的证候频数统计分析［J］．中国中医基础医学杂志，2007，13（8）：630．

[31] 刘学文，简晖，张启明，等．历代痹证医案文献的病因、病位、发病时间分析［J］．江西中医学院学报，2007，19（1）：23．

[32] 周萍，肖小燕，王斌．计算机辅助心身疾病相关医案的用药规律研究［J］．中医药临床杂志，2008，20（3）：224．

[33] 张启明，王永炎，张志斌，等．外感病因中证候要素的提取［J］．山东中医药大学学报，2005，29（5）：339．

[34] 李文林，赵国平，陆建峰，等．关联规则在名医临证经验分析挖掘中的应用［J］．南京中医药大学学报，2008，24（1）：21．

［35］邹石，周莺，吴丽丽．古代心悸医案信息 284 例数理分析［J］．江西中医学院学报，2007，19（5）：91.

［36］欧阳志强，蒋力生，王如意，等．名中医牙痛医案 63 例中药配伍及方证对应规律分析［J］．江西中医学院学报，2007，19（5）：88.

［37］陈擎文．数据挖掘技术在古代名中医中风医案之应用研究［J］．中华中医药学刊，2008，26（10）：2254.

［38］周德生．明清时期津液亏损病案 573 例辨证用药统计分析［J］．中医药研究，1998，14（4）：12.

［39］周君，冯妍．明清时期消渴病案 59 例用药统计分析［J］．国医论坛，2005，20（6）：18.

［40］秦中广，毛宗源，邓兆智．粗糙集在中医类风湿证候诊断中的应用［J］．中国生物医学工程学报，2001，20（4）：354.

［41］叶进，邢传鼎．基于人工神经网络的病症诊断原型系统［J］．东华大学学报（自然科学版），2003，29（4）：43.

［42］赵晓威．慢性乙型肝炎肝郁脾虚加瘀血阻络证宏观指标统计分析［J］．深圳中西医结合杂志，2002，12（2）：88.

［43］刘昆，刘业政．基于决策树的医疗数据分析［J］．计算机工程，2002，28（2）：4.

［44］王永炎，郭蕾，孙岸弢．中医意象诊疗模式诠释［J］．北京中医药大学学报，2010，33（4）：221 - 224.

［45］孙岸弢，王永炎，谢雁鸣．中医"意象"思维理念刍议［J］．中医杂志，2011，52（2）：89 - 91.

［46］王永炎，于智敏．象思维的路径［J］．天津中医药，2011，28（1）：1 - 4.

第一章　医案的分类与书写规范

随着中医学的不断发展，临床与科研需求的增加，中医医案的分类与书写要求发生了相应的变化，不同医案的记录有其特殊性。因此，为如实、有效地描述医案，更好地为临床和科研服务，医案的记录应是共性和个性的统一体，共性即医案的基本要素是相同的；个性是依病种不同、医案收集的目的不同，医案又具有特殊性。

第一节　医案的分类

中医医案历经数千年的历练与积累，不仅具有时代特征，而且与时俱进，不断发展，因此可按不同情况医案具有如下的分类。

一、按年代分类

医案经历了漫长的发展历程，至今已有几千年的发展历史。在这一过程中，医案依年代、背景不同，不同时期的医案又具有相应的特点。以年代为分类依据，可将医案分为古代医案与现代医案。清朝晚期以前的医案，由于历史条件的限制，医案的特点大致相同，故将其归为古代医案；民国以后，医案逐渐受到西方医学的影响，发生了实质的变化，故将其归为现代医案。古代医案的信息主要是中医辨证论治，医案的研究方法以领悟式分析为主，并以按语的形式记录下来。现代医案首先引入了西医学知识，不可避免地增加了西医学检验结果和现代病名以及疗效客观化等。其次，现代医案的研究方法已呈多元化，借助其他领域的科研成果，比如计算机、数学、哲学等领域，使医案的研究步入新的台阶，产生了更多更好的科研成果。

二、按记录时间分类

医案根据记录时间的不同，分为即时记录式医案与追忆式医案。即时记录式医案是医家在出诊时即时记录的医案。其特点为：更真实地反映医家当时的辨证思路，所载病情以及方药记录详尽，《临证指南医案》和《清代名医医案精华》等多属此类，目前临床上的门诊病历也属此类。即时记录式医案由于即时记录，没有经过整理，不足之处在于只有治法方药等，多没有辨证分析、用药分析及医家学术思想总结等内容。追忆式医案是凭医家临诊后通过追忆的方式将医案记录下来，其优点在于条理清晰、文字流畅，有医家对医案的整理和分析，以及对医案的体会等，使后人更易读懂医案。不足之处在于，由于是事后所写，可能会对当时的情况因记忆的偏差而有出入。西汉名医淳于意所著的《诊籍》，属于追忆式医案，记录了病人的姓名、发病过程、脉象、证候、病机分析、诊断、治法、疗效以及预后等，层次清楚、逻辑性强，医案信息完备，并有医家的分析过程等。

三、按医案数量分类

根据医案的数量，分为个案、类案与群案。个案，是单一的一个医案，具有个性化特征，可见于临床上的少见病或疑难病等。类案，是一系列医案，多按照某一因素进行整理，比如以医家为纲，或以治法、病证等为纲，比如《名医类案》，对明代以前的著名医家的医案进行整理，对继承医家的学术思想大有裨益。群案，是与个案相对而言。

四、按疗效分类

根据治疗结果的不同，医案又分为效验案和误诊误治案。效验案是治疗结果为有效、显效或痊愈的医案，说明医家对病情诊断准确、用药得当。通过效验案的学习，可体会医家的用药特色及辨证经验等。古往今来的医案多属效验案。误诊误治案是治疗结果为无效的医案，说明诊断或用药错误，导致不良的后果。此类医案用以警示后人，从中吸取教训，具有很高的临床价值，但数量较少。比如，《名医类案》中的误治医案共94则，其中一案记载："锦衣掌堂刘廷器，仲夏，腹患痛，溃而脓水清稀，发热作渴，腹胀作呕，饮食不入。诸医以为热毒内攻，皆用芩、连、大黄之剂，病加剧。邀薛诊，投以参、芪、姜、附等药，一剂呕止，食进而安，再用托里补剂而疮愈。"误诊在于前医家忽视了脓水清稀这一阳虚症状，将虚证误辨为实证，使病情加重。后来医家通过分析误治的原因，从而提出正确的治疗方案，使疾病获愈。

五、按内容分类

按照医案的内容不同，分为专科医案和全科医案。专科医案是专门治疗某一病种的医案，比如，苏礼主编的《古代专科专病医案·风湿病》，旨在全面、系统地展现中医治疗风湿病医案的精华，并对其内容及价值逐一加以必要的注释和评按，从而为提高中医风湿病专科专病治疗技术，开发中医治疗风湿病的专方新药提供借鉴。全科医案涉及多个病种的医案，《名医类案》是我国第一部中医全科医案专著，全书共十二卷，卷一为伤寒、瘟疫病医案；卷二～卷六为内伤杂病医案；卷七为五官皮肤病医案；卷八为肛肠、血证医案；卷九～卷十为外科疮疡类医案；卷十一为妇科医案；卷十二为小儿科医案，该著作的医案涵盖多个病种，是较为典型的全科医案著作。

第二节　医案的书写要求

一、医案的书写原则

医案的书写目的不同，具体要求和格式也不同。医案的书写应满足临床各科、科研以及经验传承的需要，体现医家的辨证论治的特色，真正发挥医案的价值。

（一）真实性

中医医案的书写，必须注重"真实性"原则。医案是医家诊疗过程的实际记录，是中医理论和临床实践的载体，所有信息确保真实，为临床实际发生，不能为了某种不当的利益而杜撰医案。某些看似不合常理的临床现象，也许存在着更加深奥的机理，不能以回避的态度，避而不谈，要如实记录下来，以供病例讨论或存疑，待日后解决。真实性既是医案的书写原则之一，又是医师应该具备的学术品质，求真务实，是医学工作者的要求。

（二）突出中医特色

中医医案的书写，应体现中医特色。中医临床是整体观念和辨证论治指导下的个体化的具体治疗，是"三因治宜"思想的实际应用。书写时，应将这类信息记录详尽。症状是辨证的依据，其表述应运用中医名词术语，做到清楚、规范；辨证机理描述符合中医理论。从症状到证，再到理法方药，环环相扣，贯通一气，按语明晰，符合中医基本理论，并体现医家的个性特色，以及辨证思路。

（三）医家的思维理念

中医注重个性，每位医家融中医学基本原理与个人学术思想于一体，在长期的临床诊疗的过程中，医家已经形成了个人的习惯、稳定的辨证思维方式、用药特色。在记录这些医家的医案时，一定将医家的个性特征如实地体现出来，这样才能在研读这些医案时，能够使读者或研究者掌握医家的学术思想，推广临床经验。重视医家的辨证思维理念，也是中医研究医案的重要法则，符合中医学特征及哲学思想，只有这样，才是正确开展中医医案研究的途径。

二、程式化的基本要求

《中医病案规范》历经几次修订，于2000年正式出版，并在临床广泛应用，至今已经10年。在规范中记载了需要注意的事项，结合我们临床和科研工作的状况，再将医案的注意事项归纳如下几点。

（一）使用规范的中医术语

中医术语有它的独特性，进入21世纪，中医现代化和国际化成为中医发展历史上的重要进程之一。使用规范的中医术语，已是当务之急。要求新时期，医案的记录一律使用规范的中医术语，防止产生歧义。中医术语的规范化包括：①疾病命名、证候分型的相对规范化。以高等中医药院校全国统编教材《中医诊断学》、《中药学》、《中医内科学》、《中医临床诊疗术语》等为蓝本，采用经全国名词委员会中医药名词审定委员会审定的《中医药学名词》进行规范。尽可能使中医病名、证候分型相对稳定化、标准化、规范化，并尽量与西医学相同或相近的疾病作以参照。②药名和药量的规范化。医案中的药名应该使用药典上的法定药名，以《中华人民共和国药典》为蓝本，避免用药不清或混淆用药。对于有使用区域限制的地方用药，应对其主要功效进行特殊标注。另外，由于古今度量衡的标准不一致，且折算方法又比较复杂，有必要把医案的药量进行统一处理，按现有的计量习惯——标出，这样便于掌握和应用。

（二）书写严谨、负责

记录者应严谨、负责地收集病情资料，全面、客观地描述，切忌避重就轻或主观臆断，真实、严谨地记录医案。记录者应以负责的态度完成这一任务。在记录药名、剂量及炮制方法时，更需一丝不苟，认真书写，不得有误。不能确定的，需请示上级医师加以明确，按照格式，清楚地记录。描述病情变化时，戒义过饰非，即使效果满意，也尽量不使用"效如桴鼓"、"诸证霍然"等词语，而应客观、具体地描述病情好转的方面，比如，某个症状、理化指标、舌脉等。

凡涉及药物剂量、可疑病史，以及引用经典之处，都应加以复核。病案的所有页码，标注清楚，每页均需要填写患者的姓名、病案号等信息。每则病案在记录或整理完成之后，都应在结尾处的右下角，签署全名。对于住院病案，上级医师应经常检查审阅病案，发现问题，及时纠正，上级医师的查房及时记录，不得拖延。

（三）全面准确收集信息

医案信息的采集对诊断和治疗的准确性至关重要，只有真实地了解病人，才能做到诊断正确、治疗得当。要做到这一点，首先，熟练掌握四诊的基本技能，做到操作熟练正确；其次，掌握四诊的基本内容，问病史和查体时，做到没有遗漏；最后，将收集的信息及时准确地记录下来。

第三节　医案的基本信息

医案的基本信息是指医案中关于病人病情资料及治疗情况的真实记载，与病历的基本信息相同，主要包括以下几个方面。

一、一般情况

包括姓名、性别、年龄、职业、籍贯、现住址、出生地、婚否、民族、病史采集时间、发病节气、可靠程度等。在这一部分，需将中医特点的信息写详细，比如，病人的住址、发病节气等，是中医三因制宜的内容。此外，现今的通讯系统发达，要写清楚病人的电话联系方式，以备日后查询及随访需要。

二、主诉

主诉是病人就诊时最感痛苦的症状或体征及其持续时间。主诉一定辨别准确，因为中医重视主症，以确定发病部位，这也是中医病名的主要依据之一。从西医诊断的角度来说，主症与第一诊断是一脉相承的。主诉通常是病人的主要痛苦、就诊的主要原因，往往也是疾病的主要矛盾所在，主诉具有重要的诊断价值。还需强调的是，主诉的两个要素，即主症和时间，二者缺一不可。如：下肢走窜痛1个月。

询问主诉注意四点：①要把主诉抓准，病人的陈述可能是零乱而主次不分的，而主症一般只有一个或两三个。②要将主诉所述症状的部位、性质、程度、时间等询问清楚，不能笼统、含糊。③主诉不等于疾病的病名。④主诉简明扼要，一般少于20字。

无论是何种医案，均要求主诉，一定将主诉的真正含义和临床意义弄清楚，才能正确描述。主诉的书写非常重要。

三、现病史

现病史是指围绕主诉从起病到此次就诊时疾病的发生、发展和变化，以及治疗的经过。现病史应从发病情况、发病过程、治疗经过等三个方面进行询问，并如实记录下来。

1. 发病情况

个人生活史主要包括发病时间的新久、发病原因或诱因，最初的症状及其性质、部位，当时曾作何处理等。医生通过询问病人的发病情况，对辨别疾病的病因、病位、病性有重要作用。

2. 病变过程

医生了解病人的病变过程，一般可按疾病时间先后顺序进行询问。如某一阶段出现哪些症状，症状的性质、程度有何变化，何时好转或加重，何时出现新的病情，病情有无变化规律等。通过询问病变过程，对了解疾病邪正斗争情况，以及病情发展趋势有重要的临床意义。

3. 诊治经过

有些病人，尤其是患病较久者，在就诊前已经其他医院诊断和治疗。所以，对初诊者，很有必要询问曾作过哪些检查，结果怎样；作过何种诊断，诊断的依据是什么；经过哪些治疗，治疗的效果及反应如何等。了解既往诊断和治疗的情况，可作为当前诊断与治疗的参考。

4. 现在症状

现在症状，是病人现在所有的症状，是中医学辨证的主要依据，应毫无遗漏地记录下来。

四、既往史

既往史，又称过去病史，是指除主诉所述疾病以外的患病或健康情况。

由于过去的健康和患病情况，可能与现患疾病有一定的关系，也是辨证分析时的部分依据。如体质素弱者，病情多为虚证；中风病人既往多有眩晕病史；"肝病"则可有"传脾"的症状。

既往史包括：①过去一般健康情况：如强壮、素健；体弱、多病。②传染病史、预防接种史、过敏史：如是否患过麻疹、白喉、疟疾、痢疾等传染病，何时何地接种过何种预防接种，有无对药物或其他物品的过敏史等。③其他疾病史：过去患过何种其他疾病，是否复发过，现在是否痊愈，现在还有何疾病表现。

五、个人生活史

个人生活史主要包括：生活经历、精神情志、饮食起居、婚姻生育。

1. 生活经历

医生询问病人的出生地、居住地及经历地，应注意某些地方病或传染病的流行区域，以便判断所患疾病是否与此相关。

2. 精神情志

人生活在社会之中，不可避免有外界因素的刺激，使精神情志产生变化，以致脏腑气血功能紊乱，而引起疾病的发生。

3. 饮食起居

"病从口入"，盐摄入过多，是高血压的易患因素。素嗜肥甘者，多形体肥胖，病痰湿。嗜酒无度，易患酒精中毒性疾病。

4. 婚姻生育

对成年男女患者，应注意询问其是否结婚，结婚年龄，爱人的健康状况，以及有无传染病或遗传病。育龄期女性应询问初潮年龄或绝经年龄、月经周期、行经天数和带下的量、色、质等变化。已婚女性还应询问妊娠次数、生产胎数，以及有无流产、早产、难产。

六、家族史

家族史包括询问与病人长期生活相处的父母、兄弟姐妹、爱人、子女及接触密切的人的健康和患病情况，必要时应注意询问直系亲属的死亡原因。这是由于某些遗传性疾病，常与血缘关系密切；有些传染性疾病，如肺痨等，与生活接触有关。

七、体格检查

这部分病情资料主要是望、闻、切诊来收集，包括神色形态、生息气味、皮肤毛发、舌象、脉象、排泄物等。专科的疾病应有专科的特殊检查，可附在之后。附：住院病历体格检查基本内容。

八、辨证分析

运用中医理论结合医家的学术思想，将病证的过程分析清楚。在归纳四诊所得主要结果的基础上，判断分析病因、病位、病性、病机转化等。

九、病证诊断

诊断包含两个部分，分别是病名诊断和证的诊断。病名，是对疾病全过程的特点与规律所作的抽象与概括，是疾病的代名词，如消渴、感冒、胸痹等。"证"是对疾病过程中所处一定（当前）阶段的病位、病因、病性以及病势等所作的病理性概括，是对疾病当前本质所作的结论。目前要求中医诊断结论是病证结合模式。

十、治则治法

根据辨证结果，确定治疗原则。具体治疗方案写清楚，药名及药量、服法等。中医学重视综合疗法，比如结合针灸、按摩、调护等。

十一、随访

随访是病人治疗后一段时间，为了解治疗的远期疗效，而定期询问病人的病情恢复状况。随访是评价疗效非常重要的指标之一，随访应确保真实性。在以往的许多医案中，大多没有随访记录，导致疗效的评价不确定性。重视随访，是提高中医临床质量和医案证据说服力的有效指标。医生应以负责的态度进行随访，甚至医院应设立专门的随访制度，有专人开展这项工作，以确保随访的实施。

第四节 中医个案报道书写规范

个案是与群案相对而言的，从临床疗效而言，个案又包括效验案和误诊案。而群案是对曾接受某种相同治疗的一批患者的临床结果进行描述和评价的，西医学是以群体为特征，临床评价多以随机对照试验（RCT）为主。通过对比，个案可认为是单个病例报告，群案相当于病例系列研究。因此，适合于群案的 RCT 并不适应于中医个案，若片面追求 RCT 趋向，就会导致对作为疾病宿主的人的忽视，也淡化了中医临床个体化诊疗的特色，由此可见，寻找适合中医个案研究的方法是极其必要的。在个案研究方面，我们首先对个案报道进行了初步的探索，形成基本的个案书写规范。

一、个案报道应遵循的原则

个案的报道应确保真实，突出医家学术思想的特色。个案的每一信息都是实际发生的，不可有记录者杜撰的成分。每位医家因学术流派、传承思想的不同，诊治疾病各有特色，医家的个性化导致其诊疗过程所注重的方面有所不同，因此，在记录的过程中也要突出医家的个性化特色，不能一概而论。比如，医家注重患者的心理状态，在遣方用药上会与其他医家有所区别，在记录的过程中，就应突出这一方面的信息。还有的医家重视主症，在记录的过程就应体现主症的详尽描述。

遵循中医学整体观思想。目前对个案进行整理的研究较多，主要包括个案书写格式的规范化研究；症状等名词术语的规范化研究；古籍的数字化等。这些研究具有现实的意义，为个案的研读及科研提供了有力的支持。需要强调的是，个案的整理需要坚持中医学整体观思想，不能为了规范而忽略了医家的特点。报道个案，首先应进行相关知识的学习，包括研读与医家有关的文献，做到对医家的学术思想有初步的了解，只有这样才能确保个案报道的完整性，使个案的诸多信息不是散在的，而是在医家的学术思想及临床特色指导下成为一个整体；其次是通过个案而真实地再现医家的诊疗思维过程，个案要反应医家思维的联系性。

二、个案发表与规范的提出

个案的研究是在个性中寻找共性，求同寻异是个案研究的根本目标。个案是符合中医学术思想的文本记录形式，中医学的研究应立足于个案，才能体现个体化的治疗特点，真正提炼医家的学术思想和辨证思维特点。个案本身具有独立性、特殊性、个体性，表面上看，可重复性差。实际上，个案作为中医疗效的直接表现形式，从哲学角度而言，不同只是表象，规律是存在的。多个个案构成独立的点，科学的研究方法可从不同中寻找共性的特征。通过对历代医案、近 20 年来名老中医验案、中医药临床疗效观察的研究报告和期刊论文进行文献学复习研究，筛选出符合中医临床个案的报告要点；在此基础上，寻求中医临床思维特征及个案体现的个性与共性特征；然后进行专家组评议，确定中医临床个案的书写要点；最后形成临床个案发表与过程规范（草案）。

三、个案表达规范的书写要求

规范的个案表达主要包括以下 10 个方面：①简短摘要：包括诊治方法，结果，意义及病例类型（常案，类案，变案，坏案；疑难病例，罕见病例，奇、特效病例）。②背景介绍：对该病的既往理论、实验和临床研究进行总结性回顾，指出诊断和治疗难点，说明选择本个案进行报道的理由，突出病例的代表性与示范意义。③病例一般信息：记录发病节气，叙述资料收集方法。④主诉：尽量采用症状描述性词语，以利于业内外的正确理解与沟通。⑤病史：包括现病史和既往史。⑥诊断：采用中西医双重诊断，包括鉴别诊断，中医辨证。⑦治疗：描述宜尽可能详尽，使之具有可溯源性。对处方组成要提供配伍（君臣佐使，气味，升降等配伍）的理论依据；给出复方药物的产地、炮制方法、质量控制方法与标准，同时亦应注明给药方法、时间和剂量。自配方需注明方剂组成，成方修改需提供变更目的；同时还需注明使用剂型、制剂过程及药物在成品中的比例、药物的质量控制标准和方法等。复诊病人要记录症状、体征及理化指标等变量的变化，并予以疗效评价；还需说明变量的测量方法和标准，提供病例报告可信性证据。⑧讨论：需讨论研究结论的真实性程度，说明报告者，研究者和患者的关系，以明确有无利益冲突。客观分析影响疗效的因素，不避讳诊治上存在的问题。⑨专家点评：画龙点睛式地说明病例的应用范围、推广性与局限性。⑩参考文献：注明在背景介绍中所引用的文献出处。

上述③～⑧项是中医个案表述的主体部分，不可或缺；①、②、⑨、⑩项是辅助部分，有助于对病例的理解与推广。

四、个案遴选原则

（一）代表性

宜突出中医特色，案例治疗过程可采取中药、针灸、推拿、拔罐等多种中医治疗方法；亦可采取中西医结合疗法，但宜以中医治疗为主。

（二）实效性

中医治疗具有奇效、特效，或在同等情况下比西医治疗有明显优势；疗效确实可靠是应遵循的基本原则，但不排除可提供借鉴的中医误诊、误治案例。

（三）选择性

个案当选用疑难病、罕见病，或常见病的变证、兼证或坏证，或令人困惑的临床表现，或特殊的中医诊疗方法。

在中医传统中备受推崇的个案在西医学中是不被重视的，论文的分类中个案报道仅仅被排列在论著、综述之后，列为最次一等，而且这种个案讲的是少见病或罕见病，这与中医的个案分析和经验总结不同，因为西医更注重双盲、对照、Meta 分析，强调循证、前瞻性研究，并认为个案的可重复性差，没有价值。如何让医学界重温中医临床个案研究的意义，是我们当代中医必须引起重视的问题。

中医病例报告的目的不是为了揭示某种疾病诊断和治疗的难易，而是为了提供不同医家独特的诊疗心得和诊疗体系；即使是探讨中医诊断的病例报告也都必须通过疗效来间接体现诊断水平，因此需要着重说明治疗过程。中医临床个案报道应努力提高公信力。这不仅是作者个人或团体的学术道德与职业操守问题，而且关系到整个中医行业的海内外声誉，从而影响到相关卫生制度与法规、决策的制订与执行，中医事业的存亡与发展，人民生命与健康等一系列问题。中医临床个案表达规范旨在提高中医临床个案的报告质量，鼓励真实、准确、清楚、详尽地描述临床诊疗过程、评价方法、结果及预后，增加个案的可信度和可重复性，归纳特殊性后的一般性，以扩大个案的应用范围。

我们倡议国内刊登中医药临床个案报道的各级医学期刊使用统一的中医临床个案表达规范，建议在稿约中引用中医临床个案表达规范，作为投稿及审稿的参考标准。该规范作为开放式文本，不存在版权问题。同时，希望广大中医界同仁能据此规范中医临床个案报道，积极投稿海外出版物，推介和传播中医，扩大中医对世界的影响。

附1：中医病案书写格式

一、门诊病案的书写格式与方法

（一）初诊门诊病案的书写格式与方法

姓名：　　性别：　　　年龄：　　　病案号：　科别：　年　月　日

主诉：

现病史：

实验室检查：

辨证分析：

诊断：中医诊断：

　　　西医诊断：

治法：应写出按辨证所出的具体治法。

方药：自拟方或经方的名称写上，具体药物每行四位药，药名的右上角标以可能涉及的特殊煎服法，右下角则一律标以公制剂量 g 或克。

医嘱：主要是进一步诊治的建议、护理措施、饮食宜忌。一般分项书写。

医师签名

（二）复诊记录的书写格式与方法

科别：　　　　　　年　月　日

应写明前次诊治的四诊变化，应简要写明有关的辨证依据；如连诊三次仍未明确者，应请上级医师会诊并作相应记录。以上内容也可分为病情变化、望闻问切、简要病机、治法、方药、修改诊断等项目书写全面，诊治医师签名。

二、急诊中医病案的书写格式与方法

（一）急诊初诊记录的书写格式与方法

1. 患者就诊和医师检查日期的时刻，如 08：50。

2. 急救措施及实施时间、加用西药的名称、剂量及方法等。

3. 向家属交代病情及家属的意见等。

4. 请会诊及上级医师检查与诊治意见。

5. 抢救无效或死亡者的抢救措施、经过、用药情况及参与抢救的医护人员姓名。

（二）急诊留观记录的书写格式与方法

与住院病案记录相同。

三、住院病案的书写格式与方法

住院中医病案应包括住院病历、住院记录等，其基本格式如下：

（一）住院病历的书写格式与方法

目前的住院病历在有条件的医院，多以计算机按照固定的格式进行录入，操作简单，节约时间。

住 院 病 历

姓名：　　　　　　　　性别：　　　　　　　　病案号：

年龄：　　　　　　　　婚否：　　　　　　　　职业：

出生地：　　　　　　　民族：　　　　　　　　国籍：

家庭地址：　　　　　　邮政编码：

入院时间：

病史采集时间：　　　　病史陈述者：　　　　　可靠程度：

发病节气：

主诉：即主症加时间。

现病史：围绕主诉从起病到此次就诊时，疾病发生发展的经过，包括发病情况、病变过程、诊治经过和现在症状。

既往史：既往的健康状况、曾患疾病或预防接种情况。

个人史：包括生活经历、起居饮食习惯、情志状态及特殊嗜好，如吸烟、饮酒、养宠物等。

婚育史：男性患者写明婚配、配偶及子女健康状况；女性患者应写明经、带、胎、产史。

过敏史：包括食物及药物过敏史。

家族史：直系亲属以及与之生活关系密切的其他亲属的健康状况，已死亡者应写明死亡原因、时间及年龄。

体 格 检 查

T：℃　　　　P：次/分　　　　R：次/分　　　　BP：mmHg

神色形态：写明神志、表情、体位、形体及动态等。

声息气味：书写语言、语声、呼吸、气味以及其他异常声音，如咳喘、太息等。

头面五官：书写头颅、颜面、五官的情况，五官应包括是否有异常分泌物流出。

皮肤毛发：皮肤是否有斑疹、疤痕等；毛发的疏密、脱落等情况。

脊柱四肢：是否有畸形。

前后二阴及排泄物：

舌象：包括舌质和舌苔两个方面的情况。

脉象：书写脉象的信息。

实验室及特殊检查：

辨证分析：

西医诊断依据：

入院诊断：

中医诊断：病证诊断模式

西医诊断：病名

实习医师：

以上是通用于临床各科的住院病历书写格式，其他特殊科室根据实际情况有特殊的要求。

1. 中医儿科住院病历的补充要求：三岁以内小儿在望诊中，将脉象改为小儿指纹的情况，个人史中补充妊娠、产出、喂养情况及生长发育史、预防接种史。

2. 中医妇科住院病历的补充要求：补充专科检查，包括妇科检查结果，外阴、分泌物、宫颈、宫体以及附件等。

3. 中医外科住院病历的补充要求：补充专科检查，即具体病变的部位、形态、大小、活动度、表明情况、质地、压痛、颜色以及分泌物的有无等。

4. 中医皮肤科住院病历的补充要求：应着重写斑疹、水泡等原发性皮损以及包括鳞屑、糜烂、痂皮、溃疡、瘢痕、萎缩、皲裂等继发性的皮损的色泽、形态、分布等。

5. 中医骨伤科住院病历的补充要求：补充专科检查，包括局部的四诊情况、骨关节检查情况、神经检查情况等。

6. 中医肛肠科住院病历的补充要求：着重书写大便的情况、便血的有无、肛脱等症状；专科情况主要书写肛肠检查所见。

7. 中医眼科住院病历的补充要求：着重写眼科四诊所见以及眼科检查情况。眼科检查包括两眼的视力、眼肌、眼球、眼眶、屈光检查、验光等；特殊检查有房角镜、三面镜等。

8. 中医耳鼻喉科住院病历的补充要求：主要写专科情况，有无畸形、异常分泌物、异物等以及纤维鼻咽镜、喉镜、前庭功能、电测听等特殊检查。

（二）病程记录的书写格式与方法

1. 首次病程记录的书写格式与方法：应由住院医师完成。

首 次 病 程 记 录

年　　月　　日

患者姓名、性别、年龄、职业，因何主诉，于　　年　　月　　日　　时以病而经门诊（急诊、转院等）收入我科。

书写病史、四诊情况，摘录体格检查及实验室检查结果。

入院诊断：中医诊断：病证诊断模式

西医诊断：病名

诊疗方案：依次序书写护理级别、宜进饮食类别、需进一步检查的项目、其他护理措施或要求、治疗方药及煎服法、其他治疗手段、措施、方法以及调护等。

医师签名：

2. 病程记录的书写格式与方法：

年　　月　　日

记录患者诊疗过程中的病情变化，包括症状、体征的改善与否，理化检查的结果，分析上述情况产生的原因，判断病情轻重预后，提出下一步的治疗方案及应注意的问题。上级医师查房或邀请会诊，首先要注明该医师的姓名和职称，详细记录所提出的诊断和治疗的意见，并执行。对于危重病人的抢救过程，应详细且及时地记录。

医师签名：

附2：住院病历体格检查的基本内容

对病人进行体格检查时，手法要正确、轻柔，切忌动作粗暴和大量暴露；医生态度要和蔼；检查应全面而系统，从上到下顺序进行，避免遗漏；尽量用自然光线，使色诊等诊法收集的资料真实；注意室温要适宜，防止病人受凉；不同的检查嘱病人采用适当的体位；根据病情轻重，灵活掌握查体的尺度，避免因问诊、体检繁多等增加患者痛苦或延误治疗时机。

男性医师检查女性患者之泌尿生殖系统时，应有女医护人员或第三者（亲属）在场。

一、生命体征

体温（T）　　脉搏（P）　　呼吸（R）　　血压（BP）

二、整体状况

望神：神志、表情、语言、眼神等外在情况的整体观察。

望色：颜色、光泽、病容等，主要是面部色泽。

望形：包括体型、体质等。

望态：包括体位、姿态等。

声息：语言清晰度，语声的高低等；异常声音如咳嗽、呃逆、嗳气、哮鸣、呻吟，异常呼吸音等。

气味：是否正常、有无特殊气味等。

舌象：舌体的形质、动态、舌下脉络、舌色、苔质、苔色、有无津液等。

脉象：各种脉象。

小儿指纹：查3岁以内小儿食指掌侧前缘的浅表络脉，观察色泽、形态、沉浮、长短等。

三、皮肤黏膜及淋巴结

皮肤黏膜：包括色泽、纹理、弹性、温度、汗液、斑疹、疮疡、疤痕、肿物（大小、活动度、质地、压痛等）、腧穴异常征、血管征、蜘蛛痣、色素沉着等，并明确记录其部位、大小及程度。也要记录皮肤划痕征。

淋巴结：有无瘰疬，若有，应记录其大小、活动度、部位、数目、压痛、质地等。

四、头面部

头部：头颅大小、有无畸形、肿物、压痛，头发情况（疏密、色泽、分布），有无疖、癣、疤痕。

眼：眉毛（有无脱落）、睫毛（倒睫）、眼睑（水肿、下垂、闭合、歪斜）、眼球（活动情况，震颤、斜视）、结膜（充血、水肿、苍白、出血、滤泡）、巩膜（黄染、充血）、角膜（混浊、瘢痕、反射）、瞳神（大小，两侧是否等大、等圆，得神、失神、神呆）、对光反应等。

耳：耳廓形状，外耳道是否通畅、有无分泌物，乳突有无压痛，听力情况等。

鼻：有无畸形、中隔偏曲或穿孔，有无鼻甲肥大或阻塞，鼻腔分泌物性状、出血（部位、数量），副鼻窦有无压痛及嗅觉情况等。

口腔：口唇（颜色、疱疹、皲裂、溃疡），牙齿（龋齿、缺齿、义齿、残根，并注明其位置），齿龈（色泽、肿胀、溢脓、出血、铅线、萎缩），口腔黏膜有无发疹、出血、溃疡及腮腺导管口情况，扁桃体（大小及有无充血和分泌物、假膜），咽（充血及反射等），悬雍垂（是否居中）等。

五、颈项

是否对称，有无抵抗强直、压痛、肿块，活动是否受限。颈动脉有无异常搏动及杂音，颈静脉有无怒张。有无肝颈静脉回流征。气管位置是否居中。有无瘿瘤（如有，应描述其形态、硬度、压痛，有无结节、震颤及杂音）。

六、胸部

胸廓：是否对称，有无畸形、局部隆起、凹陷、压痛，有无水肿、皮下气肿、肿块，静脉有无怒张及回流异常。

乳房：大小，有无红肿、橘皮样外观、压痛、结节、肿块等。

肺脏：呼吸类型、动度（两侧对比是否对称）、呼吸速度和特征、肋间隙（增宽、变窄、隆起或凹陷）。语颤、摩擦音、皮下气肿、捻发音。叩诊音（清音、浊音、鼓音、实音，异常者应注明部位）。肺肝浊音界、肺下界、呼吸时肺下缘移动度。呼吸音的性质（肺泡音、支气管肺泡音、管状性呼吸音）、强度（减弱、增强、消失）、有无干湿性啰音，语音传导有无异常。有无胸膜摩擦音、哮鸣音。

心脏：心尖搏动的性质及位置（最强点），有无震颤或摩擦感（部位、时间和强度）。心脏左右浊音界（用图表表示）：

右（cm）	肋间	左（cm）
	II	
	III	
	IV	
	V	

锁骨中线距正中线 　cm

心脏搏动的节律、频率，心音强弱、分裂，肺动脉瓣区第二音与主动脉瓣区第二音的比较，额外心音、奔马律等。有无心脏杂音及杂音的部位、性质、心动期间的传导方向、何处最响、强度。心包摩擦音、心律不齐时，应比较心率和脉率。

七、血管

动脉：桡动脉的频率、节律（规则、不规则、脉搏短促），有无奇脉，左右桡动脉搏动的比较，动脉壁的性质、紧张度、硬度。股动脉及肱动脉有无枪击音。

周围血管征：毛细血管搏动征，射枪音，水冲脉，动脉异常搏动，Duroziez 征（杜罗征）。

八、腹部

视诊：对称、大小、膨隆、凹陷、呼吸运动、皮疹、色素、条纹、疤痕、体毛、脐疝、静脉曲张与血流方向、胃肠蠕动波、腹围测量（有腹水或腹部包块时）。

触诊：腹部柔软、紧张，有无压痛、反跳痛（压痛部位其程度），拒按或喜按。

叩诊：有无移动性浊音、包块（部位、大小、形状、软硬度、压痛、移动度）。

听诊：鼓音，有无移动性浊音。肠鸣音，有无气过水声，血管杂音及其部位、性质等。

肝脏：大小、质地、边缘钝或锐、压痛。表面光滑与否，有无结节。肝浊音界。如有肝肿大，应图示。

胆囊：可否触及、大小、形态、压痛。

脾脏：可否触及、大小、硬度、压痛、表面光滑度及边缘钝或锐。脾浊音界。如有脾肿大，应图示。

肾脏：大小、硬度、叩击痛、移动度。

膀胱：可否触及、上界，输尿管压痛点。

九、二阴及排泄物

二阴：根据需要进行检查。

排泄物：包括痰液、呕吐物、二便、汗液等。

十、脊柱四肢

脊柱：有无畸形、强直、叩压痛，运动度是否受限，两侧肌肉有无紧张、压痛。

四肢：肌力、肌张力，有无外伤、骨折、肌萎缩。关节有无红肿、疼痛、压痛、积液、脱臼，活动度，有无畸形（强直），下肢有无水肿、静脉曲张。指（趾）甲（荣枯、色泽、形状等）。

十一、神经系统

感觉：痛觉、温度觉、触觉、音叉振动觉及关节位置觉。

运动：肌肉有无紧张及萎缩，有无瘫痪（部位和程度，系弛缓性或痉挛性），有无不正常的动作，共济运动及步态如何。

浅反射：腹壁反射、跖反射、提睾反射及肛门反射。

深反射：二、三头肌反射，桡骨膜反射，膝腱反射及跟腱反射。

病理反射：在一般情况下检查弹指反射（Hoffmann 征），跖伸踇反射（Babinski 征，具有同样意义而检查方法不同有 Gordon 征、Chaddock 征），脑膜刺激征（Kernig 征）。

十二、经络与腧穴

循经络检查有无异常，腧穴有无压痛，耳穴有无反应，络脉（粗细、色泽）。

——摘自《北京市中医、中西医结合病历书写指南（试行）》

参 考 文 献

[1] 段逸山. 医古文［M］. 上海：上海科技出版社，1984.

[2] 鲍健欣.《名医类案》误诊医案初探［J］. 上海中医药杂志，2010，44（3）：54-55.

第二章 中医医案的研究方法

　　随着科学技术的飞速发展，中医医案的研究方法不断创新，除医案的整理与规范、按语的撰写外，更多地引入了其他领域的研究方法，进行多学科交叉渗透，使医案的研究从单一领域扩展到多个领域，至今已经产生了众多科研成果，发掘了许多医案所隐藏的医家的学术思想，对临床疗效的提高起到了促进作用。医案研究的最终目标是服务于临床，进一步提高临床疗效，为更好地达到这一目标，优化医案的研究方法是至关重要的。在此，我们遵循中医学的基本原理，详细阐述适合中医医案研究的具体方法。

　　首先，诠释医案之理。读懂医案是医案研究的前提，根据中医辨证论治的一般思路，运用中医学基本理论及所掌握的知识，诠释医案的辨证论治过程，使医理正确、辨证思路清晰、组方用药有据可查。诠释医案为下一步医案特点的概括以及医家学术思想和经验的提炼打下坚实的基础，以确保医案研究结论的可靠。

　　其次，注重关键要素的把握。医案的内在信息反映了医家所关注的关键要素，比如主症、证候要素或者方药等。读懂医案后，应对关键的要素进行提炼，以构建医案的框架。每一个医案都有其各自的特色，关键要素的提炼，有助于他人在读医案的时候，尽快掌握医案的核心，总结医案的特点。

　　再次，悟医家之道。中医医案研究的重要目的之一就是提炼医家的个性化的知识，既然称为知识，就是具有规律可循，我们将针对某一医家的、个性化的诊治规律，谓之道。通过对医案的研究，不断演绎、归纳和总结，来提炼医家的道，将这些隐性的知识加以彰显，增加知识的可重复性，从而提高临床疗效。

　　最后，以服务于临床为宗旨。中医的优势在于疗效，因此，医案研究的目的不能脱离于临床，以提高临床疗效为最终的目的。这就要求，医案的研究应从临床中来，到临床中去，医案研究的目的就是要解决一定的临床问题，只有这样，才体现医案研究的价值，研究结果才有实用性。

第一节　悟道参术法

　　中医学与中国传统文化是一脉相承的，体现了中国古人特有的、不同于西方的思维方式。长期的实践过程中，形成了建立在形象思维基础上的抽象概念，即"意象"。"医者意也"，这种只可意会，不可言传的独悟，正是医者经过长期的临床实践所积淀的辨证思维规律。对中医学人来说，获取医案的精髓，提炼并掌握医家的思维之道，是医案研究的核心问题。"悟"道法，重在"悟"、"参"的过程，就是运用所学的中医学知识，从纷繁复杂的中医医案中，深刻领悟医家的辨证思维与用药特色，从而更好地指导临床实践，提高临床疗效。

　　究其悟道法的具体实施方法，主要分为三个部分：首先，我们要明确医家最主要考虑的症状，虽然中医的诊断讲究四诊合参，但不同医家对四诊信息的认识会有差别。同样的一条症状信息，对于不同的医家而言，其重视程度截然不同，因此，要悟一个医家的"道"，其基础必然是要知晓医家关注了哪些症状信息，以及这些信息的轻重缓急和程度的差别。其次，要明确医家的辨证思路，举例来说，同样治疗小儿便秘，不同的医家可以有不同的辨证思路。比如，有的医家重在治标，即食滞中焦气机失常，消食导滞调畅气机，而有的医家治本，即脾失健运，通过健脾益气使气机畅通。如此看来，在医家对症状信息的不同取舍的基础上，医家又沿着其特有的思路确定了疾病的证候。因此，要了解医家常用的辨证思路。最后，"悟"道就是要明确医家的遣方用药的特色。比如，同样是血瘀证，不同医家会选择不同的方剂或药物来解决问题，因此，我们要传承某位医家的学术经验，这样的遣方用药的实施细则和鲜明特色，就是我们悟道的重中之重。将这三点联系起来看，症状的取舍相当于医家选择了不同的建筑材料，而思路的确定相当于医家是想构建不同风格的建筑。那么，最后一条则必然就是如何将建筑构建成功，就是实施细则。将上述三点有机结合起来，一个完美的建筑就成功了。

综上所述，悟"道"法是一套从症状筛选到辨证思路，再到用药特色的直线思维方法。它遵从了中医辨证施治的客观顺序，是一种研究名家学术思想的常用方法。以下我们以朱丹溪治疗虚人外感为例进行说明。

朱丹溪治一老人，饥寒作劳，患头痛、恶寒、发热、骨节疼痛，无汗，妄语时作时止。自服参苏饮取汗，汗大出而热不退。至第四日，诊其脉洪数而左甚。朱曰：此内伤证，因饥而胃虚。加以作劳。阳明虽受寒气，不可攻击，当大补其虚，俟胃气充实，必自汗而解。遂以参、芪、归、术、陈皮、甘草，加附子二斤，一昼夜尽五帖。至三日，口稍干，言有次序。诸证虽解，热尚未退，乃去附加芍药。又两日，渐思食，颇清爽，间与肉羹。又三日，汗自出，热退，脉虽不散，洪数尚存。此后，朱谓此脉洪，当作大论，年高而误汗，以后必有虚证见。又与前药，至次日，自言病以来，不更衣十三日矣……朱曰：大便非实闭，乃气因误汗而虚，不得充腹，无力可努。仍用前药，间与肉汁粥及苁蓉粥与之……又服补药半月而安。在此医案中，医家关注了"饥寒作劳"这一病因，以及"汗大出而热不退"的症状，沿着内伤证，饥而胃虚的思路，认为其属虚人外感，谨守虚则补之的治疗法则。虚人外感的基本方为"参苏饮"，但该患者用之无效，这就充分体现了朱氏辨证之道，其关注的重点并非一般的虚证，而是饥而导致的胃虚，辨证特色在此体现。"脉洪"朱氏认为当作大论，故非实证，也是朱氏对脉象的独特认识。所以，朱氏在遣方用药上，以补中益气汤为主进行加减，以救其欲竭之阳气。继以肉汁粥及苁蓉粥治其气阴两虚之十三日不大便，最后守方又补药半月而愈。该案自始至终以补为主，辨证准确，治法精当，层次井然，朱氏不仅主张滋阴，同时精于温阳之法，灵活运用经方。通过以上分析，朱氏之"道"就呈现在读者面前了，通过虚证的判断，得知其辨证的基本框架，即重视病因以及某一主要症状的理解，通过"证"进行经方加减，对于后世医家而言，这样的悟道研究方法，将是十分有利的。

案1：因时制宜用雪水治热病案

——摘自《友渔斋医话》

一人七月间病热，日夜炎炎不解。医用杏仁、薄荷、芩、连之类解肌退热，数服不愈，病经旬日。其人开张药铺，略知医药。因谓同伴曰："前所服药，甚为对症而不瘳，我其殆焉哉！唯心中想冷冻饮料。"同伴咸谓闭塞腑气，不与。病者无可奈何？又经数日，适无人在侧，因意床下藏有雪水一瓮，乃勉力支撑，掀盖连饮数碗，即倒卧床下，汗流遍身；及觉即思粥饮，身凉脉静矣。其伴询于其人，所患乃燥热之症，治法当用玉女煎加解肌药，早已愈矣。其如芩、连能清热，不能润燥，兼有杯水车薪之弊，所以似是而实非。其饮雪水而愈者，如热釜沃水，则气蒸蒸然，燥火之邪，从汗而泄，此必然之势，无足奇者。

按语：患者发病在农历七月，时值小暑、大暑当令，暑热的天气特点更加突出，人体出汗多，消耗大，民间有"小暑大暑，上蒸下煮"的说法。患者发热日久，且为高热不退之证，当时在内服中药的同时，已采取了物理降温方法，此点从"床下藏有雪水一瓮"可知。患者用杏仁、薄荷、黄芩、黄连等药治疗后症状能暂时缓解。患者"略知医药"，曾谓"前所服药，甚为对症而不瘳"可谓例证。患者除发热症状外，一定还有倦怠乏力、无汗、口渴、欲冷饮、脉数等症状。前面医生所用的杏仁、薄荷、黄芩、黄连等药物，以宣肺解表、清热解肌为主。饮用冰水后，汗出，热退，脉静，身凉，属中医"热者寒之"之治。其机理文中已详之矣。

悟道参术法分析如下：

1. 因时制宜治疗疾病，为本案之道。实际在强调医生临床诊疗，既要不失人情，还要善于问情，更要顺喜怒，和居处，顺四时，方能为医，否则治之无功。

2. 本案医生之治，既未遵经旨，又不敢用药，严格意义上可以算作是治误，正由于误治，导致了"数服不愈，病经旬日"。

3. 因为《素问·生气通天论》有云："体若燔炭，汗出而散。"见此症，当先想解表法。杏仁、薄荷势单力薄，难以奏效。

4. 从发病季节和症状特点来看，本案可考虑为暑热症，故高热无汗，体若燔炭，脉细促，暑热之证现矣。暑为阳邪，最易伤津耗气，致气阴两虚，故见高热无汗，体若燔炭，脉细促诸证。由于未言发病情况，可能开始大汗淋漓，即则高热无汗，实则暑热津伤使然。

5. 《素问·生气通天论》："因于暑，汗，烦则喘喝，静则多言。体若燔炭，汗出而散。"可见，暑邪致病，治疗途径多。本案杏仁、薄荷、黄芩、黄连虽能解表清热，但不能益气养阴。倘一味发表解肌，则阴津欲亏，阳气欲虚，转而为亡阴亡阳之证。

6. 饮雪水而愈，实则强调当用辛凉解表法。雪水也是一味药物。《本草纲目》："腊雪甘冷无毒，解一切毒，治天行时气瘟疫。"由此可反证此患者属于暑瘟病的范畴。尽管文中提供的资料不足。另外，雪水还能止渴生津，有助汗源，故饮后大汗淋漓，热随汗解。

7. 文中后一位医生诊断的"火燥证"不通。中医"火燥证"有特殊含义，多指内科杂病；明代王肯堂《女科证治准绳》："火燥证，名鹤膝风。"诊断为"燥热证"尚可说通。

8. 关于"玉女煎加解肌药"的问题。玉女煎方出自《景岳全书》，具有清胃泻火、滋阴增液之功。方由石膏、熟地黄、麦冬、知母、牛膝组成，用于胃热阴虚之牙痛、头痛、齿松牙龈出血、烦热口渴、舌干红、苔黄而干等症。尽管加解肌药，但病机与本案亦不符。其疗效亦未可知。

9. 本人论治：用王孟英清暑益气汤加减。清暑益气，养阴生津。西洋参、石斛、麦冬、黄连、竹叶、荷梗、知母、甘草、粳米、西瓜翠衣。主治暑热气津两伤，身热汗多，口渴心烦，小便短赤，体倦少气，精神不振，脉虚数。

10. 可考虑加生石膏、桑叶、菊花、薄荷，去知母、甘草。

案2：从五脏六腑皆令人"喘"治哮喘案

——摘自《永炎医说》

曾治一位山东中年男性患者，哮喘持续发作数月，喘时胸闷憋气，白痰难咯，窒闷欲死。时值某位明星因哮喘辞世，媒体渲染，令患者内心非常恐惧，可谓惶惶不可终日。经地方中西医诊治数月而无显效，每天靠大剂量激素维持。刻下见患者神情凝重，面色郁滞，心事重重，舌质暗而苔白，脉象沉而细弱。

用越鞠丸行气解郁，丹参饮子行气化瘀，瓜蒌薤白半夏汤祛痰散结，合方治疗，痰、郁、瘀同治，而以行气之法贯穿始终，所谓"治痰先理气，气顺痰自消"，"气血冲和，万病不生"，"化瘀必理气"之意。

由于患者家在外地，往返就诊不便，遂嘱咐患者回家后立即服药，连服三周。并且每吃完7剂药，就将激素用量减少一半，减三次以后即全部停服。三周后患者来京复诊，自谓激素已经全部停用，哮喘用药后明显减轻，调理月余而愈。

悟道参术法分析如下：

1. 从五脏六腑皆令人"喘"，为本案之道。本病为哮喘，诊断明确。一般认为，哮喘病在肺、脾、肾，而本患者因病而郁，因郁而瘀，合邪致病，痰、郁、瘀阻为基本病机及关键病理环节，加之内心惊恐不安、忧愁思虑，心、肝皆以受病，《素问·本病论》说"忧愁思虑即伤心"，《灵枢·邪气脏腑病形》言"愁忧恐惧则伤心"。《素问·咳论》既言"五脏六腑皆令人咳，非独肺也"，那么，五脏六腑也可皆令人喘。

2. 因思遂用越鞠丸行气解郁，丹参饮子行气化瘀，瓜蒌薤白半夏汤祛痰散结，合方治疗，痰、郁、瘀同治，而以行气之法贯穿始终，所谓"治痰先理气，气顺痰自消"，"气血冲和，万病不生"，"化瘀必理气"之意。

3. 哮喘属中医难治病，古人向有"内科不治喘，外科不治癣"之论，足见本病之顽固难疗。原夫哮喘一病，虽临床表现相近，但致病因素多端，临床治疗大相径庭而收效迥异。考诸经典，验之临床可知，中医治疗多从肺、脾、肾三脏理论，用药以调理肺、脾、肾功能为主，治法或开或阖，或升或降，或补或泻，用药或寒或热，不一而足。但临床上从肺、脾、肾治疗而不效者屡见不鲜，值得我们总结与反思。

4. 《素问·咳论》提出的"五脏六腑皆令人咳"的理论命题，学过中医的人都耳熟能详。临床上"咳喘"常并称，"咳以声响名，喘以气息言"，咳与喘常夹杂发病，咳不一定兼喘，但喘多兼咳嗽，二者在痰、瘀等病理环节上有共同之处。咳嗽日久，迁延失治，也会发展成喘。既然"咳非独肺"，那么，喘亦非仅肺、脾、肾三脏而关乎五脏六腑。对于以常法治疗效果不显著的患者，当尊《内经》之旨，知常达变，另辟蹊径。

5. 患者为哮喘所苦，这是不争的事实，也是患者就诊的根本原因。但是，因哮喘而导致的精神、心理、情志改变也是影响本病疗效的重要因素。一定程度上说和疾病相互作用，互为因果，治疗时必须二者兼顾，不能顾此失彼。《素问·咳论》"五脏六腑皆令人咳，非独肺也"之论，实蕴"治咳不离于肺，然亦不囿于肺"之意。

6. "五脏六腑皆令人咳"，亦可"皆令人喘"。通过本案的治疗，深感《黄帝内经》乃中医学之根本，每一位为医者都应仔细研读，反复品味，临证遵经，用中医的理论与思维指导临床，如此方能把"读经典、做临床"落实到实处！

案3：一味茯苓饮治父子遗传性发秃

——摘自《岳美中医学文集》

徐某，男，21岁，于1974年7月6日初诊。

患者头顶上如胡桃大圆圈，连结成片，渐成光秃。见者多说此症难愈，心情懊恼，忧郁得很。切其脉濡，舌稍白，无其他痛苦。为处一味茯苓饮，茯苓500~1000g，为细末，每服6g，白开水冲服，一日两次，要坚持服一个比较长的时期，以发根出生为度。约服两月余，来复诊，发已丛生，基本痊愈。

忆及其父10余岁时，亦患发秃，脱去三五片，当时即曾投以一味茯苓饮，3月后生发。

悟道参术法分析如下：

1. 遗传因素常决定体质，为本案之道。阅读医案可知，患者的父亲既往有发秃病史；本案例发秃的形成与遗传因素有关。父子具有相似的体质，用同法治疗有效。

2. 中医认为，发秃的形成多因水气上泛巅顶，侵蚀发根，使发根腐而枯落。根据本病的发病病机，确定治疗用药。茯苓能上行渗水湿，而导饮下降，湿去则发生，虽不能直接生发，但亦合乎"先其所因，伏其所主"的治疗法则。现代研究发现，茯苓为多孔菌科真菌茯苓的干燥菌核，主要含有β-茯苓聚糖、三萜类茯苓酸、茯苓素等化学成分。茯苓具有一定程度的利尿作用，增强机体免疫功能和对免疫功能调节作用。

3. 在发秃的治疗中，可根据患者的具体情况辨证治疗，或借鉴此治疗方法，并结合调畅情志、缓解精神压力、调整饮食等措施综合治疗。

案4：燥湿化痰法治疗咬牙症

——摘自《岳美中医学文集》

某，男，25岁，于1974年2月22日初诊。

友人某携其子来访，谈及其子已25岁，每夜入睡后，即上下齿相切磋，震震有声，可闻于户外，同屋之人，往往惊醒，自己殊以为苦，问我能否以中药治愈？我云旧医籍中还未见过、临床上亦没有经验，只可据四诊投药以试治之。因切其脉滑象显露，望其体，肥壮面色光亮，断为痰饮蓄于中焦，足阳明之脉入上齿，痰阻经络，滞碍气机，或导致咬牙？为拟二陈汤加焦荷叶以燥湿化痰。

法半夏9g，云茯苓9g，化橘红9g，炙甘草6g，焦荷叶9g，水煎服10剂，以观后效。

服5剂后，咬牙声即减少，10剂服完，同屋之人，已不复闻其齿牙相击声了。嘱再服数剂，以巩固疗效。

悟道参术法分析如下：

1. 辨证系临床之根，为本案之道。一般认为咬牙症多因为虫积所致，但临床上少数患者虽屡次打虫，但仍咬牙，仔细辨证为痰阻经络。本案例为打虫无效的咬牙症的治疗，提供了新的思路和方法。

2. 中医学强调痰之为病，故有"百病皆生于痰、怪病生于一痰"之说。本例患者之痰系在中焦上影响到齿牙，据脉象及表征所体现的，故投二陈，效验颇迅捷。

3. 二陈汤为燥湿化痰的基础方，临床应用以咳嗽，呕恶，痰多色白易咯，舌苔白腻，脉滑为辨证要点。《局方》二陈汤之半夏、陈皮，取其陈久而无过燥之弊，故名二陈。方中半夏，功能燥湿化痰，和胃止呕，消痞散结。气机不畅则痰聚，痰聚则气机更为阻滞，故用橘红理气化痰，使气顺则痰降。痰由湿生，无湿则无痰，故以茯苓健脾利湿。益以甘草和脾补中，使中州健运则湿易化，痰自易消。更加用焦荷叶，取其有助脾去湿之功，能消减肥胖，是宗丹溪的药法。综合本方，具有燥湿化痰，理胃和中之效。

4. 现代治疗本病，可借鉴此治法思路，但不必局限于此方。

案5：辨人论治糖尿病夜尿频多案

——摘自《永炎医说》

患者，男，80岁，2型糖尿病、肺癌伴骨转移患者。患者体丰气盛，性情急躁易怒，饮食量较大，不发热，不消瘦，不口渴引饮，但咳嗽频频，痰多色黄，质黏稠，难咯出，尿频数，每日小便多三十余次，其中夜尿即达8~12次，几乎彻夜不能入睡，生活质量极差，情绪几近狂躁。给服金匮肾气丸9g，用黑附片3g，肉桂末3g，煎汤，送服金匮肾气丸，每日2次，早晚服用。用后旋即奏效，当夜安眠，仅起夜2次，精神、体力、情绪转佳。经治月余患者精神体力以及各种症状、各项指标明显好转，生活质量显著提高。

悟道参术法分析如下：

1. 辨人论治，为本案之道。如果严格按照常规治疗，考虑到患者患有糖尿病和癌症，肯定应严格控制蛋白质、脂肪以及糖分的摄入，饮食要严格计算热卡，防止血糖升高、肿瘤生长以及影响炎症的吸收。同时进一步强化抗肿瘤、抗感染及调整血糖的治疗。而中医临床强调"以人为本"，就不能忽视患者的切身感受。询问得知，患者最大的痛苦居然是因夜尿频数导致的失眠和因严格控制饮食而造成的饥饿感。吃一碗炸酱面，好好睡上一觉，痛痛快快吃顿饱饭是当前的最大愿望。医学的主要目的就是"拔苦"，使患者"离苦得乐"，享受高质量的、健康快乐的美好生活。中医主张治病求本，强调辨证论治和辨病论治，但更重视辨人论治。辨人论治的核心就是"以人为本"，就是要在治疗过程中时刻牢记"治病留人，留人治病"，使患者"离苦得乐"，为治病而治病则有失医学目的。

2. 就本例患者而言，通常来看癌症、糖尿病、支气管炎等应为病本，尿频数、失眠为标。但标和本是相对的，是可以相互转化的。患者因夜尿频多严重影响睡眠，因严格控制饮食导致的饥饿，应该是当前的主要矛盾，是病本。就医患关系而言，《素问·汤液醪醴论》有"病为本，工为标，标本不得，邪气不服"之论。王冰注："言医与病不相得也。"亦即临床治疗若违逆患者之心愿，治疗也是难以奏效的。

3. 通过以上的医患交流与综合分析，在维持既往常规治疗的基础上，优先采取以下方案：满足患者需求，先给患者吃一大碗炸酱面，多放各种菜码，少放面条，解除饥饿感，稳定情绪。盖"胃不和则卧不安"，欲使患者安眠，当先调理脾胃，以充气血生化之源，使心有所主，神有所归，虑有所定。加服金匮肾气丸9g，用黑附片3g，肉桂末3g，煎汤，送服金匮肾气丸，每日2次，早晚服用。考虑到患者年过八旬，肾阳亏虚，命门火衰，单纯以金匮肾气丸温补肾阳，恐起效缓慢或药力之不逮，故加黑附片、肉桂末温阳暖肾，意在微微生火，"少火生气"，鼓舞肾阳，助气化而止尿频，引浮越之阳入于阴以成寐。

第二节　诠释推演法

诠释是指理解、解释与应用。在医案研究中，诠释推演法是运用中医的基本理论和现代的研究方法，来解释医案，充分展示医案所蕴含的医家的辨证用药特色等，使学习者能够看懂、读透医案，发挥医案的作用。

对于医案的研究而言，诠释法主要可以用于对三个主要部分的解释：第一，由症到证的解释，即是客观澄清医案所载疾病的病机转换过程，也就是辨证依据。同时根据医案的研究需要，我们还可以用西医学的一些观点指出该疾病及其证候的特点。第二，由证到法的解释，即是有了正确的证，但应该准确地应用什么法，这个思维过程往往蕴含着医家的显著特色，比如，同样是痰浊证，有些医家从温阳化气的角度去化痰，而有些医家却采用健脾化痰。也就是说，由证到法并非坦途，有丰富的内涵和外延，它是一个汇聚医家知识与经验的思维过程，所以，我们应该认真地对这一过程进行详细的解读。第三，由法到方的解读，如前所述，法同但方不同，在不同医家的医案研究中，这一现象非常常见，如何透彻地分析医家遣方用药的合理性和特色，是医案研究的至关重要的内容。在这一部分，除了运用经典的中医理论进行深入浅出的透彻分析之外，运用最新的科研研究成果，解释其疗效的可能机制并且探讨其主要成分，这都是深化医案研究的必经之路。

综上所述，诠释法是一个将传统经典中医理论和现代最新研究成果紧密结合用以医案研究的方法，两者不可偏废，应相辅相成，相得益彰。以下我们以《医学衷中参西录》中系列医案为例做一简要的介绍。

一妇人，年四十余，得水肿证。其翁固诸生，而精于医者，自治不效，延他医诊治亦不效。偶与愚遇，问有何奇方，可救此危证。因细问病情，知系阴虚有热，小便不利。遂俾用鲜茅根煎浓汁，饮旬日痊愈。一媪，年六十余，得水肿证。医者用药，治愈三次皆反复，再服前药不效。其子商于梓匠，欲买棺木，梓匠固其亲属，转为求治于愚。因思此证反复数次，后服药不效者，必是病久阴虚生热，致小便不利。细问病情，果觉肌肤发热，心内作渴，小便甚少。俾单用鲜白茅根煎汤，频频饮之，五日而愈。

由症到证、从证到法及由法到方的过程，体现了张锡纯的辨证用药特色。张氏认为"肌肤发热，心内作渴，小便甚少"构成阴虚之证，病人小便不利的根本病机在于阴虚，所以，选用具有清热利尿的白茅根单味药治疗。茅根鲜者煮汁饮之，性微凉，其味甘而且淡。凉能去实火；甘能清虚热；淡能利小便。此外，白茅根还具有宣通脏腑，畅达经络，还能理气分之郁，畅达气机，故具有利水之功效。根据药物的上述作用，选用了与证、症相应的白茅根治疗。张氏的这一做法正体现了清代叶天士所谓的"通阳不在温，而在利小便"的观点。现代研究，也表明白茅根具有利尿、预防肾损害的功效，有医家用白茅根治疗过敏性紫癜，防止肾损害的发生。这些现代研究的成果为该医案的用药合理性做了充分的说明，使我们在临床上可以遵张氏的用药方法，更加正确地运用白茅根这一药物，精当而有效，减少副作用，最大化地发挥药物的疗效。因此，诠释法将医案所蕴含的医家特色充分展示出来，不仅从中医的角度，分析理法方药，还通过现代研究，寻找药物运用的合理性。

王永炎治疗类中风（风眩）案

患者某，女性，81岁。

初诊：2009年12月14日下午6点，主因"眩晕反复发作4日，加重12小时"入院。

现病史：患者4天前在家中无明显诱因出现眩晕，视物旋转、恶心，转头尤甚，否认呕吐、头痛、肢体不遂、肢麻等症状，血压240/90mmHg，自服硝苯地平缓释片10mg，复测血压降至160/85mmHg，眩晕症状较前缓解。至武警总医院急诊治疗，行头颅CT检查示"双侧多发腔隙性梗死"，未及出血灶，诊断"眩晕原因待查"，予输液（用药不详）治疗，因患者情绪激动、多语，予安定类镇静药（不详）口服治疗，经治疗一日，症状缓解不明显，自行回家休养。今晨5点无明显诱因出现眩晕症状加重，如坐舟车，言语不利，双下肢及左上肢力弱，伴耳鸣、乏力，为求系统诊治入我病区。刻下症见：眩晕时作，伴视物旋转，活动后明显，卧床时减轻，双下肢及左上肢力弱，言语不利，无口眼歪斜、无饮水呛咳，偶有咳嗽，痰少不易咯出。纳可，入睡困难，大便干，3~4日或7~8日一行，夜尿多。

既往史：高血压病病史4年，最高血压270/100mmHg，服苯磺酸氨氯地平（络活喜）5mg/天，贝那普利（洛丁新）10mg/天，血压控制不稳定；冠状动脉粥样硬化性心脏病病史4年，服单硝酸异山梨酯缓释片（依姆多）60mg/天，阿司匹林肠溶片0.1g/天；多发腔隙性脑梗死病史2年。

一般查体：T 36.7℃，P72次/分，R18次/分，BP 160/70mmHg 意识清楚，精神正常，体位自如，查体基本合作。

神经系统检查：轻度构音障碍。肌力：右上肢Ⅳ⁺级，左上肢Ⅳ⁻级，右下肌力Ⅳ级，左下肢肌力Ⅲ⁺级。四肢肌张力正常。双上肢肱二头肌腱反射（＋＋），肱三头肌腱反射（＋＋），双下肢膝腱反射（＋），跟腱反射（＋＋）。右侧巴宾斯基征（＋），左侧巴宾斯基征（－），余病理征未引出。指鼻试验稳准，跟膝胫试验不配合。认知功能检查：计算力、定向力、理解力、执行能力正常，近期记忆力下降，远期记忆力正常。

舌暗红苔黄厚，脉弦滑。人迎脉大于趺阳脉三倍；右手尺脉独虚；左右手脉相比较，左手不大，但大于右手脉。

辅助检查：头颅CT：2009年12月10日武警总医院检查发现：新发双侧多发腔隙性梗死。

诊断：中医诊断：类中风，风眩，痰瘀化热，肝风内动；西医诊断：多发腔隙性梗死缺血性脑卒中的一个亚型，属于椎基底动脉系统、高血压病3级（极高危）、冠状动脉粥样硬化性心脏病、血管性认知损害（轻度）、左股骨颈骨折术后。

治疗方案：继予醒脑静注射液清热解毒，化痰通络，配合中药汤剂平肝潜阳清热化痰。喜炎平注射液（穿心莲内酯总酯磺化物）具有较好的清热解毒作用，可以选用。

方药：明天麻6g，钩藤15g，黄芩10g，法半夏10g，川草薢15g，晚蚕砂（包煎）15g，山栀12g，胆南星6g，天竺黄6g，广郁金10g，石菖蒲6g，川牛膝15g，羚羊粉（分冲）0.6g，水煎服，日一剂，早晚分服。嘱家属饮食清淡低盐易消化食物，近1周卧床静养，顺应病人意愿，避免情绪波动。

二诊：2009年12月25日，经上述方案治疗后，患者病情好转，眩晕症状逐渐缓解，肢体症状也渐减轻，言语不利好转，睡眠改善，但大便仍干。诉大便3日未解。

方药：原方加生地30g，麦冬30g，玄参30g，枳实15g，大便干好转。

2009年12月28日出院时，已无眩晕主诉，双下肢活动可，能自己行走，个别字词发音困难，纳可，眠可，大便1次/天，稍干。血压130/70mmHg，心率76次/分。肌力：双上肢IV^+，左下肢IV级，右下肢IV^+。双上肢肌张力增高同前无明显变化。

诠释推演法分析如下：

随着脑中风年轻化，临床上出现了不以中风五大症为主要表现的疾病，不能纳入传统中风病的范畴，依据CT、MRI可以确诊，这类疾病目前已经占脑卒中的半数以上，由于无法诊断中风，常常被医生忽略，从而延误治疗。对此，王院士在临床实践的基础上提出类中风的诊断，以头痛、眩晕、精神障碍等多种症状为主要表现的一类脑卒中归为类中风，作为独立疾病进行研究。疾病诊断上的这一突破，体现了继承并创新的思想，为临床诊治提供有力的依据。

该病案即属以眩晕为主要表现，伴有轻度认知障碍，诊断为"类中风——风眩"。诊法上，王永炎教授重视诊脉，人迎脉大于趺阳脉三倍，人迎候头面之气，说明病位在上，与肝风内动、上扰清窍的病机相合；右手尺脉独虚，右手尺部脉候命门之气，与病人高龄命门火衰的病机相合；左右手脉相比较，左手不大，但大于右手脉，说右脉沉细为平素脉象，而左手脉为病气的外象，印证了中医有诸内必形诸外的理论。

风眩的病机为肝阳亢张，阳化风动，夹瘀血、痰浊填塞清窍，突发眩晕，而日久则痰瘀化热，形成痰、瘀、热互结。因此，王永炎教授立平肝潜阳，清热化痰通络为法，治疗有效。

该医案的分析从病、证的角度做了诠释，主要应用的是诠释推演法。通过该医案的分析可知，表情呆滞、认知功能障碍等中风的早期症状，临床上发生率较高且容易被忽略，造成严重后果，对此王永炎教授提出类中风的概念，指出其基本病机以风、痰为主，采用中医辨证治疗，改善预后，疗效较好，该理论值得临床重视。

第三节　实践转化法

事物发展的基本路径就是由理论到实践，实践中反映的信息再与理论相融合，使理论不断升华，从而更好地指导下一步的实践。实践转化法就是将医案中所提供的治疗思路应用到临床、科研实践中去，又从我们的实践中获取新的体会，并将体会与先前医案提供的思路进行比对，二者融会贯通，用于指导下一步的实践。

　　医案研究与临床、科研实践相结合的复合型研究方法充分体现了现代转化医学的思想精髓。从医案研究当中，获得的成功经验或学术思想通过在临床的运用可以进一步去证明和评估医案研究成果的价值。从基础研究上讲，通过合理的实验设计和逼真的病理模型制造，我们可以检验出医案研究成果的真实性、可靠性和科学性，并且可以进一步丰富医案研究成果的内涵和外延。由于医案研究的成果往往具有显著的特异性，它甚至很有可能只是来自于相对较少的病例，所以，如果将医案研究的成果直接上升为定论或知识，显然缺乏足够的说服力和可靠性。因此，我们倡导实践法的运用，就是为了让更多的真正优秀的医案研究成果上升为公认的知识，服务于更多的医者。同时，实践法也符合于唯物主义的哲学思想，即理论由实践中来，再到实践中去。医案的成果就是由医家的实践中来，我们再将这些成果运用于实践，就是让它又回到实践中去，进行改良和进一步的检测。将理论（即医案研究成果）与实践有机结合是一种科学可靠的推进优秀中医学术思想继承的方法。当然，实践不仅是自己的实践，还包括别人的实践。实践与医案的学习两方面相结合，不断提高医者的临床实践水平。比如，叶天士在其医案中提出"久病入络"的观点，后人通过研究叶氏的医案，总结并丰富了"久病入络"理论的内容，并在临床和科研中不断运用，又将实践中所获得的体会与叶氏观点融会贯通，相互印证，使这一理论不断升华，形成了目前较为完善的久病入络理论，并进一步形成了"络病学"，这一新的学科。

　　综上所述，实践转化法的精髓是将医案中所提供的治疗思路上升到理论，并应用到临床实践中去。其中包括对原始医案的分析总结，重点是以抓住病机的核心环节，并由此扩展到对不同病机的症状表现的认识，关键症的识别，方证关系的确定；将理论应用于临床实践，进一步深化认识，验证病证的辨证论治的基本思路，发展差异，提高认识水平，用于指导进一步的实践。实践转化法适合用系列医案学习，通过对不同个体医家的经验的汇总，转化为群体对疾病的全面认识，然后在临床上不断验证，取其精华，弃其糟粕，从而更好地为临床服务、治病救人。

案1：叶天士治疗肝郁案

——摘自《临证指南医案》

　　某，气郁不舒，木不条达，嗳则少宽。

　　方药：逍遥散去白术，加香附。

　　按语：本案体现了叶天士医案的典型风格，学习此类医案要有较好的中医基本功，从病机、方证几个角度来理解。气郁不舒多在肝脾胃，而中焦为枢，故当见脘腹胀满，嗳气，两胁胀痛，气郁则大肠气机不通，故大便难，故加香附舒肝郁，去白术之燥气。临床应用时，如见肝脾不和，肝郁脾虚者自当以逍遥散为基本方，如果兼有便难，则当去白术，加香附、香橼皮、枳实以疏肝气之郁结。

案2：刘渡舟治疗胁痛案

——摘自《刘渡舟验案精选》

　　王某，男，48岁，工人。

　　食欲不振、肝区疼痛1年余。经传染病院诊断为：无黄疸型肝炎，屡用中西药治疗，效果不明显。就诊时自觉胁痛隐隐、脘腹胀闷、神疲乏力、胃纳不佳、眠寐尚可、二便自调；舌色暗，舌苔根部黄腻，切脉弦细。辨为肝郁化热、日久入络；治宜清宣郁热、佐以通络之法。

方药：柴胡10g，枳壳10g，白芍10g，甘草6g，栀子10g，菊花10g，桑叶10g，僵蚕9g，丝瓜络12g，佛手6g，薏苡仁15g，焦三仙各10g。连服十五剂，纳谷渐香；续服15剂而胁痛愈，守方加山药、黄精以养脾阴，巩固疗效。半年后复查，病告痊愈。

按语：肝气郁结，易夹热为病。高鼓峰指出："气不舒则郁而为热。"气郁发热，既不同于肝火燔灼，也不同于热入血室，亦不同于阴虚热盛；乃气机郁遏，阳气不达使然。治疗应"木郁达之"、"火郁发之"，以开郁为主，宜轻宣透解之品，勿蹈厚味凝重之辙。本案病程虽达一年之久，但郁热不除的矛盾仍然比较突出，故直守轻泻肝滞，略佐僵蚕、丝瓜络，使透中有通，故取效较著。

案3：蒲辅周治疗肝胃不和案
——摘自《现代著名老中医名著重刊丛书·第一辑·蒲辅周医疗经验》

曾某，女，54岁。

初诊：1965年9月28日。消化不好，自觉上下气不通，大便干燥如球状，有时隔日一次，矢气少，口干，小便正常。脉沉细涩，舌红无苔少津。属肝胃不和，气郁所致；治宜疏肝和胃，散郁结；用四逆散加味。

方药：柴胡一钱，白芍二钱，炒枳实一钱，炙甘草五分，青陈皮各一钱，三棱一钱半，莪术一钱半，大腹皮一钱半，木香八分，白通草一钱，郁李仁一钱半，决明子一钱半，7剂。

二诊：10月5日。药后腹胀显著减轻，上下气已通，有矢气，大便已不干燥。脉沉弦细，舌正红无苔。津液渐复，前方去决明子，加鸡内金一钱半，3剂。

三诊：10月8日。腹胀再减，大便又偏干燥。舌正无苔，脉缓和。前方去甘草，加决明子一钱半，3剂。

四诊：10月11日。腹胀已微，食后稍胀，食纳转佳，自觉腹内有水气，大便时自觉无力推动，脉沉弦细，舌正无苔。病情好转，宜于理气药中，兼顾中气，攻补并进，宜小剂缓图；

方药：竹柴胡五钱，白芍一两，炒枳实五钱，炙甘草一钱半，青陈皮各五钱，三棱七钱半，莪术七钱半，槟榔五钱，木香四钱，郁李仁七钱半，肉苁蓉一两，白术五钱，太子参五钱，焦山楂五钱，鸡内金（炮）一两，路路通五钱，炒麦芽一两，茯苓一两。上药共研为粗末，和匀，分成30小包，每日纱布包煎一包，用水300毫升，慢火煎取100毫升，分早晚两次温服，以资巩固。

按语：本例属肝气郁滞，脾胃功能失调。治宜疏肝和胃，用四逆散加味。肝气郁结，肠胃积滞，配用三棱、莪术甚效。此案与叶案有异曲同工之妙。两相比较均在肝气郁结的基础上发展至肝胃不和，脾胃气滞，故肝胃脾同治。

案4：王旭高治疗头痛眩晕（肝风痰火）案
——摘自《王旭高医案》

苏某。

肝风上升于巅顶，原属阴亏；痰浊弥漫于中宫，多因脾弱。目痛头疼，心嘈便结，阴亏阳亢之征；舌苔浊厚，纳少恶心，胃虚浊泛之象。高年久病，图治实难，勉拟一方备参。

方药：人参、半夏、天麻、橘皮、元明粉、茯神、沙苑（盐水炒）、磁石、黄柏、元精石、干姜。

二诊：头痛减而得寐，苔薄白而带灰。火降则神安，湿化则燥显。前方加减，再望转机。

方药：前方去干姜、黄柏，加知母、北沙参、姜竹茹。

三诊：头痛虽减，风阳犹未全平；舌苔灰白，痰浊仍未全化；心跳若饥，营阴亏而有火；闻喧欲晕，阳上亢而下虚。拟养营阴以降火，和胃气而化痰，参以镇逆，佐以宁神。

方药：制洋参、牡蛎、茯神、沙苑、石决明、大生地、半夏、陈皮、杏仁、元精石、竹茹。

案5：张锡纯治疗类中风案

——摘自《重订医学衷中参西录》

刘铁珊将军丁卯来津后，其脑中常觉发热，时或眩晕，心中烦躁不宁，脉象弦长有力，左右皆然，知系脑充血证。盖其愤激填胸，焦思积虑者已久，是以有斯证也。为其脑中觉热，俾用绿豆实于囊中作枕，为外治之法。又治以镇肝息风汤，于方中加地黄一两，连服数剂，脑中已不觉热。遂去川楝子，又将生地黄改用六钱。服过旬日，脉象和平，心中亦不烦躁，遂将药停服。

按语：此病为肝郁化火，肝阳上亢之证，张氏称高血压为脑充血证，在肝郁基础上又进一步发展。故当治标为先，先潜其阳，只有茵陈、生麦芽疏肝，使肝气得以条达，而用白芍、代赭石、生龙牡等以重镇，玄参、天冬、生地、龟板以滋阴。

案6：刘渡舟治疗黄疸（急性黄疸型肝炎）案

——摘自《刘渡舟验案精选》

冯某，男，17岁，高中学生。

初诊，1995年2月8日：因突发黄疸，皮肤及巩膜皆黄，急诊住某传染病医院治疗。肝功化验：ALT 2615IU/L，AST 932IU/L，ALP 193IU/L，GGT 122IU/L，BIL 8.1mg/dl，D-BIL 4.6mg/dl，HAV-IgM（+），该院诊断为"急性传染性黄疸型肝炎"。因黄疸来势凶猛，急请刘老会诊。

症状：目睛、皮肤、巩膜皆黄染，黄色鲜明如橘，头晕，口苦，小便黄赤，大便偏干，脘腹胀满，呕恶纳呆，午后发热（体温在37.2℃~37.6℃之间），神疲乏力，倦怠嗜卧。舌体胖，苔白厚腻夹黄，脉弦滑而数。

刘老辨为：湿热蕴阻，熏蒸肝胆，疏泄不利，逼迫胆汁外溢而成黄疸。治法：疏利肝胆气郁，清热利湿解毒；方用：

茵陈（先煎）30g，柴胡14g，黄芩10g，栀子10g，苍术10g，厚朴15g，陈皮10g，半夏12g，竹茹15g，凤尾草15g，水红花子10g，水煎服。

服上方7剂，黄疸变浅，脘腹痞满，呕恶不食减轻，午后之低热已退，大便隔日一行，小便黄赤，恶闻腥荤，倦怠乏力，舌苔白腻，脉来弦滑。此乃湿热之毒难于速拔，缠绵不退，如油入面，蕴郁难分；转方用：

茵陈（先煎）30g，大金钱草30g，垂盆草15g，白花蛇舌草15g，柴胡15g，黄芩10g，土茯苓15g，凤尾草15g，草河车15g，炙甘草4g，泽兰10g，土元10g，茜草10g。

又服上方7剂，病情大有好转，食欲大开，体力增加，大便每日一行，小便略黄。视其面目，黄色已退尽，肝功化验：ALT 141IU/L，AST 42IU/L，ALP 116IU/L，GGT 35IU/L，LDH 132IU/L，TP 8.2g/dl，ALB 4.6g/dl，D - BIL 2.1mg/dl。药已中鹄，嘱其再服14剂。

复查肝功：ALT 24IU/L，AST 23IU/L，ALP 99IU/L，GGT 21IU/L，LDH 135IU/L，TP 8g/dl，ALB 4.6g/dl，D - BIL（-）。面目身黄皆已退净，二便调，食欲增加，余症悉蠲，返校上课。

医嘱：注意休息，忌食肥甘厚腻。随访半年，未再复发。

按语：此病例虽曰在肝，然邪由外至，而非内生之邪，故着重以茵陈蒿汤为基本方清利湿热而退黄，更加柴胡、黄芩疏肝清热，凤尾草、垂盆草、金钱草、白花蛇舌草以加强清热解毒利湿之功效。

黄疸有阴阳之分。本案患者发黄，颜色鲜明，并伴有身热、口苦、溲赤、便干，显为"阳黄"范畴。由湿热熏蒸肝胆，气机疏泄不利，胆汁不能正常排泄而外溢所致。湿热黄疸，临床上有湿重于热、热重于湿和湿热俱盛之不同，其论治亦有别。本案脉症所现，属湿热俱盛型黄疸。湿与热俱盛，缠绵胶结不解，如油和面，蕴阻于内，必致肝胆气机疏泄不利，进而影响脾胃。治疗首当疏利肝胆，清利湿热，兼理脾胃为法。

刘老一诊方药为柴胡茵陈蒿汤合平胃散加减，方中柴胡、黄芩清肝利胆；茵陈蒿清热利湿退黄；栀子清利三焦之湿热，加平胃散之苦温以化脾胃湿浊之邪；甘草留湿助邪，故去之；半夏、竹茹、凤尾草、水红花子和胃化浊降逆，清解湿热之毒，故加之。临床上柴胡茵陈蒿汤对急、慢性肝炎出现黄疸而属湿热者，皆可使用；对亚急性肝坏死，黄疸虽隐现黑色，但只要有尿赤便干，苔腻，脉弦有力者，亦可使用本方。若久服使脾胃虚弱而致大便溏泻者，可用栀子柏皮汤代替。需要指出的是：对湿热俱盛的黄疸型肝炎，配用疏肝解毒之法，则其效更捷。故二诊时刘老着重于疏、利、清、活四法的综合使用，力使湿热退去之时，肝胆气机随畅，促病速愈。

案7：赵绍琴治疗鼓胀（肝硬化）案

——摘自《赵绍琴验案精选》

卢某，男，46岁，1990年3月11日初诊。

自20岁时患肝炎，经治疗后，一直尚好。两年前因贫血去某医院就诊，经检查发现肝脾肿大，中等硬度，结合超声波、同位素检查确诊为肝硬化。现面色苍白，牙龈经常出血，全身乏力，头晕心烦，失眠梦多，脘腹胀满，皮肤甲错，时有低热，大便干结，小便黄赤，舌红苔腻且黄厚，脉沉弦细且滑数。证属湿热郁滞于肝胆，拟治先调气机，解郁结，升清降浊。

方药：柴胡6g，黄芩6g，川楝子6g，杏仁10g，藿香10g，佩兰10g，蝉衣6g，僵蚕10g，片姜黄6g，大腹皮10g，大黄2g，焦三仙各10g。

二诊：服药10剂后，诸症见轻，二便正常，食欲见增。仍用前法，佐以凉血化瘀。

方药：柴胡10g，黄芩6g，赤芍10g，丹参10g，香附10g，郁金10g，茜草10g，杏仁10g，旋覆花10g，白头翁10g，焦三仙各10g，水红花子10g。

三诊：又服10剂，饮食二便正常，精神较佳，唯肝脾肿大未消；继以疏调气机，凉血化瘀，佐以软坚散结。

方药：当归10g，赤芍10g，丹参10g，川芎10g，郁金10g，旋覆花10g，益母草10g，茜草10g，炙鳖甲20g，生牡蛎30g，大腹皮10g，槟榔10g，焦三仙各10g。

服药30剂后，以此方加减改制成丸药；又服药三个月，再去医院复查，生化指标均属正常范围，肝脾均有较大幅度回缩，质地变软，并可以做轻工作。

按语：肝硬化是一种常见病，相当于中医的"鼓胀"、"癥瘕"、"积聚"等症，其症情变化复杂多变。究其病机，目前多数医家认为本病的关键是正虚，治疗多以补正为主，或兼加活血、逐水、清热等。而赵师认为，肝硬化临床见症虽然繁多，细析之，其关键是气、火、湿、食之郁，病由此而生，又由此而变甚；至于出现阴阳失调或瘀血结聚，则是由诸郁所伤或诸郁不解发展而来。因此在临床治疗上，采取以疏肝解郁为主，配合活血化瘀，咸寒软坚，调整阴阳的方法。有步骤、分阶段进行调治，再配合饮食调养、走路锻炼，常可收到满意的疗效。

案8：不孕症案

——摘自《中医妇科学》

刘某，女，30岁，1992年9月19日初诊。

患者结婚3年，同居，未避孕，但未怀孕。素月经规则，量中。近一年则经量减少，色黯，仅用半包卫生巾。经间期阴道少许下血，色鲜红，1~2天自止；末次月经9月13日。平时带下少，阴道干涩，少腹胀痛，性欲差，眼眶黯，形体瘦削，舌淡红苔白，脉弦滑。

妇科检查未见异常，配偶精液正常。

西医诊断：月经过少；经间期出血；不孕。

辨证：肝肾阴虚。

治法：滋养肝肾，调经助孕。

处方：生地15g，山萸肉12g，丹皮12g，旱莲草15g，女贞子15g，白芍15g，淮山药20g，太子参20g，丹参20g，桑寄生25g，牛膝15g，泽泻15g，每日1剂，服10剂。

二诊（1992年10月10日）：上次经后未再出现经间期出血，诸症改善，舌尖红苔微黄，脉细弱。守上方继续调补。

方药：桑寄生25g，菟丝子20g，淮山药20g，珍珠母20g，熟地15g，太子参15g，丹参15g，山萸肉12g，鸡血藤30g，麦芽40g，嘱每日1剂，每次经后服14剂。

三诊（1993年1月16日）：经治疗后已无经间期出血，末次月经1992年12月24日，量中。经后行输卵管通液术，有少许阻力，回流5ml，提示输卵管通而不畅。舌淡红苔白，脉细。拟活血通络，疏肝养血以助孕。

方药：丹参20g，益母草20g，赤芍15g，郁金15g，桃仁15g，乌药15g，丹皮12g，枳壳12g，川芎10g，青皮10g，麦芽45g，每日1剂，服7剂。

四诊（1993年2月9日）：停经40余天，妊娠试验阳性，喜获妊娠。嘱注意饮食、休息，慎重养其胎。

实践转化法分析如下：

对以上所选择的 8 个医案细细分析，我们不难发现：医案 1 的病机是肝气郁结、气机不畅，治法是疏肝理气、调畅气机；医案 2 的病机是肝郁化热、络脉失养，治法是清宣郁热、理气通络；医案 3 的病机是肝气郁滞、肝胃不和，治法是疏肝和胃、理气调中；医案 4 的病机是肝风内动、痰火胶结，治法是镇肝息风、祛痰降火；医案 5 的病机是肝阳上亢，治法是镇肝潜阳；医案 6 的病机是湿热蕴阻、熏蒸肝胆、疏泄不利、胆汁外溢，治法是清热利湿退黄、疏肝解毒；医案 7 的病机是肝气郁滞、痰瘀互结，治法是疏肝解郁、活血化瘀、祛痰散结；医案 8 的病机是肝肾阴虚、冲任失养，治法是滋补肝肾、调补冲任。

此八则医案，选自不同时代、不同医家的经验，通过对八则医案的学习分析，可以系统总结治肝病诸阶段的病机及治法方药，以使临床能够法随证立，方从法出，遣方用药，提高临床疗效。"肝为刚脏，体阴而用阳"，"肝喜调达而恶抑郁"，郁则气滞、化火、生风，故肝病以郁结、阳亢为多见；且其性易动难静，病即延及他脏，故曰"肝为五脏之贼"，夹寒夹痰夹风，虚实夹杂，为病最杂而治法最广。

病机：肝病虽杂，无出其四：一者，肝用病也；肝用者，"肝主疏泄"和"肝主藏血"也。二者，肝体病也；肝体者，肝之气血阴阳也。三者，肝系统病也；肝系统者，肝－胆－筋－爪甲－目－泪也。四者，肝与其他脏腑经络失和也。

肝用病主要表现为肝的疏泄失调和藏血失职；肝体病表现为肝气不足、肝血不足、肝阴不足以及肝阳不足。肝系统病可见于《素问·至真要大论》中有"诸风掉眩，皆属于肝"。《素问·阴阳应象大论》中又有"东方生风，风生木，木生酸，酸生肝，肝生筋，筋生心，肝主目。其在天为玄，在人为道，在地为化，化生五味，道生智，玄生神。神在天为风，在地为木，在体为筋，在脏为肝，在色为苍，在音为角，在声为呼，在变动为握，在窍为目，在味为酸，在志为怒"。《素问·六节藏象论》中还有"肝者，罢极之本，魂之居也，其华在爪，其充在筋，以生血气，其味酸，其色苍，此为阳中之少阳，通于春气"。这些论述都体现了肝之系统病，再结合临床上的具体表现，如"久视伤血"引起的目暗不明及"肝强脾弱"引起的甲沟炎、亚健康等都可以从肝论治。肝与其他脏腑经络失和表现为：心与肝在血液运行、精神情志等方面的失调，肝与肺在气机升降等方面的失调，肝与脾在水谷运化、血液运行等方面的失调，肝与肾在精血同源、藏泄互用、阴阳互滋互制等方面的失调等。

当然疾病是复杂的，一旦发病不可能是单一的，可能是其中任意两者的夹杂，也可能是其中三者的夹杂，甚至是四者都有；不过只要胸中了然，整体把握，抓住重点，具体问题，具体分析，辨证论治，各个击破。

究治肝之法，无出王旭高所总结的"治肝卅法"。"肝气证治：疏肝理气、疏肝通络、柔肝、缓肝、培土泄木、泄肝和胃、泄肝、抑肝、散肝；肝风证治：息风和阳、息风潜阳、培土宁风、养肝、暖土以御寒风、平肝、搜肝；肝火证治：清肝、泻肝、清金制木、泻子、补母、化肝；肝寒肝虚等证治：温肝、补肝、镇肝、敛肝、补肝阴、补肝阳、补肝血、补肝气"。在临床中，根据具体情况灵活运用。

随着社会的发展，生活节奏越来越快，各种压力越来越大，严重地违反了肝"喜调达而恶抑郁"之性；工作方式、饮食习惯的变化，多坐少动，多车少步，多饮少食等，无不影响着肝的疏泄功能，从而产生气机不畅，甚则水停血瘀痰结毒聚等。因此在现代社会，"治肝"越发显得重要；在以后的临床中，如何有效地使用上述法则，一方面给予验证，一方面治疗疾病，如此便是对实践转化法的最好应用，可谓是善莫大焉。

第四节　模式匹配法

模式（schema）是指具有某种结构的元素的集合，用于表示数据的组织结构。模式匹配（schema matching）是指给定的两个模式，利用一些相关信息，找到分布在两个模式中的元素之间的某种映射关系（如语义对应关系）。模式匹配将两个模式作为输入参数，其输出结果是它们之间的映射关系，即匹配结果；匹配结果中的每个元素都表示一个输入模式中的某些元素和另外一个输入模式中的某些元素存在的逻辑上的对应关系。医案研究运用模式匹配法其适应性在于，每位医家经多年临床以后，逐步形成了相对稳定的个性化的思维模式，这些模式又是由稳定的元素构成，这样就可以构建医家针对某一病证的诊疗模式，再与临床实际医案相匹配，从而指导临床，进一步提高疗效。具体来说，医案研究的模式匹配法是在对医家学术思想的了解以及中医基本理论知识掌握的基础上，解读医案，探寻关键法则，并用术语表达这些法则，组合形成系统框架（模式）。总结、分析大量的医案，就可以形成大量的模式，在临床和科研工作中，遇到的问题就可以通过匹配寻找最佳的模式来解决实践问题。

运用模式匹配法的核心在于寻找医家治疗某种疾病的关键点（元素的集合），这些点构成了这一模式的全景，从而获得医家治疗某种疾病的基本模式。这些关键点可能由患者的症状、体征、诱因、年龄等因素构成。也就是说，用一个类似于框架图的结构，全景再现或者勾勒出医案的典型特征，在这些信息的基础上，通过我们的研究，将这样的框架结构进一步细化，提高其实用性和推广性，作为医案研究的主要成果。概括地说，全景的再现主要分为主要或重点特征性症状的再现；辨证思路和特色的再现；遣方用药关键特征的再现。以上三者既是顺承连接的关系，又相互独立，是医案研究的三个核心环节，在对以上三个环节的每一部分进行精雕细琢的基础上，将他们完美地融合成医案的整体结构框架，就形成了模式。该法对于医案研究成果的推广，特别是医案信息的现代整理研究，发挥了至关重要的作用。

通过医案分析，比如，以治疗模式的构建为例，我们主要考察的是医家采用的是主方比对、主方加减或是药对组合等。每种模式会有不同的标记，有不同的适应证，以后遇到的问题，根据模式的标记进行比对，寻找匹配方案。比如，医家在治疗某疾病时，不同情况具有不同的主方，每一主方都是由不同的症状或诱因或季节等因素来界定的，这就构成了一个小的模型，这一模型再进一步细分，症状可能是由舌象、头部症状构成；诱因可能是外邪等。

模式匹配研究所用的方法目前已涉及多个领域，包括机器学习、本体推理、数据库模式、语言学等。为了提高匹配的质量，一般不只是采用一种匹配技术，而是先确立匹配策略，将不同的匹配方法有机地组合，以期得到最真实、可靠的结果。匹配的技术主要有：相似性聚集、全局相似度计算、学习方法、概率方法、比对抽取等。由于模式匹配的复杂性，为了取得更好的匹配效果，通常采用多种算法结合。医案研究可采用组合匹配策略的方法，比如将概率方法、比对抽取以及相似度计算结合起来，进行匹配，能够具有较好效果。

模式匹配的优势在于，能够再现医家的诊疗过程，并在临床中推广；不足之处在于，可能会漏掉一些概率不高而对临床有用的信息。目前，模式匹配的方法在中医医案研究的领域鲜有应用，以上我们从方法学的角度，对医案研究应用模式匹配法的具体实施提出设想，启迪思路，拓展医案研究的领域，以期为医案研究提供更好的发展空间及技术支持。

案1：王永炎治疗头风案

戴某，女，汉族，40岁，工人。已婚。

初诊：1991年3月7日。患者于1973年，因生气出现顶枕部头痛，呈持续性隐痛，伴阵发性加剧呈撕裂样。当时在协和医院就诊，未作辅助检查，诊断不详。服中药汤剂一百余付，症状有所减轻。18年来，每遇情绪不佳即出现同样发作，服中药可逐渐减轻。1986年在北医三院就诊，查脑电图：不正常（具体不详），诊断不详。予佳静安定、多虑平、泰尔登、维生素 B_6 等，病情尚平稳。1990年8月，生气后症状再次发作，且较前加重，疼痛加剧时间延长，程度加重，并伴有胸闷、心悸，到东直门医院神经科就诊，经中药、针灸等治疗，症状仍作。为进一步诊治，故收入院。刻下症见：顶枕部头痛呈持续性隐痛，伴头晕，视物有时旋转，无耳鸣及恶心等症，夜眠不安，饮食乏味，二便尚调。舌淡苔薄白，脉弦细。

既往史：1年前发现高血压病，每日服用降压药（具体不详）。

家族史：外祖父死于精神分裂症。小女儿亦有头痛史，症状同此患者，未经诊治。

个人情况：平素性格内向，易猜疑、生气。睡眠不安，易惊醒。

体征：T36.7℃，P80次/分，R18次/分，BP18/12kPa。

神经系统检查：音叉振动觉右侧较左侧减弱，指鼻对指试验笨拙。四肢肌力 V⁻，四肢肌张力增高，双上肢呈齿轮样改变。两侧腱反射对称，略活跃。两侧深浅感觉对称存在，病理反射未引出。脑膜刺激征（－）。共济运动无异常。植物神经未查。

检查结果：脑电图：边缘脑电图。

中医诊断：头风（肝郁脾虚）；郁证（肝郁脾虚）。

西医诊断：躁郁证（抑郁相）。

治疗过程：

3月8日起，中药以疏肝理脾、解郁息风为法。方用逍遥散加减。处方：柴胡12g，半夏10g，赤白芍各12g，当归尾12g，茯苓15g，白术10g，砂仁6g，郁金10g，川芎50g，红花10g，僵蚕10g，水蛭10g。日一剂，水煎服。配合5%葡萄糖注射液250ml + 参芪注射液40ml，日一次，静点，益气健脾。10余天后，头痛、头晕症状无明显改善。

3月20日，王永炎教授查房，根据患者夜寐不安，易惊，头痛头晕无明显周期，无先兆症状，伴随症状不多，但随头痛加重，后背有发热感。舌有紫气，舌底脉络呈浅蓝，苔薄白，脉细弦小滑。认为病机属心胆气虚，瘀痰阻窍。治疗方药以归脾汤加平肝药。处方：太子参15g，茯苓15g，当归10g，炒白术10g，远志肉6g，炒枣仁15g，龙眼肉 10g，合欢皮 15g，生龙牡各 15g，丹参 15g，麦冬 10g，莲子心 3g，香附 10g，珍珠粉（分冲）0.6g。日一剂，水煎服。配合口服舒乐安定（1mg，Bid，早、午，2mg，qn）、速可眠（100mg，qn）、复降片（1 片，tid）。

3 月 29 日，舒乐安定改为 2mg，prn，口服牛黄宁宫片（6 片，Bid）。

4 月 2 日，配合针灸日 1 次治疗（至 4 月 15 日止），舒乐安定改为 2mg，qn。

4 月 6 日，血压一度在 20/13kPa 左右，复降片改为 2 片，Bid。

4 月 9 日，患者头痛无以前敏感，程度亦较前减轻，与月经周期无明显联系。睡眠仍差，平均每日睡眠 5 小时，伴心烦。BP16/10.7kPa。

4 月 12 日，患者顶枕部头痛又作，持续发作，晨起消失。伴心烦、寐差。

4 月 16 日，头痛呈走窜样，发无定时，生气后为甚。双目发胀，不思饮食，夜寐梦多，易惊醒，醒后不易入睡，气短。考虑肝郁脾虚，治以疏肝理气健脾，方用逍遥散加减。处方：柴胡 10g，白芍 12g，当归尾 10g，白云苓 15g，白术 10g，太子参 15g，川芎 40g，牛膝 10g，香附 10g，苏梗 10g，生姜 10g，大枣 4 枚。日一剂，水煎服。

4 月 18 日，王永炎教授查房。患者诉头项部疼痛持续发作，心烦噩梦，不思饮食，心情抑郁。追问后得知其既往家境贫困，精神受到很大刺激。1975 年因婚姻纠纷曾欲服毒，后经邻居调解，打消自杀念头。又因婆媳关系处理不好，而长期情志不畅。王教授认为应侧重心理疗法。中药目前以治疗心烦为主，以百合知母汤主之。处方：百合 15g，知母 10g，珍珠粉（分冲）0.6g，乌药 10g，生麦芽 10g，钩藤 15g，菊花 10g，香附 10g，郁金 10g，佛手 6g，生山栀 6g，白蒺藜 10g。日一剂，水煎服。配合口服心得安（10mg，Bid，午、晚），停速可眠。

4 月 23 日，患者晚上能睡 6 小时左右，醒后难以入睡。仍心烦、头痛，顶枕部为甚。心情焦虑。予精神开导。

4 月 26 日，患者睡眠较安宁，心慌缓解，心情较前舒畅，头顶痛仍存，但程度减弱。BP17/12kPa。参芪注射液已停，予 5% 葡萄糖注射液 250ml + 清开灵注射液 40ml，日一次，静点。

4 月 30 日，患者仍感头顶部疼痛，但程度较前减轻，持续时间缩短。每晚睡 6 小时左右，但仍寐差梦多，易惊醒，醒后难以入睡，纳可，便调。舌质淡红，苔薄白，脉弦滑。BP15.5/10kPa。

5 月 10 日，王永炎教授查房。患者诉前额胀痛，持续发作，疼痛与周围环境无关。伴心烦不安。舌质淡红，苔薄白。王教授指示注重心理疗法，多对患者进行开导。处方：川芎 15g，知母 6g，密蒙花 10g，谷精草 10g，赤芍 10g，白蒺藜 10g，佩兰 10g，钩藤 15g，丹皮 10g，川牛膝 10g，珍珠粉（分冲）0.6g，白芷 6g，日一剂，水煎服。

5 月 17 日，患者服上方后，头痛较前有明显改善，精神好转，夜寐安宁，心烦渐除，睡眠可连续 6 小时左右。

5 月 22 日，患者病情平稳，出院。

模式匹配法分析如下：

女性患者，情志为患，加之病程较久，久病必瘀，"郁"和"瘀"两个关键因素构建了该患者治疗的关键。证候具有动态的性质，基于此，王永炎教授在诊疗的过程中，时刻注重证候变化的辨别；患者关键的致病因素为情志不遂，"郁"和"瘀"贯穿始终。

在治疗的过程中，结合患者的症状（表象），准确选方用药。以经方加减为主，是王永炎教授用药的又一个模式。首先选用逍遥散方进行加减，使用依据是情志为患，表现为头痛头晕，纳少，这也是逍遥散的应用指征，主要解决的病机是肝郁脾虚；因肝郁乘脾，继之以归脾汤加减，依据是失眠、易惊、脉细弦（归脾汤的应用指征），主要解决心脾两虚的病机；此后，因受到精神刺激，情志抑郁，以百合知母汤加减，使用依据是心烦噩梦，不思饮食，心情抑郁（百合知母汤的应用指征）。在治疗的整个过程中，王永炎教授始终结合化瘀行气之品，如川芎、牛膝、郁金等，旨在化瘀的同时，兼顾行气解郁，以求一箭双雕之妙。同时，该患者属心因性疾病，心理疗法至关重要，同时对患者采用了心理调节，效果显著。

总之，模式匹配法研究医案的原则在于寻找医家对表象、证候、经方（主方）以及药物的关键点，形成医家脑海中诊疗的框架，构建诊疗疾病的过程，从思维及实施层面指导他人临床实践。

案2：王永炎治疗腰痛（寒邪入经）案

——摘自《内蒙古中医药》

金某，男，46岁。

初诊：1998年10月6日，患者因无明显诱因出现腰及右下肢疼痛，活动受限，右腿不能吃力，咳嗽时疼痛向小腿及脚放射，右下肢抬腿试验阳性，经腰椎CT诊为腰椎间盘突出，继发坐骨神经痛，建议服中药和牵引治疗。现见腰腿疼痛、发冷发麻、伸屈不利、受冷加重、脉弦紧、舌苔白腻。

辨证：寒邪袭入筋脉，痰瘀阻络。

治则：散寒活血通络。

方药：当归四逆汤加减，当归20g，白芍30g，甘草10g，桂枝15g，细辛5g，通草10g，干姜9g，天仙藤20g，鸡血藤20g，独活10g，萆薢20g，穿山甲10g，牛膝20g，木瓜20g，水煎服1日1剂，上方服24剂。经过2个疗程治疗，患者行动自如，已能正常工作。

模式匹配法分析如下：

王院士运用经方比对进行加减治疗，临床疗效甚佳，关键在于对经方的深刻理解。当归四逆汤出自《伤寒论》，具有温经散寒，养血通脉之功效；主治阳气不足而血虚，外受寒邪，症见手足厥寒，舌淡苔白，脉细欲绝或沉细者。该方应用的主要病机为寒凝经脉，核心症状群为怕冷、发凉、麻木疼痛等；分析本案，以肢体冷痛为主症，伴有麻木感，病机为寒凝经脉、阳气亏虚（寒邪伤阳而致），将本案的病机、主症与当归四逆汤相比较，可知二者具有很好的匹配，故选用此方治疗有效。结合病人的兼症，在原方基础上加化瘀通络之品，进行加减用药。

第五节 综合分析法

随着医案研究的深入以及医案信息量的不断增加，单一手段的研究方法已经不适应医案研究的需要，亟待解决的是如何将多种研究方法进行有机地联合，进行多学科、多领域的交叉，提高医案研究的质量，增加结果的可靠性与实用性，是至关重要的。综合分析法就是将两种或两种以上的医案研究方法有机地结合在一起应用于医案研究，以更好地发掘医案所隐藏的规律，为临床实践提供准确可靠的依据。

综合分析法的关键在于多种科学合理的方法的有机组合，而不是随意的组合。每种研究方法应与中医医案研究具有很好的契合点，同时多种方法组合不违背中医学的基本理论，只有这样，研究的结果才是可靠的。综合分析法的研究目的是充分获得医家的学术经验，并通过比较从而掌握不同医家解决实际问题在理论层面及实施层面上的区别。其具体的实施步骤是：首先，明确研究目的。比如是想解决临床中的哪类问题，是何种疾病。其次，明确所研究的医家。再次，初步了解医家的学术思想，以及医案的整理现状。最后，寻找适合的研究方法进行整合，确定实施步骤，并进行研究得出结论。

例如，想进一步提高过敏性紫癜（HSP）的疗效。根据这一问题，选定具有良好临床疗效的某教授治疗 HSP 的医案为研究对象。收集到某教授的相关医案，医案的情况是：属现代医案，内容详尽，有相关理化检查。确立研究方法为诠释法、悟道法和实践法有机结合。首先运用诠释法，收集某教授所有已发表的文献，了解其学术思想；掌握 HSP 目前的中医治疗现状，对医案进行知识源的学习，运用专业术语对医案进行诠释。其次，运用"悟"道法，研读、比较、分析所有医案。通过领悟，可知某教授的基本思路是病证结合模式，运用主方加减进行治疗，关注病、证、尿常规、诱因四个主要的方面；在辨证实施方面，认为湿浊是其基本的病机，在选用药物上，以紫苏、藿香为主，而未用其他的去湿浊的药物，在此充分体现了某教授的用药特色以及对基本病机的把握；针对诱因，多以板蓝根、连翘、金银花、黄芩等药物清热解毒，获得满意的疗效。通过以上的领悟，在临床中运用，即是实践法。将实践中的体会再次与某教授的医案进行比对、分析，获得更真实的专家经验，不断完善其辨证用药特色，实现经验的传承与升华，并真正解决了临床问题。这就是综合分析法的具体应用。

综合分析法在医案研究中广泛应用，需要指出的是，要寻找更符合中医学理论、适合中医医案研究的方法进行联合，能够与中医医案有很好的契合点，才是科学、合理的。

案1：任继学治疗中风医案

——摘自《当代名老中医典型医案集》

李某，男，57 岁。右半身活动不利、嗜睡 3 小时。

初诊：患者头痛呕吐，继之出现右半身活动不利，嗜睡，呼之能应。脑 CT 显示：脑出血。刻下症：右半身瘫痪，嗜睡，面色潮红，气粗息鼾，舌苔薄黄，脉滑。

诊断：中医诊断：中风，风阳上扰；西医诊断：脑出血。

治则：祛邪，平肝潜阳，醒神开窍。

方药：羚羊角（单煎）3g，玳瑁 10g，炒水蛭 3g，虻虫 3g，豨莶草 25g，白薇 15g，石菖蒲 15g，川芎 10g，地龙 10g，胆星 5g，珍珠母 50g，4 剂，口服（灌服）水煎，日 1 剂。

二诊：服药后，神清，脚能抬起，大便头干后稀，此乃肝克脾，亢阳损伤脾胃之征。肝与大肠相通，阳明为多气多血之经，应注重阳明，观察大便。治当以肝肾脾三脏并调为上。治以自拟方。

方药：玄参25g，白薇15g，桑椹子20g，白芍15g，牛膝20g，生黄芪30g，炒水蛭5g，地龙10g，黄精20g，豨莶草25g，熟地20g，砂仁10，4剂，口服（灌服）水煎，日1剂。

按语：本案特点为，中年男性；中风急性期；风火上扰明显，应防邪热内闭、腑实之证。该患久病多年，肝肾阴亏已久，劳则阳气外张，风阳鼓动气血，上冲犯脑，络破血溢而成中风。面红、脉弦滑、头痛、头晕等，此为风火相煽之征。任老认为，脑出血必有瘀，故当先以祛邪为主，兼及开窍；之后当注意阳明，一定注意观察大便，一旦大便秘结或有秘结的倾向，要通导大便，泻阳明之火；随证之变化而加减治疗。病人发病3小时即来诊，所以一诊以潜阳化痰开窍为主；二诊患者大便先硬后溏为肝克脾所致。故加用健脾药熟地、砂仁等。任老能根据症状判断患者可能发生的问题，及时防治变证，该患一直未出现腑实证，大便畅通，终获显效。

案2：颜德馨治疗中风（风痰上扰证）案
——摘自《国医大师医论医案集——中医心脑病诊治精华》

汤某，男，60岁。左侧半身不遂，昏迷1天。

初诊：今晨猝然神识昏迷而倒地，伴左侧半身不遂，呼吸气粗，喉间痰鸣辘辘，面色潮红，腹胀便秘，语言謇涩，小便自遗，脉来弦滑，舌苔厚腻。

既往史：高血压病史多年，经常头昏头痛。

诊断：中医诊断：中风，风痰上扰，痰浊阻络；西医诊断：脑出血。

治则：平肝息风，开窍通腑。

方药：羚羊粉（分2次冲服）1.2g，钩藤（后下）12g，天竺黄9g，竹沥半夏9g，净橘络3g，广郁金9g，桃仁泥9g，远志肉6g，九节菖蒲9g，生大黄（后下）9g，另至宝丹1粒，分2次化服。

二诊：大腑已通，排便两次，神识随清，腹胀亦松，喉间痰鸣已少，呼吸较平，小便自知。唯左半身不能自用，言语謇涩，脉来弦滑，舌苔黄腻。肠腑积滞下行，肝风初平，痰瘀横窜经络，廉泉受阻。

治则：当息风化痰，祛瘀通络

方药：羚羊粉（分2次冲服）1.2g，钩藤（后下）12g，天竺黄9g，竹沥半夏9g，净橘络3g，广郁金9g，云茯苓9g，陈胆星9g，紫丹参30g，豨莶草15g，九节菖蒲9g，2剂水煎服。

三诊：经息风化痰，祛瘀通络，神志清楚，气粗痰多亦瘥，仍舌本强木，言语謇涩，左侧肢体不用，脉弦已缓，右部寸关细滑，舌苔厚腻。内风初平，痰瘀阻络，气血运行失畅，转为活血化瘀，祛痰通络。

处方：西当归9g，赤白芍（各）9g，紫丹参30g，杜红花9g，左秦艽6g，竹沥半夏9g，净橘络3g，豨莶草15g，怀牛膝9g，宣木瓜9g，桑寄生12g，7剂。

上方加减出入，并配合针灸治疗2个月，逐步康复。

按语：本例特点为，老年男性；高血压病多年；中风急性期；有腑实之证，急当通腑泻热。患者高血压多年，平素肝肾阴虚，肝阳化风夹痰瘀阻遏清窍，横窜经络，夹痰上攻，气血扰乱，血随气升，损伤脑络，而成中风。猝然神识昏迷，痰鸣气粗，面色潮红，脉弦滑，苔黄腻乃肝阳化风夹痰瘀之候。颜老一诊以羚羊、钩藤平肝息风，桃仁、生大黄祛瘀通腑，半夏、橘络、远志、菖蒲等及至宝丹豁痰开窍，一剂而症势大定，得力于大黄釜底抽薪，火降风平，诸症随减。后用活血化瘀，祛瘀通络，配合针灸，2个月后即能扶杖而行。

案3：颜德馨治疗中风（肝肾阴虚证）案

——摘自《国医大师医论医案集——中医心脑病诊治精华》

杨某，女，74岁。

初诊：1993年3月4日，患者在1米高处晾衣服时跌倒在地，左面颊着地，意识不清，由家人抬起后，即见左上肢不能活动，左下肢活动欠利，口眼歪斜，语言謇涩。入院做CT检查：两侧放射冠区腔隙性脑梗死，老年性脑萎缩，双眼向左凝视，麻痹，左侧鼻唇沟变浅，伸舌向左歪斜，左上肢肌张力Ⅰ度，左下肢肌力0级，右侧肢体活动好，感觉无缺失。刻下症：左侧肢体瘫痪，口眼歪斜，语言謇涩，咳嗽频作，喉间痰声辘辘，大便秘结，意识昏昧，脉弦滑结代，舌紫暗苔黄腻。

既往史：高血压病史30余年，冠心病史10余年，房颤病史5年，长期服用消心痛、心痛定，1978年左眼底出血，1988年胆囊切除，1991年青霉素过敏性休克，1992年腰椎压缩性骨质疏松。

诊断：中医诊断：中风，肝肾阴虚，痰瘀阻络。

治则：清心息风，祛痰化瘀，防有变端。

方药：生石决明（先煎）30g，山羊角（先煎）30g，黄连3g，石菖蒲15g，制胆星9g，生蒲黄（包煎）30g，白金丸（包煎）9g，赤芍9g，桃仁15g，川芎15g，威灵仙15g，海藻15g，牛黄清心片4片（吞），生大黄9g，7帖。

二诊：药后大腑畅行，症情改善，意识少清，疲倦易睡，胸闷已瘥，语言謇涩，口角歪斜，左侧肢体不用，纳谷不香，脉弦滑结代，舌红苔黄腻。药症合拍，上方停牛黄清心片，去大黄，加水蛭3g，7帖。

三诊：服药14帖，语言较前为利，口眼歪斜已复，纳食渐增，二便通调，左上肢活动欠利，左下肢活动明显改善，能在扶持下行走，肌力3～4级，上方加伸筋草15g，续14帖，同意出院，门诊随访。

按语：本例特点为，老年女性；高血压多年；中风急性期，有痰热腑实之证，急当通腑，解除病之急候。患者高血压多年，加之形体肥胖，肥人多痰，痰瘀同源，心气不足，帅血无力，经络闭阻，遏于手足厥阴心肝二经。又因跌仆致中，素为肝阳夹痰瘀之体，风火相煽，痰瘀交搏，气血逆乱，中风发生。颜老初诊用清心平肝息风，化痰祛瘀通络，汤丸并进，大黄尤为着力之笔，撤热有釜底抽薪之力，降火有导龙入海之功，入血直能凉血散瘀，大腑一通，气机由逆转顺，于醒脑恢废大有神效。拨乱反正后，梳理各类病理产物又为切要之举。

综合分析法分析如下：

对以上3个医案进行综合分析法为：中风的发生多风邪引动内在的痰瘀，发病之后，风邪之象渐减，而痰、瘀、热之象渐重；痰瘀化热，痰热重者，阻于中焦，浊邪不降，腑气不通，表现为便秘、舌红、苔黄等腑实之象，更加重中风的病情。因此，根据"病在上，取之下"，上病下治的理论，从调理脾胃入手进行治疗，历代医家不断探索，形成通腑治疗中风的基本法则。金元时期的张从正正式提出针对中风病中腑而出现便秘的患者，采用通腑的方法，并创立三化汤（大黄、枳实、厚朴、羌活），方中用大黄苦寒泻下，荡涤肠胃，泻下通便，枳实、厚朴通畅腑气，消除痞满，便通后使热从下解，釜底抽薪，脑络通，从而有效治疗中风，运用了"上病下治"的理论。明代王肯堂在此基础上，提出"中风便秘，牙关紧急，粥浆不入，急以三承气汤（大承气汤加甘草、生姜）"，此方中用大黄为主，佐以芒硝，泻热通便，是通腑泻热法治疗中风的具体应用。后世张锡纯在其著作中，提到"其人之血随气而行，气上升不已，血随之而上升不已，是以治此证者以通大便为要务"、"初服建瓴汤一两剂时，可酌加大黄数钱"。通过历代医家的不断实践，通腑法治疗中风这一理论不断被完善，可以说是医案研究"实践法"的具体实施。

现代医家通过深入研究医案，广泛运用这一理论，取得了良好的临床疗效。上述三则医案即是通腑泄热法应用的临床实例，均处在于中风急性期；治疗上均用了通腑之法，只是依病情不同、医家不同，又有个性化的发挥。第一则医案，病人无明显大便秘结，而是大便先干后稀，判断为肝郁乘脾，给予健脾药熟地、砂仁，大便一直通畅；二、三则医案有明显的大便秘结，故给予通腑之大黄，使热邪从下而走，釜底抽薪；祛瘀通腑和凉血散瘀通腑，离不开通腑之法，最后获得良好的疗效。药理研究表明，大黄具有促进肠蠕动而起到通便的作用、实验证明大黄煎剂的泻下作用受煎煮时间、加热温度和酸碱性的影响，长时间的加热会使大黄致泻的有效成分番泻甙的泻下效力降低，所以方中大黄多后下，加强通下之力。由此可见，中风急性期，随时观察是否有腑实之证，并及时通腑至关重要，能有效改善神志和退热，是中风急性期治疗的重要环节，只要治疗得当，能够转危为安。

该法也进行了临床实验验证。王永炎教授对中风急性期 158 例病人采用化痰通腑法治疗，总有效率82.3%，显效率51.3%，有效缓解发热、神志障碍的症状，缩短急性期病程，顺利度过急性期而取得好的疗效。王永炎教授总结前人经验，结合个人的临床实践，创立了"星蒌承气汤"，并制成成药，临床推广疗效显著。但通腑泻热法的实施层面的探索仍需不断进行，比如，针对不同年龄或者高热的中风病人，大黄的具体用量，以及相关配伍等还需进一步研究，以更好地满足临床的需要。

第六节　统计分析与数据挖掘法

数据挖掘（data mining）是从大量的、不完全的、有噪声的、模糊的、随机的数据中提取隐含在其中的、人们事先不知道的、但又是潜在有用的信息和知识的过程，是知识发现的关键步骤。数据挖掘的目的就是要从大量的数据当中，发现隐藏在背后的规则。计算机的发展、多领域的交叉，使数据挖掘在中医医案研究中运用较多。其关键的两个步骤，即结构化数据库的建立（医案的分解、标记）、数学分析方法的运用并得出结论（规则）。

一、结构化数据库的建立

数据挖掘的前提是建立符合要求的海量数据，并进一步将数据结构化，形成结构化的数据库，为数学分析做准备。中医医案属于纯文本、非结构化形式，与数据还有不同，需要将其转化为可以挖掘的数据形式。数据库结构的设计是对医案数据进行符合数据挖掘要求的合理组织，这对医案进行规范化整理、客观化分析，进而探索医家辨治规律以及用药特色是极为重要的，以满足挖掘工具的需求。数据的结构化是否合理，直接影响结果的可信度。

最简单、直接的方式是对医案进行文字录入。有学者对古代中医古籍有关中风的医案，分别整理出病历数据的年龄、性别、病历来源、疾病类型（中风病为主）、病机、治法、症状、处方名称、药物，共 9 种。依照整理出来的数据类型，制作一个登入医案的程序以方便将数据输入数据库中。这种直接录入的方式，适合频数的统计、关联分析等。

运用文本分类技术对中医医案进行处理，实现信息的计算机抽取。文本分类技术是指基于文本内容将待定文本划分到一个或多个预先定义的主题类别中的方法。张煜斌等采用这种方法，对原始医案进行标记。具体方法为：对文本进行预处理，得到特征空间；继之，对特征空间进行降维；将文本用特征表示，构造特征向量；构造分类器，用分类器对新文本进行分类。标记后的医案，根据所设计的术语抽取其中所需的模式结构，运用 Meta – Bootstrapping 算法来提取术语。如，方名抽取模式根据"服"、"以"、"子"、"进"、"参"、"配合"、"继以"、"又服"、"常服"、"朱老"、"再以"等字进行抽取。该方法是通过寻找共同的表达词汇，将其设为种子词，完成术语抽取任务；无需浅层自然语言处理和语料标注，可以大量减少手工标注医案信息的工作，通过抽取形成结构化数据库。

基于本体语言进行数据库的建立。本体（ontology）是指应用本体论的方法，通过概念分析和建模，把现实世界中的实体抽象为概念与概念之间的关系的理论和方法。从哲学的范畴来说，本体是客观存在的一个系统的解释或说明，关心的是客观现实的抽象本质。本体所针对的是团体而不是个体。本体的目标是捕获相关领域的知识，提供对该领域知识的共同理解，确定该领域内共同认可的词汇，并从不同层次的形式化模式上给出这些词汇（术语）和词汇间相互关系的明确定义。李新霞等引入本体的概念，对医案进行结构化处理。首先通过自然语言中的分词、标注等技术对医案进行预处理，完成原始医案的规范化，建立数据库，利用 MySQL 数据库管理系统设计并维护该数据库；其次，采用 Protégé 工具及 OWL 本体语言，建立中医脾胃病本体并进行存储；最后对中医脾胃病本体进行解析。本体语言相当于建立该领域的计算机语言，以便于计算机的识别。

结构化数据库的建立，目的是为后期的统计学、数学分析做准备。这些方法的运用，为中医医案的研究从单纯的领悟式分析上升到数学分析的高度，深入到医案背后，寻找医家的诊疗辨治规律，应该说是医案研究的进步。数据库的建立也为其他相关科研提供了很好的数据平台。不足之处在于，目前的结构化多是基于文本信息的，即将医案中的信息，看作同一水平的文字，未考虑医家的学术思想，忽略医案信息之间的关联，最终建立的库，多数是概念分类特征的，如症状库、病机库、方药库等，忽略了整体观的思想。一个医案就是一个小的系统，完全信息化抽取方式，可能会影响医案的完整性。

二、统计分析方法

近年来，数学分析方法应用较多，已经取得相当大的进展，从单一频次统计分析过渡到多种较复杂的统计方法及其联合应用，与中医个案研究结合越来越紧密，已经成为研究中医医案的重要途径。主要有以下几种方法：

1. 频数分析法

该方法为早期中医个案研究的主要分析方法，仅对某一变量的出现次数进行频数分析。程宾对邓铁涛医案采用频数的方法进行研究。邓铁涛教授治疗"重症肌无力"医案，共122诊，用药88味，中药使用次数1596次。通过频数分析，得出频次：甘草117次，95.9%；黄芪115，94.26%；柴胡114，93.44%……归经以脾、肾、肝、肺居多。由此可以看出，在重症肌无力这一疾病的治疗上，邓老最为常用的药物有：甘草、黄芪、白术、柴胡、陈皮等；可推测邓老治疗该病主要以调补脾胃为主，补脾益损，升阳举陷，初步得出医家的学术思想。频数分析的方法简便易行，尤其适用于药物、证等相对规范的医案信息的分析。需要注意的是频数分析适合频次量大的数据，如果频次少的数据使用该方法，结果可信性差。不足之处在于，频次分析考虑的是单一因素，方剂的配伍规律或症状之间的因果联系较难体现。所以，在医案分析中可借助频数分析方法，但不能完全依赖该法。

2. 回归分析法

回归分析是一种用于多元统计分析的常用方法，在考察一个因变量与多个自变量的联系时，需要测定多因素之间相关关系，应用最多的是 Logistic 回归分析。Logistic 回归法是处理二值型因变量的回归方法。张启明运用 Logistic 回归分析方法，对肝气郁结证进行分析，得出善太息是诊断肝气郁结的特异性症状，标准化回归系数较高的症状如脉弦是肝气郁结的常见症状等。余云岫对古今肺系医案进行回归分析，将出现频次大于10次的病名作为应变量，将628种症状体征作为自变量，进行 logistic 多元回归运算，得出肺系疾病与症状之间的关系，如嗽病的命名主要根据其咳嗽出现，同时伴有发热、壮热和有痰等症状，而鼻流清涕和灰苔很少出现。喘证（病）的主要表现是气喘、咳嗽、哮鸣、动劳气急、不得平卧、下肢浮肿、痰鸣、痰稀、呼吸急促和胸闷。很少出现的症状是口渴、出血和盗汗。在中医医案研究中，用回归分析的方法，可建立症状与证之间的关系、症状或证与处方用药之间的关系等，但结果的可靠程度需要进一步评价，以更好地指导临床。

3. 聚类分析法

该法又称集群分析，是指利用物以类聚的原理，把大量无序的数据分成数类，有助于对大量数据中的规则予以认识。这种数理统计方法，可将一些观察对象依据某些特征加以归类。如有人对古代医案应用此方法进行分析，以明清医家论治骨痹的医案为研究对象，分析研究了明清医家论治骨痹（骨关节炎）的用药规律；采用 R 型系统聚类分析方法，探寻古代医家的处方用药结构规律；结果表明：当归与甘草、牛膝与杜仲等是相关性较大的因素。在中医医案研究中，聚类分析能较好地避免分类过程中掺杂的一些主观因素，从中发现其内在的客观规律，目前对药物、症状聚类分析较多。由于聚类分析是对整个样本资料按指标和样品的相似程度进行归类，只是方向性的探索，仍属于探索性分析。

三、数据挖掘方法

关联规则分析：关联规则指数据对象之间的相互依赖关系，而规则分析的任务就是从数据库中发现那些确信度和支持度都大于给定值的强壮规则。李文林等运用关联规则的方法，对明清两代治疗疫病的中医医案的"药－症"关系进行了分析，入选病案共 660 例，药味 537 味，独立症状 787 个。采用双向关联规则，结果发现了"药－症"之间有意义的关联关系。如单味药与症状的关联关系中，"枳实"与症状"便秘"、"面赤"具有强相关关系，相关度分别是 5.490179 和 4.508065。相关度大于 1，说明二者之间呈正相关，且关联度强。而在药对与症状的关联关系中，具有功效协同作用的药对如"知母－石膏"、"竹叶－石膏"、"黄连－栀子"等均与"发热"相关联。说明明清医家病案中，疫病以实热证为主，治疗中以"清热"类药物占有绝对的优势，常用的清热泻火药物以枳实、石膏、厚朴、大黄、芒硝等为多。在清热类药物中，清气分热药应用最多，清热凉血药次之，然后是清热燥湿药，清热解毒药应用较少。初步揭示明清医家的对疫病治疗的学术思想及诊疗经验，与目前对疫病的认识比较，结果基本相符。关联规则主要是分析信息之间的相关关系，在临床中如何具体应用，未能涉及。

总之，数据挖掘法在中医医案研究中，应用较多，但结论的可推广性依然值得商榷。究其原因，可能与研究方法和中医理论的适应性有关，还需要进一步思考。我们认为，选用的研究方法应该根据中医医案研究的目的等进行适度的改良，才能更好地适应中医医案研究。

参 考 文 献

[1] 孙岸弢，王永炎，谢雁鸣. 中医"意象"思维理念刍议 [J]. 中医杂志，2011，52（2）：89－91.

[2] 崔雷. 医学数据挖掘 [M]. 高等教育出版社，2006.

[3] 陈擎文. 数据挖掘技术在古代名中医中风医案之应用研究 [J]. 中华中医药学刊，2008，26（10）：2254－2257.

[4] 李晓红. 中文文本分类技术研究 [D]. 兰州：兰州理工大学，2009.

[5] 王永炎，李秀琴，邓振明，等. 化痰通腑法治疗中风 158 例临床观察 [J]. 中国医药学报，1986，1（2）：22－24

[6] 王永炎，郭蓉娟. 类中风概念与证治研究 [J]. 中医药学刊，2002，20（4）：390－393

[7] 王旭高. 王旭高临证医书合编 [M]. 太原：山西科学技术出版社，2009.

[8] 张煜斌. 中医医案数据挖掘技术研究 [D]. 南京：南京理工大学，2009.

[9] 黄卿贤，胡谷雨，王立峰. 本体的概念、建模与应用 [J]. 解放军理工大学学报，2005，6（4）：123－126.

[10] 李新霞. 基于本体的中医学脾胃病知识库的构建 [D]. 南京：南京理工大学，2008.

[11] 程斌. 邓铁涛医案研究及交互式网站的构建 [D]. 广州：广州中医药大学，2006.

[12] 张启明，王永炎，张志斌，等. 中医历代医案数据库的建立与统计方法 [J]. 山东中医药大学学报，2005，29（4）：298－299.

[13] 余云岫. 运用数据库和统计方法探讨肺系医案的辨治规律 [D]. 北京：北京中医药大

学，2008.

[14] 郑红.明清医家论治骨痹（骨关节炎）用药规律研究 [J].山东中医药大学学报，2003，27（2）：95－97.

[15] 林景亮.关联规则挖掘算法及其应用研究 [D].厦门：厦门大学，2007.

[16] 李文林，屠强，彭丽坤，等.基于关联规则分析明清古籍中疫病文献的药－症关系 [J].时珍国医国药，2010，21（4）：957－959.

[17] 潘超，杨良怀，龚卫华，等.模式匹配研究进展 [J].计算机系统应用，2010，19（11）：265－275.

[18] 王铭，熊丽辉.刍议中医辨证施治的二维理论 [J].医学与哲学（人文社会医学版），2011，（6）：64－66.

[19] 陈楠楠.黄世林论治过敏性紫癜经验 [J].中医杂志，2009，50（3）：208－209.

第三章　医案的评价

中医医案的价值在于真实保存了医家诊治疾病的特色与经验，体现医家的辨证思维与学术思想，反映中医学术脉络传承、体现中医药理论形成轨迹，对中医医案的研究，有利于提高现代临床疗效，丰富中医药理论。在中医医案的评价中应重视医案形成的时代背景，同时结合现代临床实际，诠释医案在现代临床研究中的意义，以指导临床实践从而取得较好的临床效果。本章主要介绍了中医医案评价的基本原则、医案评价的内容和主要特点、医案评价的临床路径、医案疗效的评价。

第一节　医案评价的基本原则

医案是不同时代、不同地域医家个人临床独特诊治经验、特色及其临床感悟的记载，个性化是医案区别于随机对照试验等现代临床试验研究的主要特征之一。因此，医案的评价不能照搬现代临床试验的评价方法，其评价要基于医案自身的特点。

一、医案的自身特点

医案的个性化主要体现在两方面：从纵向角度上看，不同时期的医案具有不同的学术特点和风格；从横向角度上看，同一时期，不同医家的诊治和用药具有各自的特色。

（一）不同时期的医案具有不同的时代特点

从历史时期来看，不同历史时期的医案有不同的学术特点和叙述风格。

魏晋时期以前的医案，大多散见于史书中。历代史书多为名医作传，故而收载其医案，使之能够流传下来，并体现医术的高超。这一时期，医案的内容相对简单，形式上类似于医话。如《左传·昭公元年》记载晋平公乏嗣的案例，即公孙侨论断晋平公之疾，指出"同姓相婚，其生不殖"为其根本病因。《吕氏春秋·至忠》记载用盛怒之法治愈齐湣王头痛，是最早记载以情志疗法治疗疾病的典型案例。《三国志》为名医华佗立传，除了生动记载其生平事迹、医事活动及五禽戏等卓越成就外，还记载了妊娠腹痛、头痛身热、蛔虫病、头风等医案 12 则，体现华佗精湛的医术和高尚的品德。《晋书》载魏永之天生兔唇，通过手术割补而愈，为最早兔唇修补术的记载。《北史》记载马嗣明用醋石粉涂治肿毒，姚僧垣用三剂药治愈金州刺史痛痹的案例。

唐宋时期，医案呈现明显的方书性质，研究多注重方剂的收集和编撰，其中《普济本事方》、《千金要方》、《太平惠民和剂局方》等均是在这一时期完成的，但是理论研究发展较少。例如《太平惠民和剂局方》记载温经汤治冲任虚损，月候不调，或来多不断，或过期不来，或崩中去血过多不止。有治曾经损娠，瘀血停留，少腹急痛，发热下利，手掌烦热，唇干口燥，及治少腹有寒，久不受胎。阿胶、当归（去芦）、川芎、人参、肉桂（去粗皮）、甘草（炒）、芍药、牡丹皮各二两，半夏（汤洗七次）二两半，吴茱萸（汤洗七次，焙炒）三两，麦门冬（去心）五两半，上为粗末，每服三钱，水一盏半，入生姜五片，煎至八分，去渣，空心，食前服。

金元时期，中医各种学术流派兴盛，学术走向思辨特色。一方面，医案中的理、法、方、药的分析深入、严谨。另一方面，不同流派形成自身不同的风格，用药体现不同的规律。如刘河间认为疾病多因火热而起，倡"六气皆从火化"说，治疗多用寒凉药，世称"寒凉派"。张子和认为"治病应着重驱邪，邪去则正安，不可畏攻而养病"，发展和丰富了应用"汗、吐、下"三法，世称"攻下派"。他还成功地应用"心理疗法"来治疗各种疾病，对心理疗法有重大贡献。李东垣提倡补脾气，其治疗中大多贯穿着补气升阳的治法。朱丹溪提出了著名的"阳常有余，阴常不足"的观点，临证治疗上提倡滋阴降火之法，世称"滋阴派"。同时强调节制食欲、色欲的重要性。

明清时期继承并发展了分析思辨特色，"辨证论治"思想在这一时期得到丰富和完善，医案从体例及内容记载方面开始详细而有条理。例如《临证指南医案》记载：高四四，咽阻，吞酸痞胀，食入呕吐，此肝阳犯胃，用苦辛泄降。肝犯胃，吴萸、川连、川楝子、杏仁、茯苓、半夏、厚朴。此案例明确记载了患者的基本情况、现病史、证候诊断、治法和用药。

民国至当代，医案的主要特点是理、法、方、药齐备，中、西医资料完整。当代中医医案的一个典型特点是医案中同时记录了西医的化验、体征。以病统证，病证结合是当代医案的另一典型特征。

（二）不同医家的医案具有个性化的特点

辨证论治是中医药的主要特色和优势之一，医案是历代名医辨证论治特色的有效载体。

由于医家的临床经验和工作水平的不同，即使是相同医家诊治同一患者，其症状体征采集、辨证、用药也不尽相同。例如，在症状体征的采集上，同为数脉，有经验的医生能将热病患者的脉数而实与心衰病人的脉数而散区分开来。同为舌面中心苔灰腻如拇指大，有经验的医生关注其连舌根（肾气化不足）与不连舌根（中焦湿阻）的分野。

此外，学术流派不同，医生的关注重点不同。对于同一患者，伤寒学派从六经传变的角度采集症状体征群，补土学派更关注脾胃功能的异常表现。其次，在辨证上，中医可根据一组稳定出现的症状体征进行辨证，可根据单一症状体征的发生部位和性质进行辨证，可根据症状体征的诱发、加重或缓解因素进行辨证，可根据个人的用药习惯进行辨证。例如，有的医生注意到患者的头痛发生在颞侧，将其判断为少阳经头痛，加用引经药柴胡；有的医生注意到患者的头痛为刺痛固定不移，将其判断为瘀血头痛，惯用川芎；有的医生注意到患者的头痛遇风寒加重，将其判断为外感头痛；惯用化浊祛湿药的医生则强调调畅气机治疗疾病；惯用活血化瘀药的医生则强调通达脉络治疗疾病。这些都与医生的学识、经验和诊疗习惯等个性化特征有密切关系。

（三）同病种不同医家医案的特点

由于学术派系和临证工作经验的不同，不同医家对同一疾病的认识和治疗也有不同。

1. 病证结合

对于慢性萎缩性胃炎癌前病变的认识和治疗，李寿山教授认为"虚、滞、湿、火、瘀"存在于本病的全过程。从而拟定"补、消、温、清、和法合用的消痞汤"，基本药物包括党参、白术、枳实、半夏、莪术、苦参、丹参、黄连等。沈舒文教授认为本病的主要病机是气阴两虚基础上发生毒瘀交阻，病机特点是虚实因果相关联，因实致虚，因虚致实，虚与实动态起伏，共同存在于一个证候的矛盾统一体中。在疾病早期与活动期以实为主，实中有正虚；疾病的稳定期以虚为主，虚中常夹实。治疗上强调宏观辨证用药与微观病理治疗相结合；首辨虚实论标本，在益气养阴、补虚治本的基础上，毒瘀并治，着重治标。两位医家都是消化系统的名医，其对于慢性萎缩性胃炎癌前病变的不同认识和治疗，体现了各自认识和治疗本病的独特思维和治疗特色。

2. 传统用药与现代药效结合

随着现代中药药理学研究的不断进展，现代医家在治疗选方时，多采用传统用药与现代药效相结合的用药方式。例如，同为高血压病的肝郁化火，上扰清空证。岳美中教授强调采用凉肝法治疗，沈绍功教授则强调在传统采用凉肝法治疗的基础上，结合现代药理研究，加用钩藤、葛根、海藻、夏枯草、草决明、白菊花等具有降低血压作用的药物。

3. 经方与时方配合使用

随着现代临床的进展，很多中医药临床工作者在善用经方的基础上，多加用时方。例如，桂枝茯苓丸出自《金匮要略·妇人妊娠病脉证并治》："妇人宿有癥病，经断未及三月，而得漏下不止，胎动在脐上者，为癥痼害。妊娠六月动者，前三月经水利时胎也。下血者，后断三月衃也。所以血不止者，其癥不去故也，当下其癥，桂枝茯苓丸。"并说"上五味，末之，如兔屎大，每日食前服一丸，不知，加至三丸"。子宫肌瘤、卵巢囊肿虽然西医病理分析有很大的区别，但都属于中医"癥瘕"的范围。桂枝茯苓丸目前有成药，很多西医妇科医生在手术之外，常照说明书给子宫肌瘤的患者服用。但有研究发现，桂枝茯苓丸对于1cm左右的子宫小肌瘤，尚可用本方治疗，并且要坚持服较长的时间才能有效，较大的子宫肌瘤和卵巢囊肿，必须在本方的基础上适当加减，才可消除。

二、医案评价应遵循的原则

中医医案是中医医师临床诊治水平的有效反映，虽然传统的中医医案注重突出中医特色，现代中医医案注重综合体现病证结合的中西医结合诊疗模式。但是，两者都是特定时代下临床医师最高诊治水平的有效反映。在医案评价时，应用诠释学的方法，既要将其放入其形成的历史背景下理解，又要在现代社会的大环境下对其进行解释，抽取其特异性或共性的规律为现代临床医师所用，因此，医案评价可遵循以下两个原则。

(一) 注重学术思想的凝练

评价一个医家治疗不同病证的多种医案、或评价一个医家治疗用同一方剂之多案、或评价一医所治同一病证之多案，研究凝练该医家的学术特点，对继承和发扬其学术思想，提高临床诊疗水平具有相当重要的参考价值和意义。

1. 吴鞠通治疗温病救阴为主，制方灵活效法伤寒

吴鞠通，晚唐著名医学家，在其所著的《吴鞠通医案》中，记载了关于温病、伤寒、杂病等的医案，充分体现了吴氏的学术思想及临证特色。通过对其医案的研读，领悟叶氏治疗温病的特色，尤其强调救阴为主的原则。吴氏谓："留得一分津液，便有一分生机"，治以养阴生津法，以救护阴津之伤，多采用甘寒生津、咸寒增液、填补真精等方法治疗，如益胃汤、增液汤、一甲复脉汤、二甲复脉汤、三甲复脉汤等，药物选用阿胶、熟地、麦冬、鸡子黄、生地等。吴氏擅用经方，在《伤寒论》三承气汤的基础上，吴氏使用增液汤增水行舟，寓泻于补，并创制新加黄龙汤、宣白承气汤、导赤承气汤、增液承气汤等一系列承气方剂，解决了单纯用承气汤下之不通的矛盾，进一步完善了下法。三种复脉汤也是根据自己的临证经验在仲景复脉汤的基础上加以化裁而成，治疗下焦温病、邪少虚多之证，切合温邪深入下焦而重伤肝肾之阴的特点。

2. 叶天士重视脾胃，倡养胃阴

苏礼等通过《临证指南医案》，研究发现叶天士的学术思想之一是重视脾胃，倡养胃阴。叶天士以不饥不纳或少纳、音低气馁、口干舌干、大便秘结为胃阴不足的主要指征，以清养悦胃、甘凉濡润、酸甘济阴、甘缓益胃为养胃阴的主体方法，以北沙参、麦冬、玉竹、石斛、生扁豆、粳米、甘草等为养胃阴的基本药物，形成了一种理法方药一线贯穿的完整理论。《临证指南医案》所载的养胃阴之方（麦冬、生扁豆、玉竹、生甘草、桑叶、大沙参），被后世命名为叶氏养胃汤，现已成为治疗各种阴虚型胃病的基本方。

（二）注重治疗特色的评价

由于医家归属于不同的学术流派或者临床经验的不同，其对于不同疾病或同一疾病的不同方面往往有其自身独特的认识或特色的治疗方药。因此，无论评价同一类或同一种病证的医案或个别医家的医案，都要注重治疗特色的评价。以高血压病的治疗评价为例进行研究。

1. 治疗高血压重在五大治法

评价当代名医冉雪峰、沈仲圭、张耀卿、蒲辅周、岳美中、李斯炽、严苍山等治疗高血压病医案的结果发现，其治疗高血压病不外乎育阴潜阳息风、平肝清热、温阳利湿、育阴清热、和胃化痰、平肝潜阳五大治法。其中育阴潜阳息风法，宜于治疗阴虚肝失涵养，肝阳肝风上扰之证，方用玄参地黄汤或杞菊地黄汤加减，可酌加石决明、龙骨、牡蛎、代赭石、钩藤、蒺藜等；平肝清热法宜于治疗肝郁生热，肝阳内动之证，方用四物汤加减，可酌加丹皮、栀仁、菊花、桑叶、草决明、夏枯草等；温阳利湿法，宜于治疗阳气虚，湿邪内积，化生痰浊，阻于中焦之证，方用附子汤及十味温胆汤加减；育阴清热法宜于治疗肝阴亏耗，肝阳偏盛，化为风火上扰之证，方用增液汤加减，可酌加龙胆草、黄芩、连翘、薄荷、丹皮、栀仁等；和胃化痰，平肝潜阳法，宜于治疗肝阳上扰，痰浊中阻，胃失和降之证，方用温胆汤加减，可酌加沙参、石决明、蒺藜、菊花、钩藤等（《现代著名老中医临床诊治荟萃·高血压诊治荟萃》）。

2. 高血压治疗重在分期治疗

沈绍功教授认为高血压病宜分期序列调治：初期先痰后瘀，祛痰不忘化瘀，治疗以祛痰为主，佐以化瘀、通腑。治疗用沈氏祛痰平肝汤（由钩藤、泽泻、川芎、莱菔

子组成）合温胆汤为主方，选加车前草、草决明、丹参；中期痰瘀同治，平肝勿忘和胃，治疗用祛痰平肝汤合珍决汤为主方，选加葛根、生山楂、石菖蒲、郁金、焦三仙、生鸡内金；末期虚实夹杂，以虚为主，补虚要调肾中阴阳，治疗用沈氏祛痰平肝汤合杞菊地黄汤为主方。滋水可选加女贞子、生杜仲、桑寄生、川牛膝。阴中求阳选加肉桂、仙灵脾、川断、肉苁蓉、菟丝子。气血不足者合补中益气汤化裁，选加生芪、当归、升麻、柴胡等。注重治疗特色的评价，有利于对医案精髓的把握和理解，更好的学习医案。

（三）注重误诊医案的应用价值

误诊医案是医案中很重要的一部分，其主要临床价值在于可总结前人失败的教训，启迪现代医家吸取经验。

1. 四诊合参利于临床正确诊断

有研究评价分析《名医类案》发现，《名医类案》中的误治医案有94则，其误诊的主要原因是由于四诊致误。其中因失于望诊而致误的医案有10则，失于问诊而致误的医案有35则，失于切诊而致误的医案有64则。这些误诊医案启示现代医家，望、闻、问、切四诊对中医临床辨治疾病具有重要的临床意义，如果不能熟练掌握中医四诊的方法，做到四诊合参，将临床收集的资料进行综合分析，就有可能发生临床误诊。

2. 四诊与现代检查结合至关重要

此外，有现代医家通过临床两则误诊病案分析发现，误诊的主要原因，一方面在于没有重视望、闻、问、切四诊合参的重要性；另一方面在于没有把中医"四诊"与西医学的疾病诊断、鉴别诊断和现代临床检查结果很好的结合。从上例可以看出，由于时代发展的不同，不同时期的医家对误诊医案的深层次原因认识也不相同。传统中医学中主要采用四诊合参进行临床诊治，现代中医学采用病证结合的临床诊疗模式，临床诊疗模式的不同限制了临床医师对误诊医案形成原因的认识广度和深度。因此，现代医家在误诊医案的评价时，一定要注意分析医案形成的时代背景。

3. 防治误诊引起变证、坏证

临床四诊信息采集不全面，或者没有结合现代临床客观检查，都会导致误诊误治。误诊误治不仅会给患者带来痛苦，增加经济负担，严重者会引起变证、坏证，给患者带来生命危险。例如，有研究报告：王某，男，62岁，工人，近半年来因经常胃脘隐痛不适，饭后上腹部胀痛，恶心，纳呆，消化不良，大便时干时稀到中医院就诊。一名青年中医医师在初诊和复诊中都忽略了西医检查，按中医诊断为胃脘痛，先服7剂，后分别服45剂，30剂，结果患者在第三次服药中出现呕血、黑便，腹痛不缓解，急诊入院诊断为胃癌晚期，伴胃穿孔。急诊手术中，患者死在手术台上。此误诊的主要原因在于：首先，现代多采用病证结合的模式，但本案例中只重视四诊检查，而未与现代检查相结合；其次，忽略对病情的定期跟踪观察，未重视误诊可能引起变证、坏证，带来严重的临床后果。一次性给出1个月甚至45天的服用药物，错过了对误诊案例出现变证、坏证的救治机会。因此，误诊案例的另一个重要价值就在于防止变证、坏证。

第二节　医案评价的内容和方法

医案的重要价值在于将古代名医的诊治特色和经验传承于现代医家，现代医家从中吸取经验，用于指导自己的临床实践，从而提高临床疗效水平。因此，医案评价主要从医案的可应用性和临床再评价两方面进行。

一、医案可应用性的评价

中医医案的可应用性主要体现在诊治技能、方药特点和误诊启示三个方面。

（一）诊治技能

中医医案中记载的丰富多彩的诊治方法，充分体现了不同医家把握疾病本质认识疾病证候的特色。

1. 重视经络辨证

例如张乃修临证善于根据观察面色、望舌、诊脉，临床辨证重视运用经络学说的辨证方法。《张聿青医案》记载两首医案，同为咳嗽，一案口燥咽干，脘腹不胀，辨证为肺肾胃阴不足，属虚，治用滋补；一案中脘痞胀，甚于食后，乃肝木犯胃，体虚证实，治在祛邪。其临床辨证重视运用脏腑经络学说的特点，对于现代临床具有重要的启迪意义。

2. 以药测证

此外，以药测证是医案中识证的主要特色之一。在临床病情复杂或者疗效不好的情况下，以药测证具有很重要的实用价值。例如《清代名医医话精华》中记载张璐治疗心悸一案，即是以药测证的具体体现："老僧悟庵，心悸善恐，遍服补养心血之药不应，天王补心丹服过数斤，惊悸转增，面目四肢微有浮肿之状，求张治。察其形肥白不坚，诊其脉濡弱而滑。此气虚，痰饮浸渍于膈上也。遂予导痰汤稍加参、桂，通其阳气，数服而悸恐悉除，便以六君子加桂，水泛为丸，调补中气而安。"此案心悸善恐，本属心病，然"遍服补养心血之药不应"，再加之其形肥白不坚，其脉濡弱而滑，脾阳虚而痰饮凌心之证毕具，用温阳化饮之法而心神得宁。由此可见，以药测证对于临床复杂病例的辨证具有重要的临床意义和价值。

3. 但见一证便是，不必悉具

中医主张辨证论治，要抓主证。《伤寒论》第 101 条云："伤寒中风，有柴胡证，但见一证便是，不必悉具。"笔者曾以"但见一证便是"为指导思想，治愈一为女性带状疱疹患者。该患者患带状疱疹 3 月，疱疹隐现于季肋部。曾用中医治疗两个月后，带状疱疹未发出，但病变局部疼痛加剧，遂辗转前来诊治。查患者局部皮肤无任何改变，自言疼痛剧烈，触之疼痛大作，甚则不能近衣被。笔者在四诊特别是脉诊过程中发现一个细节：患者尽管口中滔滔不绝，但讲话过程中哈欠连连，甚至时有昏昏欲睡。细品三部九候之脉，皆沉细无力，与《伤寒论》281 条"少阴之为病，脉微细，但欲寐"高度吻合。笔者根据"但见一证便是，不必悉具"的指导思想，按少阴病辨治，遂以麻黄附子细辛汤加味治疗，服药 7 剂后疼痛顿失，精神好转。后随证调理 1 月而愈。对于"但见一证便是，不必悉具"历代医家多有阐述与发挥，仁者见仁，智者见智，但其对慢性疑难疾病的诊断仍具有很好的借鉴意义。

（二）剖析用药的特点

但凡具有丰富临床经验的中医师，无不在组方用药方面形成一定的特点，而这种特点是医案核心价值的所在。在中医医案评价时，主要对医家在传统方药新用、创用新药新方、大胆使用单方等方面的用药特色进行评价。

1. 老药方新功效

不少中医医案在方药的用法、用量、炮制方法、功用主治、配伍规律方面具有鲜明的个性化特点。如《续名医医案》中提出了许多传统中药的新功效，如石斛降气平喘、延胡索止痢等。还提出了不少新的方药理论，如上病宜汤剂，下病宜丸剂；黄芪配防风止汗效果的最佳比例是七比三。此外，赋予传统方药新的用途，如以理中汤升清降浊、补中益气汤开鬼门、六味地黄丸洁净府等。这些独特的用药特点，往往对于疑难疾病具有意想不到的效果，因此，在医案评价时要注意对传统方药新特点的评价。

2. 新药新发现

中医医案另外一个用药特点主要体现在新药新方的创新上。例如《临证指南医案》记载叶天士非常善于创制新方。据统计，《温病条辨》一书共用方剂 192 首，其中 102 首之多引用或取法于《临证指南医案》，其中与《临证指南医案》所述的主要症状、方药使用完全相同者占 70% 以上。《临证指南医案》所载的养阴之方（麦冬、生扁豆、玉竹、生甘草、桑叶、大沙参），被后世命名为叶氏养胃汤。《临证指南医案》中有关温热、痉厥、暑、燥、湿温、寒湿等医案，充分展示了叶氏在温热病辨治方面的理论和经验。有研究证实，现代中医常用的治疗温热病的方剂，如五个加减正气散、两个宣痹汤、两个青蒿鳖甲散、三香汤、银翘马勃散、黄芩滑石汤、杏仁薏仁汤、宣清导浊汤、断下渗湿汤等都是叶天士在《临证指南医案》中所创制的。

（三）探索失误的原因

研究分析误诊误治医案，探索失误的原因，为现代临床提供借鉴意义。

1. 误诊案例

例如有研究者报道了"瓜蒌薤白半夏汤误治冠心病心律失常案"的医案。韦某，男，67 岁。2008 年 2 月 1 日来诊。主诉：胸闷心悸半夜不能平卧时作 7 个月。患者 7 个月前突然出现胸闷心慌，夜间不能平卧，喘憋不适前往乡镇卫生院诊疗，查心电图示：心率 70 次／分，心律不齐，房早，室早，诊断为"冠心病，心律失常，房早，室早"，并给予盐酸普鲁帕酮等口服抗心律失常，后时有复发，劳累后诸症加重。刻下：胸闷不痛，心慌，远行、劳累后加重，夜间不能平卧，常憋醒，动辄汗出，汗出后全身发凉，气短，乏力，胃纳差，无食欲，腹胀，睡眠极差，二便正常。查：神情萎顿，面色萎黄无光泽，双下肢不肿，舌体胖，舌质淡，舌苔白腻罩黄，脉浮缓，时有一止。心率 58 次／分，未心脏听诊。西医诊断：冠心病，心律失常，房早，室早，窦性心动过缓；中医诊断：胸痹，痰浊痹阻胸阳。治则：豁痰宽胸，拟瓜蒌薤白半夏汤合桂枝加龙骨牡蛎汤加减，药用：瓜蒌 15g，薤白 15g，制半夏 15g，桂枝 10g，白芍 10g，炙甘草 6g，煅龙骨 15g，煅牡蛎 15g，生姜 3 厚片，小红枣 5 枚，水煎服，1 次煎透，日 1 剂，共 5 剂。嘱咐患者药后如自觉有不适则立刻告知。二诊（2008 年 2 月 9 日）：患者诉说喝药第一口后即觉胃中极度难受，自己形容如同"喝盐卤"一般，心慌加重，但考虑正逢春节期间就未及时告知不适而忍痛喝完 5 剂。刻下：诸症依旧，胃纳更差，查：舌苔转白厚腻，心率 46 次/分。拟二陈汤合平胃散化痰开胃，药用：制半夏 10g，陈皮 10g，茯苓 15g，厚朴 10g，苍术 10g，炒谷芽 15g，炒麦芽 15g，3 剂，煎服法同上。三诊（2008 年 2 月 10 日）：早晨患者电话告知服药 1 剂后胃中绞痛发作，极度难受，心慌胸闷喘憋加重，彻夜坐床未眠，手足无措。其学生闻讯百思不解，电话向老师请教，老师解释说这很有可能是一个人参汤证，舌苔厚腻是中阳不足造成的，于是立刻在药店购买附子理中汤（附片 6g，红参 15g，炒白术 15g，干姜 10g，炙甘草 6g）3 剂前往探视。症见：患者神疲乏力，心慌胸闷加重，汗出溱溱，舌脉同前，心率 36 次/分。学生急取方中红参 30g 隔水蒸 20 分钟，并让病人随即服下，药后病人自觉方药可口，心慌气短渐平，全身有暖意，半小时后查心率 42 次/分，脉搏转有力。由于患者对其学生失去信心，不愿再接受治疗，故劝其前往医院全面检查明确诊断后再行治疗。

本案例误诊的主要原因在于方证不对应，误将虚证辨为实证，应用人参汤而错用瓜蒌薤白半夏汤。此外，从临床诊治中得到启发笔者发现汤药的口感是判断方证对应与否的重要参考，如若汤药口感较好，多提示方证对应，如若药后口感极差，则多提示方证不对应，甚至变证百出，本案即是明训。此误诊病案的启示就是临床诊治要在全面收集资料、认真辨证的基础上，正确使用经方。

2. 误治案例

例如彭美芳等研究报告了小柴胡汤误治案例。慢性胃炎患者，女，62 岁，2002 年 4 月 16 日就诊。患者素有慢性胃炎，近 1 周来因受凉而感胸脘痞满不适，呃气较频，恶心欲吐，口苦纳呆，头昏，神疲乏力，舌淡红、苔薄，脉弦细。前医予香砂六君子汤加减治疗，症状无明显减轻。经过辨证后予小柴胡汤加减以调畅气机，和胃降逆：柴胡、党参各 12g，黄芩、半夏、陈皮各 10g，苏叶、炙甘草各 6g，生姜 4 片，大枣 6 枚。服药 6 剂后，诸症全消。遂改六君子汤加减以巩固疗效。

作者研究后发现，该例误治的主要原因在于：该患者素有慢性胃炎，前医未正确辨证及注意病情的发展变化而用六君子汤加减治疗，症状无明显减轻。患者因受凉，使邪传入少阳，而出现胸脘痞满不适，呃气较频，恶心欲吐，口苦纳呆等。对照《伤寒论》少阳证条文，则突然醒悟，此乃小柴胡汤证也。药后诸症全消，后以六君子汤加减以巩固疗效。小柴胡汤方为少阳病而设，具有清解胆热，和胃降逆之功，它既可调和阴阳，且能调节上下升降，故不仅能治疗外感病，还能治疗内伤杂病。该方以往来寒热，口苦，咽干，目眩，胸胁苦满，苔薄白为辨证要点，临床用药"但见一证便是，不必悉具"。

二、医案的临床再评价

（一）有效方药的临床验证

有效方药特别是针对一些疑难疾病和顽固性疾病治疗方药的研究是非常重要的。这些处方用药大多源自于家传师授的秘方验方，其有非常重要的临床价值和研究价值。但是，医案中记载的这些有效方药，大多属于古方的范畴，且主要是针对一病或一证有效。由于古方与今病常有不尽相合之处，且单个样本研究结果的可靠性较差，诚如孙思邈所言："读书三年，便谓天下无病可治；治病三年，便谓天下无方可用。"所以，运用中医医案记载的有效方药必须对其进行临床再评价。

有效方药的临床验证，就是对其方药医理、组方和临床报道的综合评价。在有效方药的临床验证中，根据方药的前期研究基础、研究目的、研究条件可以采用不同的研究设计类型。建议在确定方药疗效的基础上开展方药作用机理研究，研究设计的级别从低级逐步到高级。在方药疗效验证中，从小样本开始逐步到大样本，可以采用非随机对照试验、病例对照研究、队列研究，在方药作用机理研究中，宜采用解释性随机对照试验研究。

鉴于一般医生常常没有时间进行临床研究，在此背景下，可通过回顾性文献分析，借鉴文献研究的成果。

（二）规律性诊治方案的临床验证

规律性诊疗方案是指被历代医家反复引用，通过大量临床试验验证、安全有效、可重复的诊疗方案。规律性诊治方案是指导临床诊治疾病的指南和准则，通过大量的中医医案研究，总结某个病证的规律性诊治方案是必要的。但是，由于这些诊治方案是来自于过去的医案，其疗效有待于临床的进一步验证。此外，还需要根据现代疾病的变化及患者的要求，对诊治方案进行修正，方能在临床应用中发挥其指导作用。

对于诊治方案的临床验证，重在于其临床疗效的验证。由于方案多是由不同的干预措施组成，所以宜采用实用性随机对照试验、前瞻性队列研究进行临床验证，同时根据研究结果对方案进行修正。

通过大样本、科学的临床研究，对规律性诊治方案进行临床评价，在此研究基础上可开展新药研究。

第三节 医案评价的路径

医案评价重在理解含义、阐明医理和启迪后用。本节主要阐述医案评价的步骤，以及如何进行医案的具体评价。

一、医案评价的步骤

（一）理解

1. 知文

知文就是要正确理解文字的本义，这是评价医案的最基本步骤。由于古代医案多采用古文或文言文写成，而各代古文不尽相同，因此，可以采用训诂的方法进行医案研究。清代文学家段玉裁说："训诂者，顺释其故言也。"也就是说，通顺准确的解释古代语言，就是训诂。比如，王冰注《黄帝内经素问》，明代吴崑作《素问注》，清代徐彬作《金匮要略注》等，历代医家在运用训诂方法研究中医医案方面积累了丰富的经验，为后人进行古代中医医案研究打下了坚实的基础，促进了中医学术的发展。对于现代医案，更容易理解文字的含义，但需要注意的是，应尽量透过医案的文字了解医家的思维，并模拟医家的思维来理解医案的文字，反复推理，才能准确把握医家个性化的知识和经验。

2. 解义

解义即准确把握概念表达的意思。明·唐顺之《与严介溪相公书》："所恨才不足以称心，词不能以达意。"可见，追求词句能确切地表达出意思和感情，做到词能达意，从古至今都是件难事。而词不达意的毛病却屡屡发生。以至于宋·惠洪在《高安城隍庙记》也发出"盖五百年而书功烈者，辞不达意，余尝叹息之"的感慨。诠释中医概念，在理解了文字的意思之后，还应当理解语句或词组表达的正确含义，做到"知文达意"，"知书达理"。

如何才能达意？高尔基说："文学的第一个要素是语言。"因此，读懂文本文字，理解全书大要，揣摩概念内涵，参考阅读历代医家注释，结合自己的思考和理解，基本上能够做到达意。在医案理解中，要了解诊治经过、诊断、治则治法、处方用药及调护特色，重点解读编者选此医案的用意。

（二）解释

1. 阐明本医案蕴含的中医学之理

明理就是说明道理，明察事理，懂得道理。南朝梁代刘勰《文心雕龙·事类》："此全引成辞，以明理者也。"清代章学诚《文史通义·原道下》："文章之用，或以述事，或以明理。"

古人常说的"读书明理"和现代所谓的"读书求知"有很大的不同。"求知"主要是指学习各门自然、社会及人文学科已知、未知的知识。"明理"在古代却有特殊涵义，所欲明之理不仅仅是"事物之理"，还包括"做人之理"，因为中国古代的学问主要是"学习做人"的学问。具体到概念诠释，"明理"蕴含三方面的内容：说明事理；明白道理；贯穿医理。在医案研究中，要重点解读蕴含之理及方药特色之处。

2. 启微

何谓"启微"？启，开启；微，精深精妙；启微，亦即探讨包含在精微语言里的微言大义。为何要"启微"？汉代刘歆《移书让太常博士书》："及夫子殁而微言绝，七十子卒而大义乖。"《汉书·艺文志》："昔仲尼没而微言绝，七十子丧而大义乖。"意思是孔子去世后，他的学说就开始绝传，待到他的七十弟子去世，儒家学说的真意就彻底不存在了。

中医概念诠释之"启微"，蕴含着应回归本原，从各种背景材料、语言解析、理论贯穿、义理彰显的研究工作中，发现新问题，推演新思路、新线索，进而直中要害，发前人之未发的意思，也是于无字句处读书的体现，是神交古人，批判地继承，创造性发挥的过程，仅仅对古今资料的综述是做不到这点的。

（三）应用

应用亦即经世致用，简而言之，就是指要学习对现实社会有用的东西，研究学问要和社会实际相结合，要理论联系实际，通过医案学习，增加见解、学识，横贯中西，活学活用，不要空谈。中医学研究尤其应该如此，绝不能以实用之学，沦为空谈之术，要学有所用，学以致用。这不是简单的实用主义，而是时代对中医的要求，也是中医成败存亡的关键。

《周易·系辞上》："备物致用，立成器以为天下利，莫大乎圣人。"《十三经注疏》曰："谓备天下之物，招致天下所用。"对中医学研究而言，理论研究也好，概念诠释也好，医案研读也好，最终都应付诸实用，学以致用。在医案中，要彰显本案的历史价值与现代价值，注意意义的探寻，强调古为今用，善言古者必有验于今。

由于中医医案具有历史积淀的凝重性、内涵的丰富性、学科的独特性，评价医案时，要注意路径的探寻和方法的探究，这是"理解、解释、应用"的前提。中医医案评价当注重创新与开拓性研究，因此强调评价的合理性，是一种方法的创新。中医医案需要解释与评价，但不等同于通常意义下的解释与分析，因此不纯粹是一种"解释"，甚至不再是"解释"，它是通过解释来创造新的思想。

二、基于诠释学的医案评价

基于诠释学进行医案的评价，评价的具体步骤如下。

（一）考察医案文献资料的来源

在中医医案文献资料采集的基础上，正确理解医案的内容。首先要考证医案文献资料的来源，重点考证医案的性质和作者，了解医案本来的真实面貌，减少由于传抄错误造成对医案评价的偏差。考察医案文献的性质，就是要辨别其是广义上的医案资料还是一个真正的医案。相对于医案资料，一则完整医案更具有研究的价值，从体例上来说，一首完整的医案应该具备患者、症状、诊断、治疗、效果等基本要素。例如《临证指南医案·呕吐》记载"高四四：咽阻，吞酸痞胀，食入呕吐，此肝阳犯胃。用苦辛泄降。肝犯胃。吴萸、川连、川楝子、杏仁、茯苓、半夏、厚朴"这段记载，治疗不详、缺乏疗效判定，尚不能称为一首真正的完整的医案，只能算是一首医案资料。《名医类案》卷一："祝橘泉治英国公，病左瘫不语，气上壅。医以为中风，用顺气疏风之剂弗效。祝曰：此痰火湿热所致。与之清燥化痰，前后饮竹沥数升，愈。"这段记载，具有患者、症状、诊断、治疗、效果基本要素，属于一首比较完整的古代医案。医案文献资料的作者有医者本人，也有门徒弟子、文人墨客，甚至有出自不同目的的杜撰，因此必须加以考证。例如《吴鞠通医案》的作者是吴鞠通本人，《临证指南医案》的作者系华岫云据叶氏临证医案整理编撰而成，《史记·扁鹊仓公列传》的作者是史学家司马迁。了解医案文献资料的作者，了解医案成书的背景和编撰的目的，有助于对医案整体内容的理解和把握。

（二）借鉴医古文和医史知识

医古文主要包括汉字、词义、注释、句读、语译、工具书、古代文化常识等内容。医古文知识有助于中医古籍的正确解读和有效应用，准确理解中医籍所蕴含的医学道理。中医医案特别是古代医案，一般采用古汉语撰写，古代医家多有儒学功底，语言凝练、文字优美是古代医案语言的主要特点，其对于现代人来说却造成不便阅读、难于理解的缺憾。医古文知识有助于解决医案研究过程中遇到的通假字、古今字、异体字、繁简字、句读、语义注释等问题，在正确理解医案中具有非常重要的意义。

医案是作者所在时代医疗活动的记载，了解医案形成时所处的时代背景、气候特点、生活习惯、诊疗水平等对于正确理解医案内容具有重要的意义。

（三）借鉴统计学分析方法

1. 中医医案统计的表征要素

中医医案是临床医师个体进行辨证论治过程的文字记录，诊疗过程主要是以定性化的形式表现出来，缺乏定量化指标的描述，限制了医案本身价值的客观反映。借鉴医学统计学方法对中医医案进行二次研究，用现代语言解释医案的内容，进一步挖掘医案中潜在的内涵。

在应用统计分析方法分析医案时，首先要在中医理论的指导下，结合医案的具体内容，明确医案中的表征要素。辨证论治思路主要包括证候诊断和治疗两部分。中医诊断表征要素主要包括性别、年龄、病因、病程、发病季节、症状、舌象、脉象、证型等。中医治疗表征要素主要包括治则、治法、用药、用药剂量、剂型、药性等。

应用统计学分析方法对中医医案中的表征要素进行分析，量化客观分析一个医家或一个学术学派的学术观点、诊疗风格、用药特点、流派思想等；也可以通过统计分析一类医案，阐述中医理论的一些特点和本质的问题。例如，采用统计分析方法研究《临证指南医案》，研究叶天士的学术观点和用药特点。统计分析发现叶天士对张仲景的经方体会深、应用广的学术特点。据统计，《临证指南医案》中应用桂枝汤治疗虚人外感、病后复感寒邪、劳倦复感温邪、阳伤饮结的咳嗽以及疟、泻、喘、痹、胃脘痛、腹痛、胁痛、身痛的医案达三十余则，化裁引用复脉汤的案例也有四十余则。对《临证指南医案》胃脘痛用药统计分析发现，叶天士对胃脘痛的治疗注重温通胃阳，以通为补，以降为顺，用药多为辛温之品；治胃不忘疏肝是叶氏治疗胃痛又一特点，常投金铃子散或伍用郁金、香附、柴胡；对久痛入络者，法当祛瘀通络。有研究统计分析了 354 则医案，探讨历代医家治疗胃痛的用药特点和规律。通过统计分析历代医家治疗痹证医案，探索痹证中医四诊信息的规律性。以上研究，对于重新认识、完善中医理论都起着非常重要的作用。

2. 中医医案的统计分析方法

应用统计学方法研究中医医案已有二十多年的历史，统计分析方法已由单纯的频数分析向多元回归、聚类分析等多统计分析方向过渡。常用的统计分析方法如下。

（1）频数、相关、回归分析

该方法是早期医案研究采用较多的一种方法，主要就某一变量出现的次数进行频数分析和相关分析。例如刘惠玲等对《名医类案》方药使用频次进行统计，发现书中方剂以补中益气汤、四物汤、六君子汤、小柴胡汤等 23 方为"核心方剂"，物以甘草、人参、白术、当归、茯苓等 13 味药为"核心药物"。王洪网教授统计了《名医类案》、《续名医类案》、《二续名医类案》以及《中国现代名医医案精华》中涉及睡眠失常的 115 例医案为基础，分析各类症状用药规律和治疗中五行五脏系统出现的频率统计，探讨五脏与睡眠的关系。统计结果表示，对不寐类治疗中脾胃系统出现的频率最高，心系统次之，肝系统再次之，最后是肺肾。该方法主要用于医案的初步粗略分析，不能满足医案深层次分析的需要。

（2）多元统计方法

由于中医医案本身的复杂性，单一的统计分析方法常常难以解决诸多的问题，所以经常采用多元统计方法综合应用，深层次研究中医医案。现常用的多元统计方法主要包括多元线性回归、聚类分析方法、Logistic方法、聚类分析、主成分分析和因子分析等。

例如有研究运用方剂计量学的指标体系和分析方法对朱丹溪、戴思恭、刘纯、王纶、虞抟、张景岳、喻嘉言、王清任、吴鞠通、吴谦等十位医家的医论与医案所载方药的功效、归经、四性、五味进行统计对比，并运用相关分析和聚类分析等数理统计方法进行综合分析评价。结果表明：①朱丹溪在临证处方用药使用最多的依次为清热、补气、化痰、解表、理气类药物；使用归脾经、胃经药物较多，使用心经、肝经、肾经药物差别不甚明显；多用脏经药物，少用腑经药物；喜用药性为温性、寒性药物，而用凉性、热性药物较少；用苦味、辛味的药物较多，酸味、咸味药物较少。②与其他医家对比情况，朱丹溪使用补血药比喻嘉言、吴鞠通、吴谦多；补阴药比张景岳、王清任多；朱丹溪使用肝经的药比张景岳、喻嘉言、吴鞠通、吴谦多，使用肾经的药比王清任多，而使用心经的药却比上述医家少；其使用寒性、苦味、辛味药都比张景岳、喻嘉言、王清任、吴鞠通、吴谦多，温性药的使用除王清任外均高于其他医家。③朱丹溪医学主张对后世的影响，与各家比较结果显示：朱丹溪的私淑弟子王纶临床用药与朱丹溪最接近，但王纶用滋阴、养血、寒性、凉性的药物均明显高于朱丹溪。嫡传弟子戴思恭和私淑弟子虞抟在归经用药上与朱丹溪最接近，刘纯在使用药物功效上与朱丹溪比较接近。

综上所述，朱丹溪是滋阴派的倡导者，创立了阳有余阴不足论、相火论、滋阴降火法，临床用药善治杂病，尤其善于治疗痰证和郁证，这些理论与经验在本文对朱丹溪临证处方用药的方剂计量学分析中得到证实。朱丹溪医论与医案用药关联性极强，表明其理论与临床实践的高度统一。朱丹溪的弟子戴思恭、刘纯、王纶、虞抟等医家继承了朱丹溪的学术观点，但在用药上各有所长，尤其是王纶更接近朱丹溪，同时把滋阴降火的思想与临床用药紧密结合，使滋阴派的临证处方用药理论与方法进一步完善，对朱丹溪学术思想的传承和发展起了重要作用。此外，有研究总结中医历史上著名医家的医案22459条，建立大型数据库（约56000000条数据），采用非条件Logistic多元逐步回归法筛选变量，$P<0.05$。统计筛选出脾胃病的临床常见证候、与某一证候正相关或负相关的病因或病理结果、症状和用药，并定量地表达了这些病因或病理结果、症状及用药对该证候的重要性。多元统计分析方法是当前进行中医医案研究应用非常广泛的一种方法。

（四）应用数据挖掘技术研究中医医案

数据挖掘是知识发现的关键步骤，其能发现医案中隐藏的部分规律，可以指导与纠正中医理论与实践的部分问题。

1. 研究大宗医案中的一些规律

通过数据挖掘研究某个时代某种疾病的医案或者某种疾病的所有医案，发现其中存在的一些规律。例如有研究通过数据挖掘研究明清时期治疗消渴病的用药规律，研究发现明清时期治疗消渴病遵循历代医家滋阴清热这一基本法则，但是也强调补肾，临床实践多用补肾阴的药物。有研究对1949年以来全国各地269位著名的中医专家的4400例医案，内容涉及内、外、妇、儿、五官各科医案的舌象的分布频数进行分析。

研究发现：有舌诊记录的医案共 4042 个，占 91.86%；其中记载最多的是舌苔（包括苔色和苔质），经分类统计，苔色中以白苔、黄苔记载较多；苔质中以薄苔、腻苔、厚苔出现的比例较大；舌色中以红舌、淡白舌、绛舌、紫舌出现的几率较高；舌形中以胖舌、齿痕、裂纹舌出现的次数较多；舌态中以强硬舌、偏歪舌出现的频率较高。相关性分析表明：白苔亦主热证；剥苔非唯阴虚，风、寒、湿、虚、瘀、痰致病均可见此苔；瘀血多胖舌；嫩舌也主实证；裂纹舌既为阴虚液枯之象，也为津不上承之兆。因此，气虚、寒阻、痰饮等而致气不化津或水停气阻者均可出现此舌；芒刺舌本与阴虚和实热有关，因劳倦和气虚也会出现；霉酱苔多见于情志病。应用统计学方法可以在医案研究中有新的发现，在采用传统思维治疗效果不理想的情况下，可借鉴统计分析法研究得出的新发现。

2. 研究医家治疗疾病的学术思想和诊疗规律

通过数据挖掘，研究名医治疗某种疾病的学术思想和诊疗特色。例如，张京春等通过数据挖掘研究名老专家陈可冀院士临床辨治冠心病的学术思想和诊疗规律。分析陈可冀院士治疗的冠心病患者 91 例，将其初诊数据录入数据库，各种名词标准化，利用 SQL Server 工具对患者的症状、中医诊断、治则、用方、用药等进行统计分析。结果表明，91 例冠心病患者出现证候多为痰瘀互结证、气虚血瘀证、气阴两虚证等，所用方剂多以瓜蒌薤白半夏汤、生脉散、冠心 II 号方、血府逐瘀汤等化裁，用药次数最多的依次是瓜蒌、半夏、薤白、川芎、赤芍、延胡索、红花、丹参等。结论：冠心病实证最常见，多为痰瘀互结证、水与血结证、瘀阻心脉证；其次常见虚实夹杂证，如气虚血瘀证、阴虚阳亢证。临床病例体现了陈可冀院士治疗冠心病"两补"（"补肾"和"补气血"）、"三通"（"芳香温通"、"宣痹通阳"和"活血化瘀"）和"心胃同治"的学术思想，数据挖掘结果客观反映了陈可冀院士注重活血化瘀治法诊疗冠心病的临床特色与经验。

（五）把握名医学术思想和临床经验

继承和发扬中医学术思想对于中医药事业的发展具有重要的意义。医案是历代医家学术思想和临床经验的有效载体。通过对历代医家医案的深入认识和分析，理清医家学术思想的发展脉络，更好的继承和发扬医家的学术思想，促进中医学的进一步发展。

例如研究《临证指南医案》发现，"勤求古训，博采众方"是叶天士学术思想的重要特点之一。在医学理论方面，论及温病，叶天士充分吸收了刘河间辛温解表等经验，对吴又可的邪自口鼻而入说、盛启东的热入心包说、喻嘉言的三焦分治论等，都能兼收并蓄，择善而从；治疗虚劳，叶天士既遵从《难经》有关"五损"的理论、《金匮要略》"脉大为劳，极虚亦为劳"的观点，也对宋人张果"元无所归则热灼"等观点，大加赞同，多处引用；在治疗中风、脾胃病等医案中，叶天士对刘河间、李东垣等前辈医家学术经验的汲取和发展，也都有具体的展现。在立方遣药方面，叶天士广泛应用前代著名医方，尤其善用和频用张仲景的经方，如桂枝汤、乌梅丸、泻心汤、炙甘草汤、栀豉汤、黄芩汤、大半夏汤、白虎汤、麻杏石甘汤、真武汤、旋覆花汤、麦门冬汤、肾气丸、甘麦大枣汤等，均加以化裁应用。正如程门雪所言："天士用方，遍采诸家之长，不偏不倚，而于仲师圣法，用之尤熟。"在《临证指南医案》各门医案，随处可见他灵活运用仲景之方。此外，叶天士对千金苇茎汤、二陈汤、参附汤、滋肾通关丸、牛黄清心丸、藿香正气散等也都有创造性的应用和发展。由此不难看出，博采众方，化裁应用是叶天士学术的重要特征之一。

"独树新见，别开法门"是叶天士学术思想的另外一个重要特征。叶天士从师众多，善取各家之长，又有丰富的临床经验，不论在外感病还是内伤杂病的理论与论治方面，均有创造性地发展，取得了很大的成就。叶氏对温热病的研究贡献极大，系统总结和阐述了外感温病的辨治理论，创立了卫气营血辨证论治大法，发展了前人三焦分证之理，成为温病学派的主要代表人物之一，至今仍被广大医家所推崇。叶氏之上，众多医家对温病辨证虽各有见解，但争议颇多，用方遣药亦混乱无统。自叶氏独创"卫之后方言气，营之后方言血"的辨证说，及"在卫汗之可也，到气才可清气，入营犹可透热转气，入血则恐耗血动血，直须凉血散血"之治疗说后，使纷杂众多的治温药物相伍有法可依，制方有章可循。在《临证指南医案》中有关温热、暑、燥、湿温、寒湿等医案充分展示了叶氏在温热病辨治方面的理论和经验。

此外，叶氏还提出了"阳化内风说"、"养胃阴说"、"久病入络说"、"肝为刚脏说"、"女子以肝为先天说"等诸多具有创新性的学术观点。而这些创新性观点，均体现在其在古法基础上，推陈出新的治法上。如对中风的病机历来见解不一，朱丹溪主痰，李东垣主气，刘河间主火，众说纷纭，莫衷一是，故治法迥异。叶氏既辨析了前贤百家之说，继承了"内风"之论，又自出机杼，创"阳化内风"理论，提出"缓肝之急以息风，滋肾之液以驱热"的治疗法则，后世医家将其制方用药规律概括为"甘味息风法"。而从《临证指南医案》中有关中风医案来看，甘味息风法又有甘濡、甘温、甘寒、甘酸、甘咸、甘辛等多种不同的拟方方法。叶天士博采诸家，兼收并蓄，择善而从，致力于推陈出新，给后人留下了宝贵的创新理论与论治经验。

（六）启迪思路提高临床疗效

医案的另一重要价值在于启迪思路，提高临床诊治水平。医案实际上是不同历史时期、不同地域的医家对各种疾病的辨治特色、临床经验和心得。医案的学习价值，不在照搬医家的处方用药，重在对医家临床思维的把握，从而指导临床诊治。

《临证指南医案》展示了叶天士诊治内、外、妇、儿各科疾病的经验和思路方法，以治疗咳嗽为例，外感咳嗽，叶氏重在祛邪，其治法可归纳为4种：辛温散寒法，用于寒伤卫阳者，常用桂枝汤加减治疗，对于"寒热客气"，即所谓"寒包火"之证，则用麻杏石甘汤以治之；辛凉解散法，用于风热犯肺者，药多为杏仁、桑叶、象贝、薄荷等；辛凉甘润法，用于燥伤肺胃者，药用桑叶、玉竹、大沙参、甜杏仁等；辛凉苦泻法，用于暑湿袭肺者，投用杏仁、瓜蒌皮、半夏、知母、竹沥等。内伤咳嗽，叶氏重在固本，其治法分为5类：金水同调法，用于久病及肾者，药用熟地、甜北参、麦冬、茯神、川石斛、天冬等；温建中阳法，用于营卫不和之咳嗽，常用小建中汤化裁；久咳不已者，以三焦论治，用熟地、胡桃肉、淮山药等滋阴温肾，加用麦冬、北沙参润肺生津，再用黄芪、白扁豆等益胃土以生金；摄纳无权者，益肾敛气，用济生肾气丸、都气丸加减；肺胃两伤者，甘凉养胃，投麦冬、沙参、玉竹、白芍、扁豆等。

叶氏之灵通活变，还体现于运用各种治法体现同一治则。以通法为例，叶天士提出了"凡病宜通"的治疗学思想，并确立了一系列具体治法。如通阳泄浊法，主要治疗寒湿、阴浊等阴邪潜逆，阳气受蔽，不得舒展而致的胸痹、肿胀、呕吐、泄泻、痢、痹、痉厥、胃痛等疾；通阳化饮法，用于支饮咳逆、悬饮酸痛；泄肝通胃法，用于肝气乘胃之证；宣通气血法，用于月经病、积聚、郁、疝等疾；通腑利法，用于太阳不开，膀胱失司，聚水而成病；通补阳明法，顺达胃气，补而不腻以治胃虚；温柔通补奇经法，用于劳伤肾精，下元虚损者，每于柔润之众佐以温通，辛润通补。而以虫类药化瘀通络，是他匠心独具之处。"初病气结在经，久病血伤入络"是叶氏的著名论点。他认为虫类之品，"飞者升，走者降，灵动迅速，追拔沉混气血之邪"，非此不能通络化瘀。此类药物虽在《临证指南医案》中仅 12 味，但广泛运用于瘀痰积聚、诸痛、疟母等病症，药物加减出入，或替代运用，多有一定成法。叶天士之临证诸法，对于当代临床诊疗水平的提高，仍具有相当重要的参考价值和指导意义。

第四节　医案疗效的评价

目前，常用的临床疗效评价方法主要有 t 检验、卡方检验、协方差分析等。但其主要针对大样本的临床研究。临床设计类型决定疗效评价方法，单样本、自身前－后对照、有效病例记载是医案的主要特点，常常缺乏科学的评价和临床可重复性。因此，应用质疑的态度阅读医案，对医案疗效的评价要考虑其自身特点。

一、单个样本

样本就是从总体中抽取的有代表性的一部分，即由部分有代表性的个体组成。一般来说，样本量越大，其结论的代表性就越强。医案往往只包括一个病例的完整记载，单个样本是中医医案区别于其他中医临床研究样本量的主要特点之一，中医医案的样本量具有三大特点：第一，样本量只有一例，多属于个案研究；第二，医案的内容多是脑萎缩、慢性肾衰竭、流行性乙型脑炎、肝硬化、肾结核等疑难、罕见、危重病例的记载或者是高血压病、糖尿病等常见病、多发病的特色治疗；第三，记载的医案多是治疗效果较佳或者误诊的病例。总体而言，医案样本的个体性和特异性较强，其研究结果往往带有个性化，而非普适性。在对医案的评价中，要注重医家个人诊治相关疾病的思路和用药特点的评价。

二、自身前－后对照

自身前后对照是将不同的干预措施或治疗方法，应用于同一个患者，在治疗结束后比较其结果的差异。从研究设计上看，中医医案主要采用同病例自身前－后对照研究。在整个研究过程中，每个病例均有接受临床新药或新疗法的机会，临床医生往往根据患者的病情变化灵活采用两种或两种以上不同的干预措施，其辨证论治个体化思路过程通过这种研究设计类型得到充分的体现。尤其是对于哮喘、鼓胀、痹证、眩晕、头痛等慢性疾病或慢性复发性疾病，同病例前－后对照研究能很好突出医生尤其是名医的治疗特色和独特经验。但是，医案中采用的同病例前－后对照研究，不同于现代意义上的同病例前－后对照研究，主要表现在两种干预措施之间没有洗脱期，其疗效是多种干预措施叠加的综合疗效，较难明确每项干预措施的疗效。因此，不能直接套用现有针对同病例前－后对照研究的统计方法进行医案的疗效分析。

三、疗效评价个性化

因为中医医案多是古人或现代名医治疗有效病例的记载，所以疗效评价虽然非常重要，但是却常常在医案中被简化甚至省略。部分有疗效评价内容的医案，其疗效评价指标多为症状、体征。由于临床医生在采集患者的症状、体征时具有个性化的特点，所以，医案中治疗前后症状体征的对比也具有个性化的特点。由于医生的学术派系、工作经验和临床工作水平的不同，所以在症状、体征的采集、评价上也有差异，疗效评价结果往往有不同的偏倚。今人在阅读医案时，要用科学、客观的态度去评价医案的疗效。

医案学是一个古老而又新兴的学科，医案主要体现的是作者所在时代的最高诊疗水平或特色诊疗。医案评价目前尚处于探索阶段，本文旨在抛砖引玉，探索医案的评价，旨在提高医案的评价水平，促进医案在提高临床效果、完善中医理论方面发挥重要的作用。

参 考 文 献

［1］苏礼．中医医案学概论［M］．北京：人民卫生出版社，2009.

［2］王永炎，张启明，赵宜军．对中医个体化诊疗的理解与解释［J］．全球中医药，2009，2（3）：161－163.

［3］李志民，于家军．李寿山教授治疗慢性萎缩性胃炎（癌前病变）经验［J］．中国中西医结合消化杂志，2004，12（3）：166－167.

［4］宇文亚，杨志宏．沈舒文教授治疗慢性萎缩性胃炎癌前病变经验［J］．中华中医药学刊，2010，28（4）：713－714.

［5］苏礼，焦振廉，张琳叶，等．临证指南医案［M］．北京：人民卫生出版社，2006.

［6］韩学杰，李成卫．沈绍功验案精选［M］．北京：学苑出版社，2006.

［7］宇文亚．孙思邈治疗脾胃病理论与方药［J］．辽宁中医杂志，2007，34（6）：738.

［8］鲍健欣．《名医类案》误诊医案初探［J］．上海中医药杂志，2010，44（3）：54－55.

［9］翁时入．误诊医案两则例析［J］．中医函授通讯，1997，16（5）：42.

［10］熊兴江，魏戌，王阶．经方误用2则［J］．辽宁中医杂志，2009，36（10）：1788－1789.

［11］江瓘．名医类案［M］．北京：人民卫生出版社，2005.

［12］郑璇．《临证指南医案》胃脘痛用药统计分析［J］．时珍国医国药杂志，2006，17（1）：122.

［13］王为群．胃脘痛有效方药的筛选与评价［D］．南京：南京中医药大学，2008.

［14］刘学文，简晖，张启明，等．从历代医家治疗痹证医案探讨痹证中医四诊信息的规律性［J］．中国中医基础医学杂志，2007，13（7）：526－528.

［15］刘惠玲．《名医类案》方药的计算机分析［J］．中国中医基础医学杂志，1996，2（2）：59－60.

［16］王洪图．王洪图内经临证发挥［M］．北京：人民卫生出版社，2006.

［17］姜德．运用方剂计量学探讨朱丹溪学术流派特点［D］．乌鲁木齐：新疆医科大学，2008.

［18］周君，冯妍．明清时期消渴病案59例用药统计分析［J］．国医论坛，2005，20（6）：18－19.

［19］陈涛，李克乾，陈茂华.4400 例当代名医医案的舌象分布频数分析［J］.辽宁中医杂志，2007，34（9）：1217－1220.

［20］崔雷.医学数据挖掘［M］.北京：高等教育出版社，2006.

［21］黄利兴，周小青.数据挖掘技术在中医医案领域的应用进展［J］.江西中医学院学报，2010，22（1）：92－94.

［22］张京春，谢元华.陈可冀院士辨治冠心病医案的数据挖掘［J］.世界中西医结合杂志，2008，3（1）：4－6.

第四章 医案的运用

第一节 医案用于中医临床

中医医案之于临床实践的意义十分重大，尤其是对于重视社会实践目的论的中医医生，更加突显医案的重要性。近代中西医汇通大家恽铁樵先生在《清代名医医案大全·序》中十分明确地指出："我国汗牛充栋之医书，其真实价值不在议论而在方药，议论多空谈，药效乃事实。故造刻医案乃现在切要之图。"医案是临床工作者从学的宝贵财富，具体体现在如下几大方面。

一、学习中医诊疗病证之规范

古今医案由粗至精，由简至全不断发展，至喻嘉言"议病式"加以规范。然由于中国地域太大，中医学术流派众多，时间跨度又长等诸多因素，体例文本及格式可谓万紫千红，各有千秋。现今只有规范的《中医临床病历书写规范》（国家中医药管理局制定），但其仅为形式之规矩，而非能令医生执此而随心应诊，故《清史稿》评《寓意草》时有云："凡诊疗，先议病，后用药。又与门人定议病之式，至祥审。所载治验，反覆推论，务阐审证用药之所以然，异于诸家医案但泛言某病用某药愈者，并为世所取法。"所以医案的突出特征有二：一是医案的基本格式与内容要求；二是详阐诊疗病证之理。学习与运用古今医案就是抓住先人在医案中叙述的核心与重点，表象的形式与内在的本质诠释有机地结合在一起，从而形成了独具中医特色的医案画卷，为医者临床诊治病证之路径和规范。否则，四诊内容浩若烟海，焉有切入之点和步入之径！历经几千年的中医医案变化，日趋成熟与规范，如人口学资料的自然状况、现病史、既往史、特殊病史、查体与辅助检查，中西医诊断及辨证归属，治疗方药史措施，病因病机等辨证分析，转归预后判定，立法处方依据，疗效评定，吸取经验与教训等。

另一方面，医案乃临床规范的展示，有各个方面的见长和值得借鉴的精华。如医案对某一症状措施陈述的细腻，如丁光迪先生对大便性状有精准的描写与刻化，超之者未之见也！再如蒲辅周先辈对医案脉象的书写足见功底。此等皆应为我辈今后研究医案之典则！

二、提供临床实践之技法

理论与实践是客观真理的二大锐器，缺一不可。对于医疗的临床实践的复杂性而言，于规矩之外的"巧"，则更加具有实践价值。清代名医俞震在《古今医案按·自序》中十分中肯地指出："闻之名医能审一病之变与数病之变，而曲折以赴之，操纵于规矩之中，神明于规矩之外，靡不随手而应，始信法有尽，而用法者之巧无尽也。"西医每多重在于诊，诊断明了之后治疗每多雷同，何也？关键在于医疗观念的差异性！

西医近些年也有很大的转变（然而在医疗实践中变化不大）。中医选取的是以最宏观的天地宇宙运行法则把握人生，体现了阴阳、五行、太极、道、形神等大一统的整体观念，包容性强，主张身心合一，而对一味地追求世界本质的物态观有着极大的差异，故而中医十分重视医疗的实践性而讲究技巧法度等技艺，那么，医案就是中医学人认知的最佳路径。

中医临床的基本功在于先明医理。理法方药预防调护是中医临床的最基本体系，而"理"为先导。所谓"理"就是通过临床收集的四诊信息进行全面、系统的分析过程。其本底为扎实、深厚的中医理论功底和传统文化修养、中医道法修为及中医独特的思辨方式等，也包括四诊信息的采集技法等。古今中外的成功医案无不以此"理"为核心，这也是临床医生高效展开临床实践活动的中心！某名医为广西中医学院一高热不退病人会诊，病人系一老干部，发烧40多天不退，用过多种抗生素和很多中药，邀请院内外专家会诊，广集众长而力求突破，然而既往均有颇合，而该名医仅从病人的一个细节上抓住了"理"之要害，即天时炎热，病人喝从暖瓶中倒出的热水，一杯而饮进，据此断定医理实为少阴病阴寒内盛，格阳于外，法当回阳救逆，方选四逆汤加味，一剂知，几剂后热退体复。无独有偶，云南中医大家吴佩衡老先生也曾诊治过类似医案：杨某，男，32岁，始患风寒，头痛发热，某医生连用苦寒清解凉下之剂，无效且日危。见"目赤，唇肿而焦，赤足露身，烦躁不眠，神昏谵语，身热似火，渴喜滚烫水饮。小便短赤，大便已数日不解，食物不进，脉浮虚欲散"。该案也见"渴喜滚烫水饮"，理为："外虽现一派热象，里为假热；而内则寒凉已极，是为真寒。如确系阳证，内热熏蒸，应见大渴饮冷，岂有尚喜滚饮乎？况脉来虚浮数散，是为阳气将脱之兆。"用白通汤加上肉桂才愈。足见"理"之至微至理和二位先辈深厚的临床功力。

医法为宗意境高。很多中医大师的临床诊疗十分重视医之法门，看似平淡而一再创造神奇！国医大师任继学终身教授诊一外感高热病人，为高龄男性，午前服用桂枝汤未果，午后邀任老会诊，仍投原方，仅嘱药后即服热稀粥一碗（约150ml），微汗而解。众人疑之，任师释之曰：辨证无误，方药亦合，但有方无法，必陷败局。其人高龄，内在阳气必乏，取粥养鼓舞胃中卫阳之气，而达"食能排邪而安脏腑"（孙思邈语）之功，故效。

清代著名中医大家徐大椿一生著述甚丰，见地精当，临床十分重视医法。其曾诊治一毛姓老翁，年逾八旬，素患痰喘之疾，又因劳累而复发作，四诊合参后，徐断为：此乃上实下虚之证，用清降消痰饮送下人参小块一钱，二剂而愈。后过年余，翁痰复发，仍拟前方，将人参直接入煎，而喘益甚。复请徐氏诊疗，并告之原才已服用无效且甚。徐问之：其补以人参和入药中邪？答：然。仍用原法又愈。徐诠释之为："盖下虚固当补，但痰火在上，补必增盛。唯作块则参性未发，而清降之药已得力，过腹中而参性始发，病自获痊。"

医方为宝捷径道。古有"一味偏方，气死名医"，足见医方在临床实践中的显赫作用和地位。许多行之有效的名方也是来自医案的个人医疗实践。如黛蛤散治嗽，几成医林佳话，车前子治欧阳修腹泻也口传于民间医中。故清代医家赵学敏著《串雅》，有云："欧阳子暴利几绝，乞药于牛医；李防御治嗽得官，传方于下走。"近现代诸多医家均十分重视医方，如章次公先生采自小说《镜花缘》之"通痫散"，近现代治抽常用止痉散（全蝎、蜈蚣）等。21 世纪的临床医方有两大取向：一是个体化医疗；二是循证医学。循证医学中对医案已明确为五级 B 水平，故此古今中外已十分明确了其内在的科学性和临床应用价值，特别是中医临床医生应经常研读成功医案作为临床时的重要参考。此间因由中医药学的学科性质所决定，其偏重于技术方法和临床实践价值的取向，以及面临对象的巨系统性质所决定其偏重于医方的内在根据。然而，医方的灵活性也是研究者必须重视的内容之一。"千方容易得，一效最难求"，古方不能医今病等均是其鲜明的写照。

药乃医疗实践的直接措施，包括中药、刺灸穴位等具体的防治措施。药取道地，穴取经旨，自不待言，然而古今医家也曾留下了丰富珍贵的遗产得深究讨研！如治疟之青蒿素源于《肘后备急方》之单药记述，余读温病医案时发现通治药中加"全蝎"一味，旨在立足于"毒"之治也，毒消自然热退身安！它如鲜马齿苋治臁疮，萝卜汁冰片灌鼻止头痛等单味中药有突显的专治之能。尚有单穴之治，如神阙治脱皆人皆知，而艾灸通治隐疹知之者鲜。中渚疗肩周炎、人中疗急性腰扭伤、咳嗽急刺孔最等。

医调为善不可缺。医疗调护为中医历来之所重视，"三分医治，七分调养"为中医实践之旨针！仲景书中多有劳复、食复之论与治，后世医案中更是众多且极为散乱，是中医临床研究当详加整理分析的重点领域之一。有"平调月余而安"（《古今医案按》卷第一）等论述者无数。况其书中尚列有"劳复、食复、女劳复、阴阳易"等内容，可参而阅之。

三、探究医家学术思想与理论渊薮之津渡

医案是医家临床实践的真实写照，是医生在医疗工作中具体事实的字据，较之于医理讲述内容更为实在，故此对古代医家的学派定性等具有重要的研究价值。

首先，最为代表性的是清代温病大家吴鞠通，公认为"叶、薛、吴、王"四大温病学家之一，代表作《温病条辨》，但研究过吴鞠通的人知道，《吴鞠通医案》和其晚年著作《医医病书》则更能体现其学术思想和理论观点。朱丹溪医案中也有同样的例子，值得我们在今后各家学说的研究中加以关注。

其次，医学或学派的见地均体现在医疗实践方面，这是第一性的东西，较之其理论更为重要。已故中医大家姜春华教授曾体会到："我学习每家医案，能收到或多或少的养料，如王孟英的养阴疗法，薛雪的平淡疗法，吴鞠通的用药剧重，在临床上各有用处。"

"十五"、"十一五"国家科技攻关计划中关于"名老中医学术思想与临证经验研究"专题中也将现今在世的名老中医的医案进行了浅层次的研究，代表了医案研究的发展方向。

再次，中医药学术理论的创新之路在于特殊临床个案的成功范例而后加以升华和再验证，这与西医学的研究思路有别。诠释就是创新，虽有一定的约束条件，但也是本世纪中医药临床创新的一大代表方向和发展趋势之一，对于解决医疗实践中的难点、重点问题有重大价值！

解读医案也有助于中医药工作者开通脑筋，拓宽思路，合理运用右脑的形象思维

等思考中医药学术理论和临床实践中的问题，从中体味出中医的真谛和中国人思维的奥义，以及其中的巧与妙！

最后，还有医案特别是救误医案和现代医疗纠纷的典型医案是我们吸取经验教训的最好教材，不求有功，但求有效是医家企盼，不仅要有高尚的医德，良好的医风，更要有睿智的思维，灵巧的技法和规范的诊疗预防程序，才能事半功倍，实现效率最大化！

第二节 医案用于中医科研

医案不同于临床病历档案，而源自于临床病历档案，是将临床病历中的相关医疗诊治信息，经过医务人员的科学思维加工，分析而研究出有科学价值和现实意义的部分，医案本身就是科学研究的成果之一，可以以论文或著作等方式加以公开发表。可见，医案重在抽取出临床病历之中的精华，加以理性升华或规范、总结某种思辨方法、诊疗技术等，供他人加以借鉴的一种临床科研成果，突出表现在以下几个方面。

一、启迪研究思路

中医药科学研究的思路或进路是决定科学研究的方向性大问题，其最重要的原则是实践第一性，即中医药的科学研究必须以实践性作为首要的进路原则。中医药学科的实践性原则内涵丰富，但突出表现在临床实际病人的诊疗上，而医案恰是临床医生认为最具价值病例的高度概括，其间成功的案例不胜枚举。

脑出血破血行瘀疗法研究是已故国医大师任继学终身教授率先提出而开展的中医药治疗脑出血临床研究中颇具代表性，又有相当影响力的中医科学研究，突破了"出血止血"的常规理念，极大地提高了中医治疗脑出血的临床疗效，赋有中医特色的代表性。然其研究的最初思路恰源于临床个案的发现：20世纪80年代中期，长春武警部队某领导，突发于眠中中风，属典型的脑血栓形成，辨证属中经络痰瘀互结证，给予破血行瘀、化痰通络法系统纯中药治疗，病人很快康复。为领导安全和治疗全面等多因素考虑，病人赴外院进行头颅CT检查，结论为：壳核少量脑出血。以后我们又系统地观察了32例脑出血病人，发现破血行瘀法确优于常规疗法，且无加重出血和病情等不良反应，而立项展开系统研究，取得良好效果且已推广至全国。

二、创新与发展中医理论

科学理论较之思路则更加明确且具体，是基于已有的理论逻辑指导和部分客观事实，有待证实或证伪的具体化问题，即是已有明确科学理论的问题。古今中医医案中不仅有诊疗过程和科学现象的描述，更为可贵者是其还有许多学术见解或创新理论上的研讨，或个人的经验性诠释等。

如《古今医案按·中风》卷一中记载有："赵以德云：余尝治陈学士敬初，因醮事跪拜间，就倒仆，汗如雨，诊之脉大而空虚。年当五十，新娶少妇，今又从跪拜之劳役，故阳气暴散。正若丹溪治郑义士之同病。急煎独参浓汤，连饮半日。汗止，神气稍定，手足俱纵，喑而无声，遂于独参汤中加竹沥，开上涌之痰。次早悲哭，一日不已，以言慰之，遂笑。复笑五七日，无已时。此哭笑者，为阴虚而劳，火动其精神魂魄之脏，气相并故耳。正《内经》所谓五精相并者，心火并于肺则喜，肺火并于肝则悲是也。加连、柏之属泻其火，更增荆沥开其闭。八日笑止手动，一月能步矣。"此案中对中风后哭笑证（脑中风假性球麻痹），机属"心火并与肺则喜，肺火并于肝则怒是也"。以此立论，创新与发展中医理论。

三、提供中医研究的动力与资源

科学研究的资料是科研生命线和原动力。中医医案是中医临床实践的有关记录，相对客观化地反映了一定历史时期中医治疗的现实。其记录临床表现的方式方法，应用的诊疗技术，判定疗效的标准等具有一定地域、历史时间、不同学派等差异性，这是针对历代各家学说研究的最主要的依据之一。

另一方面，古今医案也具有重要的资源特征，可作为中医科学研究的资料，现代许多基于古今医案的数据挖掘就是很好的应用。目前国内中医医案数据挖掘以苏礼牵头的陕西省中医药研究院和张启明牵头的中国中医科学院中医临床基础医学研究所等。如苏礼至少完成了：拥有9个学科，89个病类，740个病证，载有公元前至20世纪60年代两千余年间1206位医家的16365首医案，总计达600多万字的古今医案文献管理系统。

医案作为公开发表的这部分，尚可作为科学研究的证据而呈现资料的属性。

四、支撑理论构建

中医药学理论的构建有别于西医学。刘保延先生在其"中医临床研究方法的思考与实践——系统生物学湿干研究模式与中医临床研究"一文中突出了"中医研究模式"即是"从临床中来，到临床中去"的实用目的、功利突显的模式，个体医生对临床诊疗经验的不断积淀，通过向他人学习和结合自己的工作总结，从而形成自己个人病人群体的共性特征，进而形成了独特的学术观点和理论认识，此观点逐步为医生群体采用，渐变衍生出学术思想或流派，为后人应用加以扬弃，累积到一定程度，涌现出创新的中医理论，再在实践中加以修正和补充。历代医家浩若烟海的医案记录是中国医学独有的现象，早、全、多，不断完善与发展，也为中医药理论提供客观实事的有力支撑。

更为重要的是中医医案作为文献资料可利用现代计算机科学技术开展中医医案的知识发现研究和依据于诠释学展开中医医案的诠释性创新等相关的中医科研工作，这是一个新的研究方向。如中医医案的知识发现是以两类或以上（疾、证、体等）医案放置在一起，可以发现其内部隐含的关系，或知识界面的交叉融合区域，这是新知识的源泉，恰是中医药学术研究的发展方向之一。如中医内科学医案与中医外科医案中均用生黄芪而愈不同疾与证，生肌是交叉点，托疮是机理所在，故中医内科心系疾证用黄芪之机不可以传统补气统而论之，结合脉证加以诠释，可发现新的知识或新的学术见解。

五、其他方面

首先是中医科研的评价，特别是关于对中医证候或"中医体质"的疗效评价问题是目前制约中医临床疗效评价的瓶颈之一。依据于古今医案的大样本数据挖掘可以发现其中十分重要的现象，中医证候是中医临床病人状态的表征，是临床诊疗的依据或制定规范标准的内在依据，据此作为病情疗效的判定不太适用，也缺乏科学的根据。病是疗效判定的靶标，以终点指标为标志。

其次，规范目前仍十分混杂不齐的中医名词术语规范标准，依托于古今医案为本底资料是十分可行、合理、科学的路径之一，但要做深层次的挖掘和更加科学、可行的方法支撑。如内涵本质属性的科学确定，严格其应用范围为代表的外延，规范概念术语之间的内在逻辑条理等，内容十分浩瀚，确有献身精神莫能担此大任。

例如，古代医案手稿的书写价值，古代医书的文本发生学研究，古代医家的文化研究等，均与医案有着千丝万缕的联系。

第三节　医案用于中医教学

医案是体现科学描述功能的有效载体，更是蕴含中医诊疗模式和独特方法的合理展示，具有典型的示范作用，对于中医教学的知识印证和学会运用中医思维理念去诠释和理解中医理论等均十分重要，在形象思维方面强化感性认识，在抽象思维方面加深对概念的理解，在诊疗技能方面增加对临床基本功的提高等均有重要的应用价值。

一、作为独立课程

近代中医教育兴起之后，各地创办的许多中医学校均把讲评"医案"作为必要的教学内容。如上海中医专门学校明确规定在四年级时学生要学习医案。有的学校还编著有《医案讲义》。足见近代中医教育家们是多么重视中医医案的教学！张山雷先生在其编写的《古今医案评议》中即高度重视医案的学习。有云："医书论证，但纪其常，而兼证之纷淆，病源之递嬗，则万不能条分缕析，反致杂乱无章。唯医案则恒随见症为迁移，活泼无方，具有万变无穷之妙，俨如病人在侧，謦咳亲闻。所以多读医案，绝胜于随侍名师而相与晤对一堂，上下议论，何快如之！"

现代中医教育把医案作为教学内容是有一个渐进的过程。由于中医理论体系的特殊性，首先在各门学科中贯穿以"医案"教学，进以达到醒目和强化不同教学主题的目的。从《中医基础理论》到临床各科均十分普遍。其后增设《中医各家学说》课程，许多院校，如北京、南京、山东、湖南等地则多自编医案学讲义，开设选修课程。如黄煌教授编著的《医案助读》等均为主要的学习性辅导材料。

二、强化学生对理性知识的认知

由于中医学科属性等原因，中医药学的众多学术概念抽象性强，功能性描述多，教学中难以开展实物展示等教学活动，每多靠学员自己的悟性去体验中医药学理。故此，穿插其间以医案的示例性教学，既可强化学生对理性概念的认识，又有助于对中医知识的消化、理解和记忆，从而内化学生的中医药知识系统，是十分必要的教学方法与手段，与西医、西药有明显的不同。

譬如中医基础理论等最为基础性、抽象性强的学科中也多联系医案的教学以传道、授业和解惑。表证与里证可选择同为上呼吸道感染的两个医案：一是恶寒发热，鼻塞流涕，干咳少痰，咽喉红肿，舌淡苔白，脉浮紧；一则发热不寒，痰多色黄，大便干燥，口渴，多汗，舌红苔黄燥，脉沉实有力。可能两案均为男性，年龄相近，居地一致等基本情况相近，前者为表证而后者为里证，表非为病邪侵犯在皮表部位，而是邪犯正与正御邪二者交互斗争表现出来的一种状态，有时限性，多为早期，机体状态多为正胜有能力御邪，病情多轻，治疗要因势利导，解表达邪，邪去正归其位。后者为里，里也不指内里的解剖部位，二者邪犯部位是一致的，不是区分表里的依据，也是正邪斗争的中期或极期的一种状态，病情是邪伤正与正胜邪的均势，治疗以"引而竭之"的下法，速速解决邪胜问题，为何不补正？补正以驱邪是为对抗疗法对人体损伤太大，而邪去正自安方为上策之选。学生自然可以有效地强化了表证与里证这一中医特有的概念。

三、培养学生的实践技能

中医药学是实践性强的应用学科，是直接服务于广大人民群众的健康维系和疾病防治的学科，责任重大。除强调医德医风教育外，学生的技能训练也十分重要。教科书仅能教给学生基本知识和基本理论，而基本技能则由教师在实践中加以授业。其中对于中医专业的学生而言，医案教学就是其中的捷径之一。

强调中医的临床思维。中药的概念就是在中医理论指导下运用四气五味等理念，合理地使用植物药、动物药和矿物药。故此，中医理论是中医临床用药的核心性指导原则。可惜，在现今中医临床实践中多以西医的思维模式展开中医临床实践，往往是只见树木，而不见森林，缺乏整体观、运动观和稳态等中医核心价值思维系统，而中医医案中不乏成功的范例，可证明之！王永炎院士强调的"我主人随"的核心理念也在此。

注重诊疗技巧。医案中许多流芳百世者多呈现给人以眼前一亮的新、奇、特、亮的闪光处，是中医同仁值得学习的重要窗口。诊病识证，有常有变。常法为普遍规律，多为典型而易于推广和广泛使用者。而难能可贵者在于"知常达变"，于绝对的个体之中寻求基本的普适规律。很多也是常法，但易于被人忽视也属于此范畴。如国医大师任继学先生曾诊治一风湿热中年女性，阳明四大证备而白虎加苍术汤加舒筋活络之品罔效。邀任老会诊，先生言证合而机不全合，中有"郁"机。一为中年女性，肝郁为常见，且有善太息，不思饮食及较重的乏力，均为肝气不达，疏土无力及"肝主肌腠"之故。二为苦寒直折，易于阻遏气机。原方中加生附子10g，柴胡20g，一剂知而退热，调理月余而瘥。任老告之曰：理法方药，理为先，辨证的证据是依据四诊合参的合理分析，还要参合古今研究之结论，才能综合而得出。要多学习，更要勤思考，练好基本功，自然水到渠成。

参 考 文 献

[1] 赵尔巽. 清史稿 [M]. 北京：中华书局，1977.

[2] 周凤梧，张奇之，丛林. 名老中医之路 [M]. 青岛：山东科技出版社，1981.

[3] 刘保延，周雪忠. 中医临床研究方法的思考与实践——系统生物学湿干研究模式与中医临床研究 [J]. 世界科学技术——中医药现代化，2007，9（1）：85－109.

第五章 历代医案数据库的构建

尽管不同的中医学派有着不同的学术专长，但就理论渊源来说都基本上源于《黄帝内经》，他们在思维模式、信息采集、诊治原则等方面都遵循着大致相同的规范，如整体观念、三因制宜、望闻问切等。历代医案是临床医生关于患者的病因、症状、诊断、治疗方案和治疗效果等临床信息的详细记录，尽管表述未必规范，但应是他们的学术思想在临床实践中的重要体现，属于或接近对科学研究最为重要的第一手资料。通过对数据库进行统计分析，可望为中医辨证方法体系的完善作出贡献。

第一节 数据库的构建过程

一、资料的来源

（一）所选择的医案

临床信息记录相对全面，辨证准确，用药恰当，治疗有效。

（二）医案的纳入标准

以《全国中医图书联合目录》为线索，全面挑选宋、元、明、清及近现代的中医临床名家的医案专著；内科、外科、妇科、儿科、五官科的医案；医案至少包含症状表现和治疗药物。

（三）医案的排除标准

①收载于不同书籍的同一医家的医案，以防止原始资料的重复；②若属对患者多次复诊的医案，则由二诊时是否有效决定仅录入初诊部分，以使各医案是独立无关事件；③根据西医理论诊断和应用中药的医案，如血压高用菊花、山楂；④表述模糊，容易产生歧义的医案，如腹部不适、月经不调。

（四）入选的医案

以山东中医药大学图书馆藏书为基础，共获得1484位历代著名临床医家的医案专著229册，医案51186条。

二、数据库的建立

（一）原始文献图像数据库

原始文献图像数据库建立的目的是便于对原始文献的对照查询。采用的具体方法为对原始文献进行扫描，以图像格式进行存储。建立的结果为最终获得容量为8.39G的历代医案原始文献图像数据库。原始文献图像数据库建立的实质是古籍电子化、图像化。

这种数据库建立的优势，一是便于查找；二是再现原始文献的原貌；三是避免翻阅原始文献，有利于更好地保存原始文献。

（二）文本对照结构数据库

1. 目的与原则

目的是统计提取原文信息，为症状、证候的规范提供资料。

该数据库应遵循的原则是，在确认准确地理解和解释原文信息的基础上，要尊重原著，如原著中没有证候诊断，不能根据临床表现给出证候诊断；根据"数据库结构密钥"提供的信息确定信息点，联系同一医案的上下文或不同医案的同类描述对信息点进行全面而准确地理解和解释。

2. 实施细则

及时总结在医案理解和解释过程中容易犯的错误，形成"数据库录入手册"，下发到医案录入员，直到医案录入完成，"数据库录入手册"方定稿完成。

（1）"腹胀"通常是指由胃肠气滞引起的胀满，而"单腹胀大"经常是由血瘀、痰饮等引起的腹部胀大如鼓的一种症状，两者不可混为一谈。

（2）伤脾、损脾不等于脾虚，录入时只翻译为病位在脾。

（3）"食谷不化、食纳留中艰化、纳谷不运"等于"食谷不化"。

（4）口糜等于口疮。

（5）广陈皮、新会皮归属陈皮。

（6）虚热等于阴虚证、虚寒等于阳虚证。

（7）正气虚等于虚证，而非气虚证。

（8）水亏等于肾阴虚。

（9）脉象不分左右、寸关尺、浮中沉。

（10）病位在"中"者，不可理解为"中焦"，可舍之。

（11）原著中若根据症状或病机对医案进行分类，注意在每一类下的病案中加入相应的症状或病机。如以咳嗽为名分类的病案，则每个病案里面都要有咳嗽这一症状。

（12）有的医案没有明确的辨证，可从二级标题、治则治法、方名中推出。但是推出的结论必须唯一。如"益气养阴"等于气虚证，阴虚证。应用六味地黄丸翻译为肾阴虚。

（13）不能依据症状推测证候或病位。如根据"头痛"确定病位在"头"，根据"呕吐"确定病位在"胃"是错误的。

（14）如果医案中不仅列出了汤药而且列出了用该汤药冲服的成药，可于录入界面右上角的备注中注明相应的成药。如汤药＋紫雪丹，仅录入汤药，紫雪丹放入备注。

（15）医案的症状部分如果有简写的"黄疸"，翻译为"身黄、目黄、小便黄"录入。如果有简写的"疟疾"，录入时可将"往来寒热"录入。如果有简写的"痢疾"，录入时可将"大便质稀、里急后重、大便胶冻"录入。

（16）对于"半身不遂"疾病，如果明确写明在"左半身、右半身"，应录入。

（17）便秘通常翻译为便干，除非明确说明是排大便次数少或排大便困难。腹泻通常翻译为大便质稀，除非明确说明是排大便次数多。

（18）按语内容常为后人所加，不予录入。

（19）二诊以后的内容不予录入，以保证医案的独立无关性。如果二诊时发现一诊无效或加重，则不录入该医案。

（20）注意经脉病与六经病的区分。"病在阳明"可能是"足阳明胃经"、"阳明病"、"胃"中的一个，不能判断则宁缺毋滥。足阳明胃经不等于胃，病在阳明不等于阳明病。

（21）统计时注意不同层次的被选对象的统一性问题，如"六淫"与"外风，外寒，外热，外湿，外燥，外暑"为不同层次的被选对象。"肝风内动"与"肝阳化风、热极生风、阴虚生风、血虚生风、血燥生风、脾虚生风"亦为不同层次的被选对象。

（22）酒炒黄芩等于酒、黄芩。辰砂茯神等于朱砂、茯苓。

（23）伤津不等于阴虚，伤津等于津亏。

（24）面黄鲜明（黄疸阳黄）、面黄晦暗（黄疸阴黄）不是一般意义的"面色黄"。

（25）口角歪斜不等于口眼㖞斜。

（26）因咳嗽、腹痛引起的彻夜不眠不是不寐。

3. 图像资料的文本化

采用尚书七号 OCR 将被选医案的图像格式识别校对为文本格式，并安排专人进行校对。

4. 信息点的确认

以新世纪全国高等中医药院校规划教材《中医诊断学》、《中医内科学》、《中医妇科学》、《中医儿科学》、《中医外科学》、《中药学》为蓝本，整理其中的病名、症状名、证候名和中药名，并以这些名称作为标记词来翻译和标记历代医案的信息点。对于不能翻译和标记的信息点，在充分理解原文内涵的基础上，构造新的名称进行标记。最终获得的标记词有病名 501 个、症状名 5789 个、证候名 366 个、中药名 817 个。依据由科技部基础性项目"中医药学名词术语规范研究"组完成，经全国名词委审定的《中医药学名词》进行修正。形成"数据库结构密钥"。

5. 数据库的结构

以记录号、录入员、医家、资料来源、症状原文、症状翻译、辨证原文、辨证翻译、病名原文、病名翻译、用药原文、用药翻译为字段名，在 Visual FoxPro 6.0 环境下建立结构数据库。其中：

"记录号"栏目填写阿拉伯数字。由管理员将不同组段的记录号分配给不同的录入员，用以将不同的医案区分开来。如将 1001~2000 这 1000 个数字分配给录入员甲。

"录入员"栏目用以填写本医案的录入员、校对员和校验专家的姓名，便于责任追查。

"医家"栏目用以填写本医案的诊治专家。

"资料来源"栏目用以录入本医案的作者、书名、版次、出版社、出版地、出版时间、页码。

"症状原文"栏目录入临床医家关于症状的原始描述。

"症状翻译"栏目录入医案录入员关于症状原始描述的理解和解释，并以症状名标记。

"辨证原文"栏目录入临床医家关于证候的原始描述。

"辨证翻译"栏目录入医案录入员关于证候原始描述的理解和解释，并以证候名标记。

"病名原文"栏目录入临床医家关于病名的原始描述。

"病名翻译"栏目录入医案录入员关于病名原始描述的理解和解释，并以病名标记。

"用药原文"栏目录入临床医家关于用药的原始描述。

"用药翻译"栏目录入医案录入员关于用药原始描述的理解和解释，并以中药名标记。

这样就形成了医案原文与标记词一一对应的关系表，即文本对照结构数据库。

6. 质量控制

（1）第一步，对于初步录入的医案，指派校对员首先比较"原始文献图像数据库"与"文本对照结构数据库"中的原文部分，纠正错误，查漏补缺；其次逐行修改翻译的错误，并将校对员的姓名放入"录入员"栏目。

（2）第二步，聘请专家随机选取校对员校对过的医案进行校验，并将专家的姓名放入"录入员"栏目。

（3）第三步，编程校对。

①记录号提取与填充程序：提取医案记录号并将该记录号填充到同一医案的不同行的"记录号"栏目中，以将该医案与其他医案区分开来。

②错误鉴定程序1：检验"文本对照结构数据库"中是否存在错行的情况。如"症状原文"栏目非空，而"症状翻译"栏目为空，则可能存在错行的问题。

③错误鉴定程序2：检验"文本对照结构数据库"的某个医案中是否存在相同的标记词。

④空白记录程序：检验"文本对照结构数据库"的上下两条医案之间是否存在错行问题。

⑤ excel 表数据检验程序：检验不同录入员录入的"文本对照结构数据库"之间是否有重复的记录号，如果有重复的记录号，则或为管理员将相同组段的记录号分配给不同录入员，或为录入员错填了记录号。

⑥错别字导出程序：检验"文本对照结构数据库"中的错别字并将其导出。

⑦错别字修改程序：用于修正"文本对照结构数据库"中的错别字。

⑧症状原文出现几率统计程序：统计出同一症状标记词下所有不同的原文描述及其出现的几率。

⑨症状翻译出现几率统计程序：统计出同一症状原文下所有不同的症状标记词及其出现的几率。

⑩数据库结构用语检验程序：检验数据库结构密钥中是否存在重复的中文表述。

⑪医案分类提取程序：将"文本对照结构数据库"中的内容按症状、辨证、病名、用药分类提取。

⑫新加字段出现几率统计程序：统计新添加的字段出现几率。

⑬新加字段插入填充程序：将新添加的字段返回到"文本对照结构数据库"。

（4）第四步，统计校对。

①编程提取标记词对应的所有原文信息及其记录号，并进行内容校对。如编程提取"文本对照结构数据库"中关于头痛的所有原文描述及其对应的记录号，如果原文信息与头痛无关，则属于错误翻译，根据记录号进行数据库校对。

②建立"医家医书统计表"，查看同一医家的医案是否分散到两本或两本以上的书中，优先选取医案专著，将同一医家的其他版本重复录入的医案删除，以确保每个录入的医案都是独立的。共删除可能重复录入的医案2397条。

③将不同的录入员录制的121个分数据库的记录号进行排序，分别记下每个数据库的第一个和最后一个记录号，形成"数据库记录号排序表"，以检查管理员在分配记录号时是否有重复。

④将121个分数据库的记录号进行排序，查看"资料来源"栏目中的内容是否排列整齐。如果发现某一条资料来源不同于前后各条记录的相应内容，表明有记录号错误，以此检验记录号是否写错。

7. 结果

如果将一条医案原文和对应的翻译（标记词）称为一条信息，则最终获得了约1500000条信息的文本对照结构数据库。录入的片段如下：

记录号	录入员	医家	资料来源	症状原文	症状翻译	辨证原文	辨证翻译	用药原文	用药翻译
593489	矫琰庆录	汪艺香	汪艺香先生医案下——后学黄绍宗录第115页（案196）	经行落后	月经后期	气滞血热，蒸湿成痰	内湿	半夏	半夏
	郭凤璐校			色殷而痛	月经红赤	气滞血热，蒸湿成痰	痰	淡芩	黄芩
				色殷而痛	痛经	气滞血热，蒸湿成痰	气滞	川雅连	黄连
				舌苔黄腻	黄苔	气滞血热，蒸湿成痰	血热	陈皮	橘皮
				舌苔黄腻	黏腻苔			丹皮	牡丹皮
				脉数而郁	数脉			延胡	延胡索

（三）数值化结构数据库

1. 目的与方法

将结构化的医案信息转化为数字格式，便于借用统计学方法建立症状、证型和用药之间的关系。

采用的方法为，以 Visual FoxPro 6.0 为开发平台，编制"医案录入系统"，使得所有医案涉及的病名、症状、辨证及用药都能够进行检索，并成为取值为0或1的二值变量。

2. 软件操作指南

（1）打开计算机，进入软件所在文件夹，双击"医案录入系统"图标，进入病案录入界面。

（2）如果为新录入的医案，则点击"新增/另存"按钮，光标闪烁在"记录号"栏，将管理员分配的记录号添加在"记录号"栏中。

（3）在"病案号"栏中随便输入数字，在"姓名"栏中添加录入员姓名，在"备注"栏中添加医案的详细来源，如医家姓名、著作名称、出版社、出版时间、页码。

（4）在"检索"栏中添加欲检索的内容，回车后欲检索的相关内容就显示在"检索"栏下面的栏目中。双击检索到的内容，则该内容自动存储。

（5）一条医案录入完毕，重新点击"新增/另存"按钮，则被存储。

（6）如果想校对医案，则先在界面的右上方有"记录号"的栏目中找到欲校对的记录号，点击"修改"按钮，该记录号对应的医案内容即显示在相应的栏目中，修改过程同上。

（7）一条医案校对完毕后。点击"保存"按钮，则被存储。

3. 缺如数据的处理

有的医案没有病名或没有辨证，但在 Visual FoxPro 6.0 环境下自动赋值为 0，相当于临床医家没有辨识为该证型或病名。

在 SAS 8.0 环境下，将 Visual FoxPro 6.0 环境下分别由不同的录入员录入的 121 个分数据库及其对应的 24 个表汇总成一个表。使得每一条记录（行）对应一个医案。

编制软件，使汇总表中的病名、辨证两部分变量全都取零的部分赋值为空，以对应原始文献中没有辨证或辨病的情形。

4. 结果

最终获得的数据库是一个由 0 和 1 组成的包含 125，000，000 数据的非负稀疏矩阵（部分辨证或辨病数据缺如）。

三、历代医案数据库的优势与不足

通过对历代医案的梳理及数据库的构建，表明数据库的建立有其鲜明的优势，同时也显示其不足之处。

（一）优势

1. 能够记录宋、元、明、清及近现代的中医临床名家原汁原味的辨证论治过程。

2. 医案数据库是来自临床的第一手资料或接近第一手资料。

3. 为医案的研究构建良好的信息平台。

（二）不足

1. 历代医案本属临床专家的成功案例，和有利于后人借鉴的案例，不是随机选取的。

2. 无法翻译的症状信息有 7063 条，占总症状信息（466937 条）的 1.5%。如胁下常泪泪有声、后项部两侧跳动。

3. 模糊信息约占总数的 2.5%。如二便不调、腹中常觉不和、月经不调、带下。

第二节　数据库的基本统计学分析

在结构化数据库的基础上，采用相应的统计学分析方法，目的是发掘医案背后所隐藏的辨证论治的共性规律，以继承医家的学术思想与经验、启迪临床思维，提高临床疗效。为了清晰地表达统计学分析的过程，我们以前面所建立的结构化数据库为研究对象，采用国际通用的 SAS 6.12 统计软件的非条件 Logistic 多元逐步回归法进行统计。这里的"非条件"是针对成组设计的资料进行的分析，Logistic 回归是处理二值型因变量的回归方法，逐步回归包括两个相反的过程：一是不断从模型以外的变量中挑选"重要"的引入模型；二是对引入模型的变量进行综合分析，将那些"不重要"的变量从模型中剔除。

一、自变量的筛选原则

（一）自变量的选择

以某一被研究对象如肝气郁结为因变量，从 80 个常见病位中筛选伴随的发病部位，从 100 个常见病因或病理结果中筛选病因或病理结果，从 817 个常见症状中筛选症状，从 781 种常用药物中筛选用药，被选中的对象称为自变量。

（二）自变量的筛选

随着被选入的自变量数增加，模型反映实际问题的能力（即拟合优度）不断增强，表述拟合优度的指标 AIC 不断下降。为研究脾虚湿盛证的病因时获得的自变量个数与 AIC 的关系，显然，当自变量数为 4 时，AIC 的下降速度由快转慢。从判断回归方程预测准确性的统计量 Concordant（和谐）的值也容易发现，当自变量数是 4 时，Concordant $=74.5\%$，当自变量数增加至 14 个时，Concordant $=81.7\%$。亦即，后增的 10 个病因仅使模型的预测准确性升高 7.2%。故 4 个病因是我们期望获得的自变量较少而拟合优度较高的简约模型。

（三）自变量的确定

进入模型的自变量在进行 Wald χ^2 检验时应至少在 $\alpha = 0.05$ 水平上统计显著。

二、统计结果的表达

以肝气郁结的统计结果为例。全国统编教材《中医诊断学》认为，肝气郁结的常见症状是：胁痛、胁胀、善太息、月经紫黯、乳房胀痛、咽如物梗而吐咽不解、瘕聚、脉弦等。但在这些症状中哪些是肝气郁结的主要症状，哪些是肝气郁结的特异性症状，我们没有统一的认识。借助上述统计分析，我们发现：

Logit（p）$= -3.7425 + 1.2319$ 脉弦（0.2938）$+ 1.5179$ 胁胀（0.0925）$+ 1.2752$ 胁痛（0.1396）$+ 2.2004$ 太息（0.0605）$+ 1.4912$ 月经紫黯（0.0672）$+ 1.1407$ 嗳气（0.0708）$- 0.9208$ 咳嗽（-0.1791）$+ 1.7171$ 咽如物梗而吐咽不解（0.0655）$+ 0.5222$ 脉沉（0.0846）$+ 1.0890$ 瘕聚（0.0656）$+ 1.7796$ 乳房胀痛（0.0489）$- 0.7652$ 发热（-0.1357）。

模型评价：对于每一自变量都有 Wald $\chi^2 > 26.9$，$P = 0.0001$。Concordant = 67.6%。其中，①所有症状是从 817 个临床症状中筛选出来的；②症状的排列顺序为进行 Logistic 回归时各症状进入模型的先后顺序；③症状前的数值是偏回归系数，其正、负号表示该症状对肝气郁结的正、负面影响。偏回归系数的自然指数又称发生比率（Odds Ratio）。例如善太息的发生比率为 exp（2.2004）= 9.0287，表示仅有善太息一个症状发生时诊断为肝气郁结的概率与不诊断为肝气郁结的概率之比，是所有症状都不发生时诊断肝气郁结的概率与不诊断肝气郁结的概率之比的 9.0287 倍。亦即，善太息是诊断肝气郁结的重要症状或特异性症状。同理，发热的发生比率是 exp（-0.7652）= 0.4652，说明发热一般不见于肝气郁结。容易理解，对于某一证候来说，偏回归系数为负值的症状可用作该证候的鉴别诊断；④由于各症状的度量尺度不同，如"胁胀"由不发生到发生的变化与"脉弦"由不发生到发生的变化是不同的，使得不同症状对诊断肝气郁结的影响大小不能比较。若将数据库中各症状和因变量的值分别减去其平均值，再除以各自的标准差（这一过程又叫变量的标准化），就使之转化为无量纲的变量，就使各症状对诊断肝气郁结的影响大小具有了可比性。在上述统计结果中，各症状后的数值（括号内）是标准化回归系数，其大小表示在整体考虑所有被纳入的症状时，各个症状对诊断肝气郁结的影响程度。因此，标准化回归系数较高的症状如脉弦是肝气郁结的主要症状。

由回归方程可知，按照各症状对肝气郁结的贡献度，由大到小依次是脉弦（0.2938）、胁痛（0.1396）、胁胀（0.0925）、脉沉（0.0846）、嗳气（0.0708）、月经紫黯（0.0672）、瘕聚（0.0656）、咽如物梗而吐咽不解（0.0655）、善太息（0.0605）、乳房胀痛（0.0489）。按照各症状对判断肝气郁结的特异性，由强到弱依次是 2.2004 太息、1.7796 乳房胀痛、1.7171 咽如物梗而吐咽不解、1.5179 胁胀、1.4912 月经紫黯、1.2752 胁痛、1.2319 脉弦、1.1407 嗳气、1.0890 瘕聚、0.5222 脉沉。而咳嗽、发热不是肝气郁结的症状，可用做鉴别诊断。

三、已有的统计结果

1. 脏腑病辨证用药的 Logistic 回归分析。统计筛选并定量地表达了脾、肺、肾、肝、心、胃在疾病过程中的常见临床证候，与某一证候正相关和负相关的病因或病理结果、症状和用药。并据统计结果总结出五脏疾病的发病规律和生理功能。

2.《中医统计诊断》对 332 个常见临床症状的临床证型、发病部位、病因或病理结果、伴随症状和常用药物进行了统计。对 110 个常见临床证型的病因或病理结果、常见症状和常用药物也进行了统计。编辑成的《中医统计诊断》作为"新世纪全国高等中医药院校创新教材"由中国中医药出版社出版，这一工作可望使《中医诊断学》中的部分症状、证型、病因或病理结果、用药统计规范化。

血瘀证（884）

（1）伴随证型

Logit（p）= -3.7931 + 2.6478 气滞（郁）证（0.341646）+ 4.3264 瘀血阻肺（0.074620）+ 3.2646 蓄血证（0.062370）+ 2.7818 血寒证（0.053146）+ 1.2870 血热证（0.080518）+ 0.7714 气虚证（0.103133）。

模型评价：对于每一自变量都有 Wald $\chi^2 > 47.2$，$P < 0.0001$，Concordant = 49.9%。

（2）发病部位

Logit（p）= $-3.5728 + 2.7583$ 血络（0.166342）$+ 1.8794$ 经络（0.172410）$+ 2.3367$ 女子胞（0.109689）$+ 1.4523$ 血分（0.119852）$+ 1.5625$ 胸部（0.080733）$+ 2.8758$ 小腹（0.043606）。

模型评价：对于每一自变量都有 Wald $\chi^2 > 30.9$，$P < 0.0001$，Concordant = 36.0%。

（3）发病原因

Logit（p）= $-4.2766 + 5.8009$ 瘀血（0.569407）$+ 4.2766$ 过喜（0.031464）$+ 2.5558$ 起居失常（0.038754）$+ 0.8678$ 外寒（0.100041）$- 0.4751$ 内热（火）（-0.114867）。

模型评价：对于每一自变量都有 Wald $\chi^2 > 14.4$，$P < 0.0001$，Concordant = 76.9%。

（4）临床症状

Logit（p）= $-3.6285 + 2.8150$ 舌质暗（0.137240）$+ 2.4947$ 月经紫暗（0.112402）$+ 1.9962$ 疼痛拒按（0.111991）$+ 2.3499$ 血色紫暗（0.088379）$+ 1.6669$ 闭经（0.105155）$+ 1.4915$ 少腹痛（0.106328）$+ 2.0650$ 刺痛（0.085038）$+ 1.1576$ 脉涩（0.121305）。

模型评价：对于每一自变量都有 Wald $\chi^2 > 88.8$，$P < 0.0001$，Concordant = 41.6%。

（5）常用药物

Logit（p）= $-4.1040 + 1.9607$ 桃仁（0.214710）$+ 1.7651$ 丹参（0.214856）$+ 1.8260$ 五灵脂（0.099817）$+ 1.0723$ 川芎（0.146171）$+ 1.2009$ 延胡索（0.131441）$+ 1.3496$ 红花（0.112220）。

模型评价：对于每一自变量都有 Wald $\chi^2 > 109.7$，$P < 0.0001$，Concordant = 72.9%。

评论：

①"884"说明该证型出现的临床几率是884/22459。

②所有回归方程都是可信的，因为对于所有回归方程都有 Concordant > 36.0%。

③四颗星说明该证型在伴随证型、发病部位、发病原因、常用药物四个方面具有临床特异性。因为在这些回归方程中，至少存在某一自变量标准化回归系数（括号中的数值）明显较高的情况。

④"血瘀证"一般不由"内热（火）"引起。因为其回归系数为负值。

⑤各症状对诊断血瘀证的贡献度，由大到小依次是舌质暗（0.137240）、脉涩（0.121305）、月经紫暗（0.112402）、疼痛拒按（0.111991）、少腹痛（0.106328）、闭经（0.105155）、血色紫暗（0.088379）、刺痛（0.085038）。

在上述回归方程数学模型中：①血瘀证（因变量）的伴随证型、发病病位、发病原因、临床症状、常用用药（自变量）的排列顺序为进行 Logistic 回归时各自变量进入模型的先后顺序。②自变量前的数值是偏回归系数，其正、负号表示该自变量对因变量的正、负面影响。偏回归系数的自然指数又称发生比率（Odds Ratio）。设某自变量发生（即赋值为1）时，因变量发生的概率与不发生的概率之比为A1，该自变量不发生（即赋值为

0）时，因变量发生的概率与不发生的概率之比为 A2，则 A1/A2 即是发生比率。例如，瘀血的发生比率为 exp（5.8009）＝330.6，表示存在瘀血时发生血瘀证的概率与不发生血瘀证的概率之比，是不存在瘀血时发生血瘀证的概率与不发生血瘀证的概率之比的 330.6 倍。在我们的数据库中，由于变量的阳性频数大都较低，330.6 也可近似地看做存在瘀血时发生血瘀证的概率与不存在瘀血时发生血瘀证的概率之比。亦即，瘀血是血瘀证的重要发病原因。同理，内热（火）的发生比率是 exp（－0.4751）＝0.6218，说明内热（火）一般不引起血瘀证。容易理解，对于某一证型来说，回归系数为负值的症状可用作该证型的鉴别诊断。③由于各自变量的度量尺度不同，如"舌质暗"由不发生到发生的变化与"闭经"由不发生到发生的变化是不同的，使得不同自变量对同一因变量的影响大小不能比较。若将各自变量和因变量的值分别减去其平均值，再除以各自的标准差（这一过程又叫变量的标准化），就使之转化为无量纲的变量，就使各自变量对因变量的影响大小具有了可比性。在上述统计结果中，各自变量后的数值（括号内）是标准化回归系数，其大小表示在整体考虑所有被纳入的自变量时，不同自变量对因变量的影响程度。事实上，以 AIC 为评价指标，容易发现标准化回归系数越大，去掉相应的自变量时回归模型的拟合优度越低（非严格）。④Wald χ^2 值是用以检验被纳入的自变量是否统计显著的统计量，Wald χ^2 值越大，则 P 值越小，被纳入的自变量越少，但被纳入的自变量越有统计学意义。⑤Concordant（和谐）值是用以判断回归方程预测准确性的统计量。该值越大，表明该回归方程预测准确性越强。如对应于"面色淡白"的发病部位的统计结果为

Logit（p）＝－5.5605＋2.8525 脐周（0.041962）。

模型评价：对于每一自变量都有 Wald χ^2 ＞7.54，P＜0.01，Concordant ＝1.1%。

回归方程预测准确性仅为 1.1%，否定了"脐周"为"面色淡白"症状的发病部位。经验表明，若 Concordant（和谐）值小于 10%，表明该回归方程可信度不大。

一般而言，最小的 Wald χ^2 值越大，P 值越小，纳入模型的自变量的数量越少，Concordant 值越小。我们的目的是寻找 Concordant 值较大，自变量数较少，P 值较小的回归方程，以便为血瘀证的辨证用药研究提供有价值的统计数据。

第六章 医案学的研究进展

医案学由于其研究对象具有特殊性，而且其作为中医学与汉语言文学的结合形成的特殊"文艺作品"，其源于中医临床，服务于中医临床，旨在不断提炼、升华中医学理论，传承医家的辨证思维理念，这些特殊属性，决定了医案学只能存在于中国、中医范畴之内，医案学研究必然具有其特殊的发展轨迹与方向。

第一节 医案学的现代研究概况

新中国成立后，以中医为主体的中医医院得以诞生，中医类高等院校也相继建立，医案的研究随着中医学科学研究模式的发展得以不断深入，其载体也由古代的诊籍、个人记录发展为现代的以公开发行的书籍、科技论文、电子出版物等为主的形式。随着西医学的发展，中医学不断融入新的知识与理念，科技创新意识不断加强，中医医生人数增多，诊疗方式逐渐有所发展，临床诊断模式也由以往的通过"望闻问切"得到证候诊断为主的模式进展为融合了现代诊断技术进而得出病证结合的诊断模式，中医医案的内容不断得到充实与发展，医案的数目也得到大幅度提升。

一、医案研究著作的丰富和发展

从医案研究著作方面来看，医案研究类著作日益增多，例如陈可冀的《清宫医案研究》，施今墨后人所著的《施今墨临床经验集》，董建华的《中国现代名中医医案精粹》，秦伯未的《清代名医医案菁华》，张山雷的《古今医案平议》，何廉臣的《全国名医医案类编》，余瀛鳌的《现代名中医类案选》、《当代名老中医典型医案集》等，这些著作大大丰富了医案学内容。

从医案研究的相关科技论文来看，以中国生物医学文献数据库（CBM 数据库，SinoMed，http：//sinomed. imicams. ac. cn）为例进行查询，截止到 2011 年 12 月 19 日，在缺省状态下以"医案"作为关键词进行搜索，得到的文献条目数共计 12894 篇，按年度进行分类查询，可以发现，"医案"学相关的文献数目明显呈逐年增多的趋势（图 6－1），在 1990 年以前，每 5 年的相关文献数目低于 200 条，进入 20 世纪 90 年代后，医案学相关的论文数目激增，1991～1995 年达到千篇以上，并且以每 5 年接近翻倍的速率增长，从一个方面印证了医案学的快速发展情况。

二、医案现代研究分类及进展

医案学既然以中医临床诊疗记录为研究对象，并且在发展过程中必须遵循中医学基本原理，这一学科的特殊性决定，医案学的研究，大体可以按研究目标分类为医案本体的研究与针对医案本体的分析研究两大类。

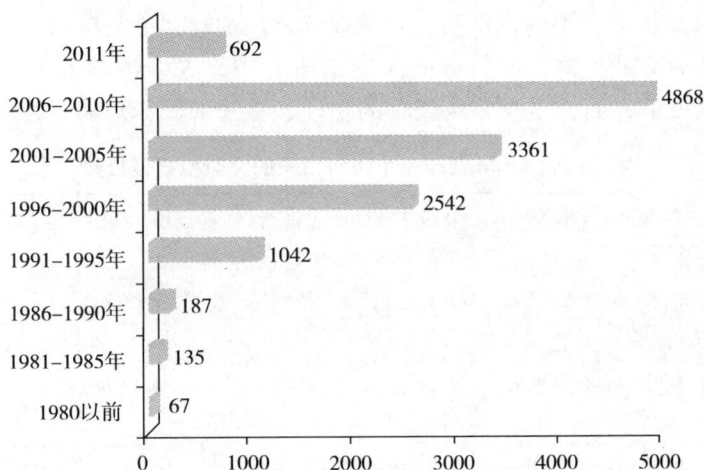

图 6-1　中国生物医学文献数据库中"医案"学相关文献数目

（一）医案本体的研究进展

医案本体的研究，包括原创医案的发表、已有医案的整理与发表、医案数据库的建立等。这一类研究是目前医案学研究的主要内容。

在 CBM 数据库中，可以发现，缺省状态下检索"医案"一词，得到 12894 条文献条目；然而以"医案学"一词进行检索时，则只有 12 条文献记录，具体内容见表 6-1。

表 6-1　缺省状态下检索"医案学"得到的文献记录

1	岭南名医黎庇留医案学术思想初探
2	谈医案学习在《中医各家学说》教学中的作用与方法
3	谈《中医各家学说》教学中学派医案的学习——以易水学派为例
4	理清学与术是中医基础理论研究的重要任务
5	刘云鹏老师谈医案学习
6	试论《寓意草》与中医临证议病的传统
7	王行宽教授医案赏析
8	善于撷取历代医案之精华
9	碎金片玉弥足珍贵——试析《名医类案》中的晋唐医案
10	中医医案学的历史与成就
11	宋以前医案考
12	从《本草纲目》看李时珍对中医医案学的贡献

可以看到，表中大部分非"医案学"相关内容，而只是与医案的学习相关。同时，通过粗略分析，在 CBM 全部 12894 条与"医案"相关的文献中，标题中含有"验案"一词的有 6205 条，占大约一半；而排除掉含有"验案"、"初探"、"一得"、"无证行医"、"心得"、"启示"、"举隅"、"自拟"、"经验"、"教授"、"例"、"体会"、"治

验"这一类与医案报道有关的词汇后，仅剩余 2166 条文献（表 6-2），其中尚有大部分为医案报道类的文献。这说明目前的医案学研究中，大多数学者仍将目光集中于医案本体的整理及报道方面，重视临床经验的整理，重视对临床思辨过程的记录与发表。

表 6-2　CBM 数据库中医案相关的文献检索条目数

10	2166	缺省：医案 not（验案 or 初探 or 一得 or 无证行医 or 心得 or 启示 or 举隅 or 自拟 or 经验 or 教授 or 例 or 体会 or 治验）	2011-12-19 17：52
9	2238	缺省：医案 not（验案 or 举隅 or 自拟 or 经验 or 教授 or 例 or 体会 or 治验）	2011-12-19 17：47
8	2408	缺省：医案 not（验案 or 自拟 or 经验 or 教授 or 例 or 体会 or 治验）	2011-12-19 17：46
7	2870	缺省：医案 not（验案 or 自拟 or 教授 or 例 or 体会 or 治验）	2011-12-19 17：45
6	3127	缺省：医案 not（验案 or 自拟 or 例 or 体会 or 治验）	2011-12-19 17：43
5	7393	缺省：医案 not（验案 or 自拟）	2011-12-19 17：38
4	7907	缺省：医案 not 验案	2011-12-19 17：35
3	6205	中文标题：验案	2011-12-19 17：34
2	12894	缺省［智能］：医案	2011-12-19 17：31
1	5	中文标题：医案学	2011-12-19 17：27

同时，据不完全统计，目前市场上可购买的各种医案类书目达四百种以上，分别为古代著名医家的医案整理、现代著名中医家医案、个人医案类、某一类疾病相关医案综合类，以及医案解读/助读/解析类书籍。

在信息技术飞速发展的现代社会，医案数据电子化也成为一个趋向，医案数据信息的电子化、医案类数据库的建立也早已得到学者们的高度重视，从国家"八五"、"九五"期间开始，即已经有学者将名老中医医案进行整理并建立电子医案数据库、交互式网站建设，以供各种分析之用。到目前为止，国内已建设了一批中医医案信息数据库，这些数据库基本上是由国家、部门或地方出资建设的。如上海中医药大学伤寒论教研室开发的"历代医案分析统计系统"，山东中医药大学研发的中医历代医案数据库，北京中医药大学建立的中医药基础数据库系统，中国中医科学院中医药信息研究所的"中国中医药文献数据库"等。

这些工作大大丰富了现代医案学的内容，为医案学的学科发展提供坚实的基础，为丰富中医临床研究提供了大量的基础数据。

（二）针对医案本体进行的研究进展

医案学的研究目标在于服务中医临床，即通过一个个具体医案的研究不断验证、提炼、总结、升华中医学的理论与哲学思想，从而对辨证论治的思维方法进行更加高效的传承，因此，仅有大量的案例整理报道是远远不够的，更加重要的是对这些医案中所承载的辨证论治思维方法的分析提炼，以及对于大量医案中隐含的规律性的知识进行探索发现，这些构成了医案研究中的另一部分：针对医案本体进行的研究，具体可以分为医案学的历史研究、医案的标准规范研究、医案分析研究、医案分析的方法学研究等。其中医案学的历史研究与医史文献研究有较大幅度的重叠，不作为本书的重点内容。

医案的标准规范研究，是涉及现代医案研究能否突破"瓶颈"的关键因素问题，具有统一的标准规范，是学科成熟度的体现，只有在同一标准规范下进行的研究，才有进一步的可比性、可以进入更深度的分析过程，所得结果才有可能在更加广泛的范围内得到认可、接受与推广。目前，中国中医科学院临床基础医学研究所的有关专家已经就中医医案书写与发表的标准规范进行了总结提炼，并发表有关论述，这种规范化工作对于中医医案学的进一步发展必将起到至关重要的推动作用。

医案分析研究、医案分析的方法学研究应当属于医案学研究的核心内容，也是医案学研究中难度最大的部分，以往常由临床医家在学习前人或师长的医案的过程中进行总结并记录形成，近年来逐渐得到现代学者们的重视，并得到大量现代先进技术的应用支撑。

医案分析研究，是直接针对已有的医案，采用各种方式方法进行直接分析，从而得出相应的辨证论治方面的规律，将中医临床实践进行提升，对中医理论进行验证或者丰富的过程。在这个方面，以往医家多采用个人思辨、领悟的方式直接进行分析阐释，其分析研究的结果可能具有较强的原创性、哲学性、深刻性，但也往往受到个人思维、个人工作能力的局限；而近年来现代科学技术的发展与引入，使我们可以应用现代统计学方法、电子计算机智能学习技术等手段来处理更加海量的信息，并且可以采用定性与定量相结合的方式，挖掘出更加隐含的知识线索。

医案分析的对象的手段都是灵活的，分析可以针对一个医案进行，也可以针对数则医案（类案、系列医案）进行；可以针对某一类病症的医案进行，也可以针对某一位医家的全部医案进行。例如，有学者针对"药对证而不效"的命题，对历代医案进行总体的总结分析，认为主要原因在于药量不足、用药时机未到、病愈过程中出现假象、未虑及体质因素、药材质量不佳几点，可供临床借鉴。

通过对历代医家治疗痹证的医案进行数据整理的过程中，对 258 种症状和舌脉象进行频数分析，对 158 种症状和舌脉象进行聚类分析，从中探讨痹证中医四诊信息的规律性，发现症状组合规律和中医辨证密切相关，对证候分类有着极大的实用价值，探讨症状组合规律对疾病的发生发展过程以及疗效的影响，将对中医证候分类理论起到极大的推动作用。在对古代情志病证医案进行的研究中，以筛选的古代 91 本医籍中的 1040 条情志病证医案为研究对象，采用 Microsoft Omce ACCESS 2003 建立情志病证医案数据库，运用频数分析法、因子分析法、关联规则等方法进行统计分析，发现古代情志病证医案中病因、病位和病机以及辨证都具有一定的规律，病因以多种情志因素混合诱发为多；五脏病在心、肝、脾为多，六腑病位则主要涉及胃和胆；脏腑虚损主要涉及气虚、阴虚、血虚等病理改变；病位主要在脾、肾、心、肝等脏，主要有 13 个证型；实性病理改变主要涉及气郁、痰、火等，病位主要在肝、心、胆、胃等脏腑，主要有 10 个证型，这些结论均可对临床给予一定指导意义。采用个案分析法，从近现代名中医复诊医案数据库中整理出辨证为肝郁气滞证的医案，总结四诊信息变化和证候改善的语言表达规律，原文复合证候拆分，分析各症状的变化属性以及变化过程，发现了标志肝郁气滞证改善的信息点，提取出了诸多标志肝郁气滞证候疗效的标志性症状。针对 4400 例当代名医医案，运用中医医案 OLAP 系统，进行舌象分布频数分析，发现白苔亦主热证；剥苔非唯阴虚，风、寒、湿致病也可见此苔；瘀血多胖舌；嫩舌也主实证；裂纹舌既为阴虚液枯之象，也为津不上承之兆，因此气虚、寒湿、痰饮等而致气不化津或水气阻者均可出现此舌。对 7680 例当代名医医案、1018 例临床病例中紫舌与病位证素的关系进行研究，并用双层频权剪叉算法计算出紫舌对病位证素的诊断权值，发现病位证素中，紫舌与心、肝、肺的关系较为密切。这些发现将能够不断丰富中医理论内容，为临床提供指导。

医案分析的方法学研究是在医案分析研究的过程中触发的新内容。科技创新，方法先行，方法学的进步程度往往决定一个学科的高度，因此这部分内容应该得到高度重视，特别是在"转化医学、预测医学、个体化医学"日益进步的 21 世纪，古老的中医医案学能否焕发新的青春，能否从现代科技中汲取强大的力量，同时能否为西医学提供更加有力的支持与原始创新的提示，医案分析方法学的进步，将起到决定性作用。引入多学科交叉先进技术，是医案分析方法学进步的必经之路。例如，在中医医案数据库构建中，针对医案数据库进行规范化数据处理的可行性方法的探索，针对医案文献数量巨大，收录散杂的问题，有学者提出了对历代医案进行整理，建立数据库的方法，并且，针对词性标注容易引起语义缺失的问题，提出了以语义标注作为医案信息抽取规则的方案，通过研究，表明基于语义标注的医案信息抽取方式有一定的可行性和适用性。有学者提出运用知识管理方法构建中医医案信息共享平台的理念，运用共享平台中的知识文档库、知识网络图、知识搜索引擎、知识挖掘工具、知识问答、专家黄页、知识贡献评价等要素，既可搜集、分配、重复利用和测量中医医案中已有的被编码的知识，又能创造合适的氛围和条件，有利于隐性知识（靠主观理解、直觉和预感获取的知识）的交流、协作和学习，将成为医案研究的有力工具。由于中医医案的特殊性，中医医案数据库结构亦是研究目标。在这些数据管理平台建立的基础上，智能化数据处理技术在中医医案分析中便可以得到应用。例如案件推理技术（Case Based Reasoning，CBR），是一种新兴的机器学习和推理方法，其核心思想是重用过去解决问题的经验解决新的问题，是一种对专家思维的模拟。推理循环由 4 个基本过程组成，分别对应着案例的提取、重用、改编和保存（学习）。CBR 解决问题的方法是给用户提供与问题类似的以前的解决经验。CBR 的推理模式与基于医案推理的辨证施治是一致的，随着医案形式化表示和辨证论治数字化关键技术的逐渐破解，使案件推理技术在中医诊疗过程中的应用成为可能。数据挖掘技术（Data Mining，DM）是一种智能化的数据库技术，它不仅仅是对过去数据的查询和遍历，并且能够找出数据之间的潜在联系，从而促进有用信息的产生。数据挖掘技术是一种海量、复杂的计算统计系统，而中医医案数据库是一个蕴含庞杂信息的大系统，要对这样一个系统进行科学评估和归类统计，DM 是首选的方法之一。经过 DM 对医案整理可以发现，不仅医案本身有对中医理论的阐发，而且知识挖掘可以发现一些隐含的内容，对中医理论亦有升华。

第二节 现代医案学研究的发展方向

中医学已经得到世界范围内的广泛重视，东方和西方都已认识到，古老的医疗实践与哲学思维中隐含的大智慧对于全人类的健康事业将作出不朽的贡献。中医学的国际化脚步已经越来越快。同样，作为中医学的重要组成部分，医案学也必将面对新形势下新的挑战与机遇，面对国际化发展的要求。

一、标准规范是发展的基础

标准规范是学科成熟度的体现，因此统一的标准规范当是中医医案学发展的首要问题。由于医案本身所具有的特殊属性，导致现有的医案各具格式、书写特色亦各不相同，给医案的数据库构建、汇总综合分析等都带来了较大难度，因而在循证医学研究中具有的证据等级无法达到相应的高度。现代国际医学科学期刊中发表的医学案例讨论重视临床信息的全面与详细描述，中医的医案在缺乏标准规范的情况下很难得到此类期刊的认可与接受，这对于医案的国际化及认可度的提高起到很大的局限作用。所以，在保留医案的思辨特点基础上，对其进行格式、内容等方面的标准化、规范化，将是现代医案学研究发展的基础工作。

二、方法学创新是发展的关键

方法学对学科发展的高度在某种程度上起到决定性作用，而是否能够接受、借鉴、利用最新的科技手段开展研究，也是学科是否能够现代化的关键因素。医案学作为最古老的学科之一，与现代科学技术进行"碰撞"将提供新知识产生的契机。新一代人工智能技术的应用，机器学习与人脑思辨能力的结合，海量数据信息处理技术的加盟，提炼、发现新的知识线索，并应用现代循证医学的方法进行有效验证、科学评价，将是医案学造福西医学的正确方向。

三、坚持中医理论指导、凸显中医药疗效是发展的原则与目标

医案学源自中医学、中国语言文化的历史长河，如果失去中医理论的指导、没有中医特殊的哲学思辨过程，便失去了最本质、最核心的精华，不再是中医的医案学。而每一个医案之所以有存在的必要，皆因为其记录了临证中的成功的精华，或者是失败的经验值得借鉴。众多医案的汇总，必将融会着中医辨证识人、遣方用药的大智慧。在中医理论的指导下，应用现代技术手段，发现规律，提炼原理，结合现代生物医学手段探索其机制，从而凸显中医药的疗效，使中医药造福人类，应该是医案学现代研究的不可推卸的任务，也是其发展的最高目标。

第三节 现阶段研究成果撷菁

名老中医是当代中医药学术发展的杰出代表，在长期的临床工作中，勇于探索，勤于思考，启古纳今，成卓然一家，发金玉之言，为中医药事业的进步作出了重要

贡献，为了深入研究和继承名家的学术思想和临床经验，进一步提高中医临床疗效，国家中医药管理局和科技部在当前中医药事业发展的新形势下，经反复论证，确立了"十五"国家科技攻关计划"名老中医的学术思想、经验传承研究"，该课题运用科学合理的现代研究方法，以名家临证病案为研究对象，将现代诸多名家的学术思想及临证经验加以提炼和发扬，极大地提高名家经验的临床适用性，取得了可喜的研究结果。究其研究的特色，主要体现在两大方面，一是创新了医案的研究方法；二是荟萃当代医家学术思想和临证经验，医理阐述透彻，使后学者容易接受，临床适用性好。

一、医案的研究内容

该课题的主要研究内容是历代医案研究及其与现代病历比较性研究，医案信息源现代采集方式研究，医案规范化研究，医案集文本研究，较以往研究更加全面。为了保证医案和医案传承的纯正度，首次对历代医案进行了系统研究。涉及历代医案著作612种，在对历代医案研究基础上，再与现代病历进行比较，初步明确了医案与病历在性质、内容、表述方式等方面存在显著区别，病历是基础，医案是病历基础上的升华。医案信息源采集方式研究首先是确定信息源，再设计病历采集模板，力求全面、完整、规范录入信息。医案的规范化研究经过多次研究论证，确定医案由"提要"、"案体"、"按语"三部分构成，形成医案的基本格式。医案集文本研究的关键是对当代名老中医典型医案原稿的审读、分类、修订和提炼。该课题将古今医案进行对比研究，并在医案信息采集和医案格式方面力求真实和规范，为医案研究提供最佳的范本。

二、医案的研究方法

该课题精选了我国当代一百余位有独到学术思想及临床疗效突出的名老中医，共收集了160000余则临床病案，涉及中医临床多个门类，包括内科、外伤科、妇科、儿科、五官科、针灸推拿等，涵盖中医的常见病、多发病和具有中医诊疗特色的优势病种。研究方采用信息挖掘技术，并结合其他研究方法，首次实现了普查式的全国名老中医医案研究，研究范围之广可谓史无前例；首次采用章节式进行类案整理研究；首次规范了医案格式，并分为提要、案体和按语三个部分，提要是将每案的特点加以总结和提炼，按语部分阐明医家是如何取舍四诊资料、如何切入辨证思路、如何把握病机、如何确定治则以及选方用药等，特别重视对医家辨证思路的明确。

三、当代医家学术思想荟萃

《当代名老中医典型医案集》是该课题的主要研究成果之一，其中荟萃了名家的学术特色和临床经验，充分展示了中医临床的优势和诊疗特色，从中也反应出医家学术思想的内在底蕴。该系列著作的出版，为提高中医临床疗效、丰富中医教学资源和提高中医学术水平，具有深远的意义。

在内科方面，展示了当代著名中医内科专家于己百、王自立、邓铁涛、朱良春、任继学等诸多名医的学术特点和临床特色。研究表明，于己百崇尚仲景学说，强调人体本身的精神活动和机体抵抗力的变化对疾病的影响，善用仲景方药灵活组方治疗，常用"经方头、时方尾"的方式组方用药。王国三则总结出治脾胃十六法：即燥湿健脾法、燥湿祛痰法、祛寒降逆法、温阳涤痰法、温通开秘法、清热和胃法、湿热两清法、清热泻火法、清气平热法、清热凉血法、渗湿分利法、消导食积法、泻下燥结法、温中益气法、补气升提法、滋养胃阴法等。书中对每位医家的医案均进行了翔实的整理，从中提炼医家的学术观点、临床特色以及诊疗特点，是临床不可多得的宝贵资料。

现代医案研究的这些成果，为我们进一步的研究奠定了坚实的基础，使本书在此基础上，将中医医案研究的方法和医家学术思想及经验加以完善和升华，以期为中医现代临床做出更加突出的贡献。

参 考 文 献

[1] 金明兰. 中医病案管理综述 [J]. 中国医院统计, 2001, (4): 48-49.

[2] 陈智为, 周云华. 论病历档案的重要性及其科学管理 [J]. 上海档案, 2012, (4): 35-37.

[3] 傅维康. 古代中医病案格式史略 [J]. 医古文知识, 2003, (4): 32-33.

[4] 吴向红. 中医病案沿革 [J]. 中国病案, 2007, (5): 12-13.

[5] Laine H. McCarthy, MLIS; Kathryn E. H. Reilly, MD, MPH. How to write a case report [J]. Family Medicine, 2000, 3: 190-195.

[6] Ansaloni L, Catena F, Moore. WJES and case reports/case series [J]. World J Emerg Surg, 2007, (2): 11.

[7] Liang HL, Xue CC, Li CG. Regression of squamous cell carcinoma of the lung by Chinese herbal medicine: a case with an 8-year follow-up [J]. Lung Cancer, 2004, 43 (3): 355-60.

[8] 刘建平. 传统医学证据体的构成及证据分级的建议 [J]. 中国中西医结合杂志, 2007, (12): 11-15.

[9] Phillips B, Ball C, Sackett D. Levels of evidence and grades of recommendation [J]. Injury, 2006, 37 (4): 321.

[10] Glasziou P. Twenty year cough in a non-smoker [J]. British Medical Journal, 1998, 316 (7145): 1660.

[11] Green BN, Johnson CD. Alan Adams. Writing patient case reports for peer-reviewed journals: secrets of the trade [J]. J Chiropr Med. 2006, 5 (3): 101-117.

[12] 刘建平. 循证中医药临床研究方法学 [M]. 北京: 人民卫生出版社, 2006.

[13] 肖永华. 名老中医经验继承研究现状及"中医处方智能分析系统"应用前景 [J]. 中国中医药信息杂志, 2010, (5): 7-9.

[14] 费宇彤, 杨红, 刘兆兰, 等. 药品不良反应个案报道的规范性报告 [J]. 中国药物警戒, 2010, (4): 19-21.

[15] 周新宪, 刘素宾. 循证医学在医院信息系统中的应用 [J]. 医学信息学杂志, 2009, (9): 40-43.

[16] 陈列红, 过伟峰. 周仲瑛教授医案文献分析 [J]. 东南国防医药, 2009, (5): 23-25.

[17] 胡雪琴, 周昌乐, 李绍滋. 中医医案数据库的构建和数据处理研究 [J]. 情报杂志, 2008, (8): 127-129.

[18] 李向阳, 张亚非. 基于语义标注的信息抽取 [J]. 解放军理工大学学报 (自然科学版), 2004, (4): 41-45.

［19］刘静，刘岩，张汝恩，等．中医药科学数据建设的初步设想［J］．中国中医药信息杂志，2007，（7）：105 – 106.

［20］王国印，顾仁樾．中医医案数据库的建立与挖掘［J］．中国医院管理，2007，（4）：57 – 58.

［21］戴芳，唐亚平，龚超奇等．紫舌与病位证素关系的研究［J］．辽宁中医杂志，2011，38（6）：1048 – 1049.

［22］孙光荣，杨龙会，马静．当代名老中医典型医案集［M］．北京：人民卫生出版社，2009.

第七章 古今医案选析

第一节 古代医案选析

古代医案经历了从诞生、演变到渐趋成熟的阶段，其主要的特点是案体文字简略，格式及内容多样，但文献价值较高。有的医案仅寥寥数语，甚至几个字，只是将医家所认为的关键点记录下来，记载缺项，失之过简。此外，医案记载的形式和内容多样，有的状若记事，只言片语；有的似医话，记载轶事奇闻；有的则属医事活动的记载等。但当时的医案反映了时代的特点以及中医理论的发展情况，具有较高的研究价值。以下我们选择了在中医学发展历史上，较有影响的三位医家的医案为代表进行分析。

一、叶天士医案

叶天士（1667—1745年），清代著名医家，名桂，号香岩，江苏苏州人。

叶氏的主要学术特点主要表现为四个方面：第一，勤求古训，创立心说。如在内科方面，所提出的"肝为刚脏"说、"养胃阴"说、"阳化内风"说，以及目前研究非常广泛、已经成为一门学科的"久病入络"说等，这些创新的学术理论对后世影响很大。第二，博采众方，别开法门。叶氏擅用经方，并在仲景的基础上结合自己的临床体会而有所发挥。比如，用桂枝汤加减治疗虚人外感；对古方也应用颇多，比如千金苇茎汤不仅用来治疗肺痈，还用其治疗咳嗽、吐血、温病等。第三，精研温病，治分经络。叶氏为温病的奠基人之一，提出"大凡看法，卫之后方言气，营之后方言血……入营犹可透热转气"，创建了卫气营血的辨证纲领，在方药上也多有发挥，青蒿鳖甲汤、银翘散等。最后，重视脾胃，擅养胃阴。叶氏重视脾胃，重视养胃阴，是对李东垣脾胃学说的继承，提出"脾宜升则健，胃宜降则和"、"阳明阳土，得阴则安"等观点。为展示叶氏丰富的中医临证经验和创新的学术理论，我们选取以下6则医案进行分析。

案1：痹证案

——摘自《临证指南医案·卷七·痹》

鲍某，风湿客邪，留于经络，上下四肢流走而痛。邪行触犯，不拘一处，古称周痹。且数十年之久，岂区区汤散可效？凡新邪宜急散，宿邪宜缓攻。

方药：蜣螂虫、全蝎、地龙、穿山甲、蜂房、川乌、麝香、乳香，上药制末，以无灰酒煮黑大豆汁泛丸。

按语：本案体现了叶天士"初病在气，久病在血，初病在经，久病入络"的学术思想，以及用辛香之品和虫类药物通络的用药经验。叶氏认为，络病部位较深，发表攻里，扶正均难有建树，而虫蚁具有灵动迅速之性，可以直达病所，追拨沉混气血，搜剔络中混处之邪。痹症多为风寒湿三者所致，此案病人邪已入络，与血混处，而成周痹，已非一般散寒祛湿之剂所能奏效。故叶氏取虫类药蜣螂虫、全蝎、地龙、穿山甲等搜剔络中宿邪，通络止痛；用川乌之心热及麝香、乳香之辛香通窜之品温通血脉，松动病根，效果颇佳。

体会：对于久患顽固性风寒湿痹，无论行痹、痛痹、着痹而体制较强壮者，可于方中加入穿山甲（代）、全蝎、血竭等通络活血之品，可收到减轻疼痛、通利关节的显著效果。同时本案提出"凡新邪宜急散，宿邪宜缓攻"，也可体会叶氏在治疗急性病和慢性病时的不同方法之妙。

案2：中风案

——摘自《临证指南医案·卷一·中风》

胡五六，阳明脉络已空，厥阴阳气易逆。风胜为肿，热久为燥。面热，喉舌干涸，心中填塞。无非阳化内风，胃受冲侮，不饥不纳矣。有年久延，颇虑痱中。

方药：羚羊、连翘、丹皮、黑山栀、青菊叶、元参、花粉、天麻。

按语：此案体现了叶天士治疗中风病的重要学说之一，即"阳化内风"。叶天士继承了前人关于中风非外中风邪之论，并结合自己的临床经验，倡导了"阳化内风"之说，在内风病机认识和辨治方面又进了一步。他认为中风病不是外风内袭，而是身中阳气变动所致，又总与厥阴肝木有关，厥阴肝木体阴而用阳，在生理上与全身脏腑的关系极为密切。本案症状为面热、红肿、咽喉干渴、胸闷，为阳明脉络空虚，厥阴阳气上逆导致肝风内动之证。

体会：阳化内风的治疗方法也主要着眼于调节体内五脏的阴阳平衡，治法以凉肝息风清热为主，药物上特别要注意养肝柔肝、清热散风之药物。本案药虽8味，但每味切病，为中风证治之正法，以羚羊角、天麻凉肝息风，连翘、山栀子、牡丹皮、菊叶清泄风热，玄参、天花粉育阴。

案3：奇经病案

——摘自《临证指南医案·卷一·虚劳》

万二七，诊脉数，左略大，右腰牵绊，足痿，五更盗汗即醒，有梦情欲则遗，自病半年，脊椎六七节骨形凸出。自述书斋坐卧受湿，若六淫致病，新邪自解。验色脉推病，是先天禀赋原怯，未经充旺，肝血肾精受戕，致奇经八脉中乏运用之力，乃筋骨间病，内应精血之损伤也。

方药：人参一钱，鹿茸二钱，杞子炒黑三钱，当归一钱，舶茴香炒黑一钱，紫衣胡桃肉二枚，生雄羊内肾二枚。

夫精血皆有形，以草木无情之物为补益，声气必不相应。桂附刚愎，气质熊烈，精血主脏，脏体属阴，刚则愈劫脂矣。至于丹溪虎潜法，潜阳坚阴，用知、柏苦寒沉著，未通奇脉。余以柔剂阳药，通奇脉不滞，且血肉有情，栽培身内之精血。但王道无近功，多用自有益。

按语：本案是体现叶天士奇经辨治学说的一个医案。叶氏在继承发展《内经》和《难经》有关奇经理论的基础上，融汇脏腑、十二经脉和奇经理论并结合自身临床经验，总结了前所未有的比较全面的理法方药相结合的奇经辨治学说，填补了奇经辨治的空白，为内伤杂病的治疗开辟了新的途径。叶氏认为，奇经病与肝肾和脾胃关系密切，彼此在生理上密切联系，在病理上相互影响。"八脉隶乎肝肾"，"夫奇经肝肾主司为多，而冲脉隶于阳明"，"肝肾下病，必留连及奇经八脉，不知此旨，宜乎无功"。鉴于这种关系，在辨治奇经与肝肾和脾胃疾病时，要么治肝肾脾胃之法以治奇经伤损，要么治奇经之法以治肝肾与脾胃为病。前者适用于因肝肾或脾胃之伤，致奇经受病，而形成肝肾或脾胃与奇经同病者；后者主要适用于肝肾或脾胃与奇经同病，而治肝肾或脾胃无效者。

体会：本案治疗奇经病，重视肝肾的治疗，用药上以人参大补元气，鹿茸壮督脉之阳，枸杞子滋补肝肾，当归补养肝血，舶茴香温肾散寒，紫衣胡桃补益肝肾，羊肾补肾填精，诸药合用，收填补奇经、温补肝肾之效。其中鹿茸、羊肾为动物药，为血肉有情之品，叶氏也强调，奇经病的治疗必须使用动物药，正如其谓"夫精血皆有形，以草木无情之物为补益，声气必不相应……且血肉有情，栽培身内之精血。但王道无近功，多用自有益"。

同时，在治疗慢性虚损性疾病时，巧妙运用动物药，也是叶天士治疗内伤病的经验之一。

案4：胃阴虚不饥不纳案

——摘自《临证指南医案·卷三·脾胃》

王，数年病伤不复，不饥不纳，九窍不和，都属胃病。阳土喜柔，偏恶刚燥，若四君、异功等，竟是治脾之药。腑宜通即是补，甘濡润，胃气下行，则有效验。

方药：麦冬一钱，火麻仁一钱半，炒，水炙黑小甘草五分，生白芍二钱。临服入青甘蔗浆一杯。

按语：此案体现了叶天士在治疗脾胃病时脾胃分治的理论，对脾胃病的治疗具有重要指导意义。叶氏在继承李东垣补脾升阳之说的基础上，更加阐述了脾胃分治之理，创立了胃阴辨治之说，补充和发展了东垣脾胃学说。认为脾与胃虽然同属中土，但功能有别，脾属阴，胃属阳，阳土喜柔偏恶刚燥。同样在治法上亦有所不同，脾主升，胃主降，升脾药多温燥，降胃药多凉润，所以应以甘寒濡润以复津液，此为叶氏养胃阴之主法。方用芍药甘草汤加味，以麦冬养胃阴为主药，佐以芍药、甘草酸甘化阴，火麻仁润燥通便，甘蔗有"天生复脉汤"之称，用于此证尤为适合。

体会：胃阴虚之证多见于发热性疾病的后期、慢性消耗性疾病以及年老体弱者，其舌质可见少苔或者光红，治疗多以甘寒濡润养胃阴之法，方用芍药甘草汤加味。其他甘平或甘凉濡润为主的濡养胃阴之药，还可以用沙参、麦冬、石斛、扁豆、山药、粳米、甘草之类。

案5：温病神昏案

——摘自《临证指南医案·卷五·温热》

陈，温邪逆传膻中，热痰蔽阻空窍，所进寒凉消导，徒攻肠胃，毫无一效。痰乃热熏津液所化，膻中乃空灵之所，是用药之最难。至宝丹芳香，通其神明之窍，以驱热痰之结极是。但稚年受温邪，最易阴亏津耗，必兼滋清以理久伏温邪为正。

方药：鲜生地、元参、连翘心、丹皮、石菖蒲，化服至宝丹。

按语：本案体现了叶天士"温邪上受，首先犯肺，逆传心包"的理论，这一理论对后世产生了深远的影响，被后世称为"温病十二字提纲"，这是叶氏在继承前人对外感温病的认识基础上，又通过自身实践，揭示了外感温病的感邪与传变规律。"温邪上受，首先犯肺"，其传变途径大致有两条，一是由卫分顺传入气分，二是"逆传心包"，即上案之"膻中"。本案患者稚幼，"脏腑柔弱，易虚易实"，一旦感受温热之邪，容易出现阴亏津耗，邪热内伏，灼津成痰，蒙蔽神窍而昏迷，昏迷是温病病势发展不顺的表现，故为逆传。对温病的治疗，叶氏提出了初期用"辛凉轻剂"的治疗大法，还提出了对不同病情的药味加减方法；对温邪入里的辨治，叶氏也有独特的治法。温病神昏用至宝丹，就是叶氏治疗温病的特色，至宝丹化浊开窍、清热解毒，为治疗痰热内闭心包证的常用方。

体会：本案为温病神昏案，前医首先误用寒凉消导，徒攻肠胃，毫无一效，从叶天士反对用攻下药物来看，患者应不具备大黄证，所以临证慎查至关重要。

本案处方为犀角地黄汤去赤芍加玄参、连翘、石菖蒲而成，功能清热解毒、滋阴生津、化痰开窍。犀角目前不能使用，临床上可以用水牛角代替，并加大生地、连翘的用量，有清心凉血的效果。

案6：暑伤气分上焦闭郁证案

——摘自《临证指南医案·卷五·暑》

某，大凡暑与热，乃地中之气，吸受致病，亦必伤人气分。气结则上焦不行，下脘不通，不饥，不欲食，不大便，皆气分有阻。如天地不交，遂若否卦之义。然无形无质，所以清之攻之不效。

方药：杏仁、通草、象贝、瓜蒌皮、白蔻、郁金汁。

按语：本案为暑热伤及气分，导致上焦闭郁而发温病，体现了叶天士在前人学术成果基础之上发展的卫气营血理论和温病卫气营血辨证之说。本病病在气分，然虽气分实热，但并未成腑实，治疗当"初用辛凉"，以辛凉清气、涤暑泄热之药为主，不宜攻下。

体会：邪在肺卫上焦，用药宜味淡轻扬，轻剂治上，故本案以杏仁苦泄降气，止咳通便；通草利水清热；贝母清肺化痰；瓜蒌皮清肺润肠通便；白蔻消谷下气；郁金汁行气凉血。但应注意，此案叶氏并没有使用清暑佳品之香薷，因香薷辛温升气，热伏易吐，而是佐苦降之品杏仁，则不吐。

二、徐大椿医案

徐大椿（1693—1771年），江苏吴江人，清代著名医家，字灵胎，又名大业，晚号洄溪老人。精勤于学，平生著述甚多，主要著作有《医学源流论》、《难经经释》及《神农本草经百种录》等。徐氏以溯源正流、推崇经旨为其学术指导思想，一方面重视阐发古本草药性机理与用药规律，另一方面，认为辨证精度和组方法度是临床疗效的保证。治病善于审证求因，与其擅长精研经典密不可分。

从药性方面阐发药物的专能，是其重视古本草药的体现。通过临床实践对药物的结构及所含物质的差异深入认识，总结药物之间的配伍法度、协调作用规律，指导临床治疗。比如，在《神农本草经百种录》中对防风的解释："凡药之质轻而气盛者，皆属风药，以风即天地之气也。但风之中人，各有经络，而药之受气于天地，亦各有专能，故所治各不同。于形质气味细察而详分之，必有一定之理也。防风治周身之风，乃风药之统领也。"即凡外感中风、风痹等病证，病机切合者，皆可配伍防风，体现了徐氏的临床主方主药的组方法度。

禹余粮一药，《神农本草经》云"味甘寒。主咳逆，寒热"，徐氏认为"主寒热"曰："除脾胃气虚，及有湿滞之寒热。"故在《神农本草经百种录》释："凡一病各有所因，治病者必审其因而治之，所谓求其本也。如同一寒热也，有外感之寒热，有内伤之寒热，有杂病之寒热，若禹余粮之所治，乃脾胃湿滞之寒热也。"提示后世医家不可见寒热一症，便投禹余粮，而应当识别病名、辨明病因、审清病机之后方言论治。徐氏临证用药，审证求因、审因论治，其辨证之细致、精切，较他人更为深化。

由于当时条件的限制，医案的内容相对简单，但依然可以领悟到徐氏高超的临证经验和学术特色。

案1：时证热后误用六味丸等药导致烦热、痞满不食案

——《洄溪医案·时证》

西塘倪福征患时证，神昏脉数不食不寝。医者谓甚虚，投以六味等药。此方乃浙中医家不论何病必用之方也。遂粒米不得下咽，而烦热益甚，诸人束手。余诊之曰：热邪留于胃也。外感之邪久必归阳明，邪重而有食则结成燥矢，三承气主之；邪轻而无食则凝为热痰。三泻心汤主之。乃以泻心汤加减及消痰开胃之药两剂而安。诸人以为神奇，不知此乃浅近之理，《伤寒论》具在，细读自明也。若更误治则无生理矣。

按语：痞证，以上腹部痞闷不适为主要特征，并伴有烦热等症，多发生于外感疾病的后期。其基本病机为寒热互结，治法为苦辛通降，半夏泻心汤、生姜泻心汤及甘草泻心汤是治疗痞证的专方。三泻心汤是温清并用、攻补兼施的方剂，也是临床上治疗寒热并存病证的首选方。此类方主要由三类药物组成，即黄连苦降泄热，姜夏辛开散痞，参草枣补益脾胃。三者组合，使泻心汤类方具备寒热互用，苦辛并进，攻补同施之效，共奏调和寒热、辛开苦降、补益脾胃之功效。既有理中温脾补虚之意，又具苦寒泄胃消痞之功，是一组调理脾胃、湿热同治的良方。徐大椿正是抓住了这个思路，迅速地做出诊断和治疗。先前的医生只是单纯强调阴虚而滥用补剂，而六味地黄丸根本不是治疗本病的专方。过分强调阴阳，滥用补药，用药的理想化、玄学化的风气，始于宋明，清代依然盛行。徐大椿通过这则医案，对当时医学界的弊病作了批评。同时，从本案可以看出，徐大椿治病主张辨病与辨证相结合。他在《兰台轨范·序》序中说："欲治病者必先识病之名，能识病名而后求其病之所由生，知其所由生，又当辨其生之因各不同而症状所由异，然后考其治之之法。一病必有主方，一方必有主药。或病名同而病因异，或病因同而病症异，则又各有主方、各有主药，千变万化之中，实有一定不移之法。"

体会：本案反映了徐大椿辨病专治的医学思想。提示临床应当注意研究具体的疾病及其传变规律，同时，提醒我们重视基本功的训练，尤其是要认真学习《伤寒论》。不读《伤寒论》，则觉此法此方神奇，而细读《伤寒论》，则觉此法乃浅近之理，所以，中医不可不读《伤寒论》，这是基础，是中医临床应当遵循的规律。

《伤寒论》着重阐述了太阳病误下是导致痞证的一个重要原因。经曰："脉浮而紧，而复下之，紧反入里，则作痞。"浮则为表，紧为寒，乃太阳伤寒之脉，可兼恶风头痛、恶寒发热、身痛、无汗等证，治疗应以麻黄汤发汗解表。今不发汗而误下之，则紧反入里，"紧"此指外感之邪气。误下先虚其里，是脾胃之气受伤，而在表之邪又可

乘机内陷，影响脾胃升降功能，致气机痞塞，遂成痞证。或因素体脾胃气弱，感受外邪之后，再受攻下药之克伐，更伤其胃气，致使邪气乘虚内陷，阻滞于中焦脾胃之所。里虚邪陷是其总的病理机制，太阳伤寒误下可以导致痞证，由于饮食所伤或情志不调等因素影响脾胃功能而使气机升降失常，亦可发生此证。

半夏、生姜、甘草三泻心汤，为《伤寒论》治疗痞证而设，千百年来一直广泛用于临床，疗效昭彰，成为千古名方。目前，对于胃炎、肠炎、神经症、失眠等均有相当好的疗效。

案2：中风案

——摘自《洄溪医案》

运使王公叙揆自长芦罢官归里，每向余言手足麻木而痰多。余谓公体本丰腴，又善饮啖，痰流经脉，宜樽节为妙。一日忽昏厥遗尿，口噤手拳，痰声如锯，皆属危证，医者进参附、熟地等药，煎成未服。余诊其脉洪大有力，面赤气粗，此乃痰火充实，诸窍皆闭，服参附立毙矣。以小续命汤去桂附，加生大黄一钱为末。假称他药纳之，恐旁人之疑骇也。戚党莫不讳然。太夫人素信余，力主服余药。三剂而有声，五剂而能言，然后以消痰养血之药调之。一月后步履如初。

按语：徐氏认为："凡古圣定病之名，必指其实。名曰中风，则其病属风可知。既为风病，则主病之方，必以治风为本。故仲景侯氏黑散、风引汤、防己地黄汤，及唐人大小续命等方，皆多用风药，而因症增减。盖以风入经络，则内风与外风相煽，以致痰火一时壅塞，唯宜先驱其风，继清痰火，而后调其气血，则经脉可以渐通。今人一见中风等症，即用人参、熟地黄、附子、肉桂等纯补温热之品，将风火痰气，尽行补住，轻者变重，重者即死。"

中风病的病因病机与风、痰、火、瘀密切相关，徐氏认为"中风，北人多属寒，宜散寒，南人多属火，宜清火，而祛风、消痰则南北尽同。古方自仲景侯氏黑散、风引汤而外，则续命汤为主方"。

本案针对风痰火三者，治以祛风化痰、泻火活血，以小续命汤去附子、肉桂，加生大黄，有表里两解的功效。尤其是生大黄粉末吞下，清热攻下的作用比较强，是本方的主要药物。《千金要方》小续命汤原方由麻黄、防己、黄芩、芍药、甘草、川芎、杏仁各一两，防风一两半，生姜五两，人参、桂心、附子一枚组成。治卒中风欲死，身体缓急，口目不正，舌强不能言，奄奄忽忽，神情闷乱，诸风服之皆验。徐氏认为："续命为中风之主方，因症加减，变化由人，而总不能舍此以立法……人参、附、桂，何尝不用，必实见其有寒象而后可加。然尤宜于西北人，若东南人则当详审，勿轻试。"

体会：徐氏论中风，认为"北人多属寒，宜散寒；南人多属火，宜清火；而祛风、消痰则南北尽同"。因此，自古"从未有纯用温热滋补，不放风寒痰火一毫外出"，否则重病必死，轻病则使人不死不生。而古方地黄饮子，"乃治少阴气厥不至，舌暗足痿，名曰痱症，乃纯虚无邪，有似中风，与风寒痰火之中风正相反"。

徐氏对此病的正确诊断，首先是对患者体质的把握，患者体型肥胖而喜欢喝酒。饮食也多肥甘之品。平时经常出现手足麻木，徐大椿已经察觉有中风征兆，故劝其戒酒肉。后果然中风，出现面红气粗，脉洪大有力。其次是对中风病的认识。中风多由痰火闭窍，徐大椿力排众议，用小续命汤去附桂，加生大黄，清泻痰火而愈。其基本思想仍是辨病专治。不过，毕竟证有变化，所以，处方也必然变化。这就是"方随证转"。

案3：痱证案

——摘自《洄溪医案》

新郎沈又高，续娶少又，未免不节，忽患气喘厥逆，语涩神昏，手足不举。医者以中风法治之，病益甚。余诊之曰：此《内经》所谓痱证也。少阴虚而精气不续，与大概偏中风、中风、痰厥、风厥等病，绝不相类。刘河间所立地黄饮子，正为此而设，何医者反忌之耶？一剂而喘逆定，神气清，声音出，四肢展动。三剂而病除八九，调以养精益气之品而愈。余所见类中而宜温补者，止此一人。识之以见余并非禁用补药，但必对证，乃可施治耳。

雄按：古云真中属实，类中多虚，其实不然。若其人素禀阳盛，过啖肥甘，积热酿痰，壅塞隧络，多患类中。治宜化痰清热，流利机关，自始至终，忌投补滞。徐氏谓宜于温补者不多见，洵阅历之言也。

按语："痱"首见于《内经》。《内经》有两处关于"痱"的记载，其一：《灵枢·热病》记载："痱之为病也，身无痛者，四肢不收，智乱不甚，其言微知，可治，甚则不能言，不可治也。"其二：《素问·脉解》云："内夺而厥，则为喑痱，此肾虚也，少阴不至者，厥也。"王冰注曰："痱，废也，肾之脉与冲脉并出气街，循股阴内廉，斜入腘中，循骨内廉及内踝之后入足下，故肾气内夺而不顺，则舌痱足废，故云肾虚也。"肾藏精主骨，下元虚衰，包括肾之阴阳两虚，致使筋骨失养，故见筋骨痿软无力，甚则足废不能用；足少阴肾脉夹舌本，肾虚则精气不能上承，痰浊随虚阳上泛堵塞窍道，故舌强而不能言。地黄饮子治疗肾虚之厥逆，舌喑不能言，足废不能行，方中用熟地黄、山茱萸、巴戟、肉苁蓉、桂心、附子温补肾阳、摄纳浮阳；五味子、石斛、麦冬滋阴敛液；石菖蒲、远志、茯苓开窍化痰、交通心肾。综观全方，标本兼治；阴阳并补，滋阴药与温阳药的药味及用量相当，补阴与补阳并重，上下同治，而以治本治下为主。诸药合用，使下元得以补养，浮阳得以摄纳，水火既济，痰化窍开则"痱"可愈。

体会：地黄饮子是治疗瘖痱证的著名方剂，其所治之证，最早见于《素问·脉解》，原称"瘖俳"。至《圣济总录》称"喑俳"，《黄帝素问宣明论方》称"喑痱"。因喑与瘖同，"俳"有"废"意，故后世又称"瘖痱"。《圣济总录》卷五十一"肾脏门"喑俳证条云："瘖俳之状，舌喑不能语，足废不为用……治肾气虚厥，语声不出，足废不用。"至金代刘河间《黄帝素问宣明论方》卷二诸证门中始称本方为地黄饮子，治"喑痱，肾气虚弱厥逆，语声不出，足废不用"。张秉成《成方便读》卷二："夫中风一证，有真中，有类中。真中者，真为风邪所中也。类中者，不离阴虚、阳虚两条。如肾中真阳虚者，多痰多湿；真阴虚者，多火多热。阳虚者，多暴脱之证；阴虚者，多火盛之证。其神昏不语，击仆偏枯等证，与真中风似是而实非，学者不得不详审而施治也。此方所云少阴气厥不至，气者，阳也，其为肾脏阳虚无疑矣。故方中熟地、巴戟、山萸、苁蓉之类，大补肾脏之不足，而以桂、附之辛热，协四味以温养真阳；但真阳下虚，必有浮阳上僭，故以石斛、麦冬清之；火载痰升，故以茯苓渗之；然痰火上浮，必多堵塞窍道，菖蒲、远志能交通上下而宣窍辟邪；五味以收其耗散之气，使正有攸归；薄荷以搜其不尽之邪，使风无留着；用姜、枣者，和其营卫，匡正除邪耳。"

徐氏认为瘖证应是舌痿不语，即舌体痿软无力而失语。如《医略六书·杂病证治》卷十七云："肾气虚厥，不能上至舌下而舌萎、足萎，状类虚风。"徐氏之后未见宗此说者。综合历代文献记述及地黄饮子的方药分析，瘖痱的症状应以《圣济总录》原书所云为准，所谓"语声不出，足废不用"，即失音不语。因舌体痿软也可导致语声不出，且同是肾气虚厥所致，故徐氏所言也应属瘖证。徐氏认为此方"风气甚而有火，多痰者忌服。此治少阴气厥之方，所谓类中风也，故全属补肾之药。庸医不察，竟以之治一切中风之证，轻则永无愈期，甚则益其病而致死，医者病家终身不悟也"（《兰台轨范·卷二》）。王孟英亦认为，对于此病"治宜化痰清热，流利机关，自始至终，忌投补滞。徐氏谓宜于温补者不多见，洵阅历之言也"。

案4：阴虚痰火阳痿案

——摘自《洄溪医案》

嘉兴朱宗周，以阳盛阴亏之体，又兼痰凝气逆，医者以温补治之，胸膈痞塞，而阳道疾。群医谓脾肾两亏，将恐无治，就余于山中。余视其体丰而气旺，阳升而不降，诸窍皆闭，笑谓之曰：此为肝肾双实证。先用清润之品，加石膏以降其逆气；后以消痰开胃之药，涤其中宫；更以滋肾强阴之味，镇其元气。阳事即通。五月以后，妾即怀孕，得一女。又一年，复得一子。唯觉周身火太旺，更以养阴清火膏丸为常馔，一或间断，则火旺随发，委顿如往日之情形矣。而世人乃以热药治阳疾，岂不谬哉。

雄按：今秋，落库吏孙位申，积劳善怒，陡然自汗凛寒，腕疼咳逆，呕吐苦水，延余诊之，脉弦软而滑，形瘦面黎，苔黄不渴，溲赤便难，以二陈去甘草，加沙参、竹茹、枇杷叶、竹叶、黄连、薏仁为剂。渠云阳痿已匝月类，恐不可服此凉药。余曰：此阳气上升，为痰所阻，而不能下降耳。一服逆平痛定，呕罢汗止，即能安谷。原方加人参，旬日阳事即通，诸恙若失。

按语：本案为徐氏治疗阴虚痰火阳痿的经过。徐灵胎认为"阳痿之病，其症多端，更仆难尽"（《徐批临证指南医案》），故不可拘于温补一法。体丰痰凝气旺之质，岂有阳虚阴寒之证？徐氏辨清体质，断为阴虚痰火阳痿。从"痰凝气逆"推测，患者当有恶心呕吐、食欲不振、腹胀等证。然本案用药不明，但以理测方，可能先用石膏、半夏、沙参、麦冬、竹叶、陈皮、竹茹等药，以降逆止呕；后用温胆汤加味，以化痰和胃；继而以石斛、牛膝、麦冬、首乌、枸杞、黄柏、知母等滋肾强阴之品，以治其阳痿的根本。由于体质改善需要相当长的时间，故在剂型上采用了膏丸剂，以便于常服。

体会：阳痿的发病涉及五脏，但因肾藏精、主生殖，肝主宗筋、司疏泄，故该病与肾、肝两脏关系最为密切。既然阳痿与肾虚的关系密切，肾为水火之脏，寓元阴元阳，阳痿的本质究竟是肾阴虚还是肾阳虚呢？医家众说不一，有主张阳虚多者，有认为阴虚多者，流派纷争，世无定论。然若墨守景岳"火衰者十居七八，火盛者仅有之耳"之言，不分阴阳虚实，动辄投以温肾壮阳之药，无异于抱薪救火。本案即批评了当时以热药治疗阳痿的偏向，从而强调了辨证论治的重要性和必要性。清代医家韩善征在《阳痿论》亦曾痛陈滥用温补壮阳药物治疗阳痿的危害："独怪世之医家，一遇阳痿，不问虚实内外，概与温补燥热，若系阳虚，幸而偶中，遂自以为切病，若遇阴虚及他症者，皆施此法，每有阴茎反见强硬，流精不止，而为强中者，且有坐受温热之酷烈，而精枯液涸以死者。"由此可见，临床治疗阳痿应悉心辨证治疗，切勿一概而论，应做到辨病与辨证相结合，综合治疗，纵观全局。

案5：外科流注病症案

——摘自《洄溪医案》

嘉善张卓舟，未弱冠，患流注五年，自胁及腰腿，连生七八孔，寒热不食，仅存人形，历年共服人参二三千金，万无生理。父母先亡，只有慈母，其伯悉收其田产文契，专待其毙而取之。其从兄汪千造余家哀恳，余颇怜之，破格往视，半身几成枯骨，此乃虚痰流注。医者不能治其经络之痰，徒费重货而无一中病者，则药之误，而非病之真无治也。余用大活络丹为主，而外敷拔管生肌之药。医者闻之大笑曰：活络丹辛暴之药，岂可入口？盖彼唯知俗本所载乌头、蚯蚓之活络丹，而不知古方五十余味之大活络丹也。盖流注之痰，全在于络，故非活络丹不效。以后脓稀肉长，管退筋舒，渐能起立，不二年而肌肉丰肥，强健反逾于常。呜呼！不知对病施药，徒事蛮补，举世尽然，枉死者不知其几也。

按语：此案为体虚痰流膜内，徐氏运用祛邪补虚、内外交治之法。大活络丹共有药物50味，治一切中风瘫痪、痿痹痰厥、拘挛疼痛、痈疽流注、跌扑损伤、小儿惊病、妇人停经。该方以四君子汤、四物汤补气血；麻黄、羌活、葛根、官桂、黑附子等祛风散寒；白花蛇、威灵仙、地龙、乳香、没药、全蝎等祛风化湿、活血化瘀、通络止痛；香附、木香、沉香等理气；麝香、片脑、安息香等芳香透络；白术、天南星、僵蚕健脾化痰；犀角、黄连、黄芩、大黄清热解毒；何首乌、龟板、玄参等滋阴。全方能补正祛风、化痰活血、清热解毒、通络止痛。徐氏认为："顽疾恶风，热毒瘀血入于经络，非此方不能透达。凡治肢体大证必备之药也。方书亦有活络丹，只用地龙、乳香等五六味。此乃治藜藿人实邪之方，不堪用也。"

体会：临床上根据病因、症状不同，将流注分为湿痰流注、瘀血流注、暑湿流注、余毒流注、髂窝流注。大活络丹治疗流注是徐氏的临床心得，一般外科著作未见记载。王孟英谓："大活络丹治虚痰流注，深为合法，而外科不知也。若实痰，则控涎丹最妙。"评价十分中肯。同时，医案还指出了当时治疗外疡，滥用人参、桂、附温补之弊，犹抱薪救火，徒费重资而不中病。徐氏认为："用温补乃后世讹传之术，无不阴受其害。"余毒未泯，一得辛热温补，炉中添炭，未有不复燃者。其治疡，非反对温补，只是针对滥用者而言。

三、薛己医案

薛己（1487—1559年），字新甫，号立斋，吴县（今江苏苏州）人，著作《外科枢要》、《内科摘要》等。其主要学术特色为，重视后天脾胃、注重先天肾命、擅长温补。

重视脾胃，是薛己受李东垣的影响，并在此基础上有自己的发挥。东垣提出脾胃元气与阴火不两立，气虚则阴火亢盛，而薛氏则重视脾气下陷。如脾气下陷，湿热下迫，可致血崩之理，与东垣所云"阴火上乘土位"之说不尽相同。在治法上，主张滋其化源，薛氏认为脾胃为人体后天生化之源，脾胃五行属土，中土以灌四傍，只有脾胃旺盛，人身之脏腑四肢百骸才能得到滋养，故薛己认为："当补脾土，滋化源，使金水自能相生。"薛氏滋化源之治法，旨在通过补脾胃以达到补四脏之目的，所以他说："症属形气病气俱不足，脾胃虚弱，津血枯涸而大便难耳，法当滋化源。"

重视先天肾命是其接受王冰之说，并以钱乙的六味丸、崔氏的八味丸，作为补肾水、命火的代表方剂。薛氏认为："两尺各有阴阳，水火互相生化，当于二脏中分各阴阳虚实，求其属而平之。若左尺脉虚弱而细数者，是左肾之真阴不足也，用六味丸。右尺脉迟或沉细而数欲绝者，是命门之相火不足也，用八味丸。"即肾中病证，不论热病寒病，总属肾虚所致，若是无水之病，以六味丸滋补肾水；若属无火之病，则用八味丸益火之源。此外，薛氏还提出，不论补水补火，不可泥用沉寒之剂，这一点与丹溪滋阴降火之说大相径庭。

薛氏擅长温补。一则是温补脾胃，一则是温补肾命。"人之胃气受伤，则虚证蜂起。"用药上主张"脾胃为气血之本，若阳气虚弱而不能生阴血者，宜用六君子汤；阳气虚寒而不能生阴血者，亦用前汤加炮姜；若胃燥热不能生阴血者，宜四物汤；若脾胃虚寒不能生阴血者，宜八味丸"。由此可见，薛己对人体不论阳气不足，还是内有虚火燥热，均主张以温补之法升发脾胃之阳气，使阳生阴长，人体气血阴阳得以恢复，形成温补脾胃的治疗特点。温补肾命是受王冰"壮水之主，以制阳光；益火之源，以消阴翳"的启发，多用六味、八味之类。以下医案从一定程度上体现了薛氏的学术思想。

以下选择薛氏亲诊的疗效极佳的医案，加深对薛氏辨证论治特色的理解。

案1：脾虚气滞胃痛案

——摘自《内科摘要·脾胃亏损心腹作痛等症》

府庠徐道夫母，胃脘当心痛剧，右寸关俱无，左虽有，微而似绝，手足厥冷，病势危笃，察其色眼胞上下青黯。

辨证：此脾虚肝木所胜。

方药：用参、术、茯苓、陈皮、甘草补其中气，用木香和胃气以行肝气；用吴茱萸散脾胃之寒，止心腹之痛。急与一剂，俟滚先服，煎熟再进。诸病悉愈。

按语：薛云："向使泥其痛无补法，而反用攻伐之药，祸不旋踵。"患者胃脘部剧痛，脉象右寸关俱无，左虽有，微而似绝。《诊家枢要·脉阴阳类成》云："微，不显也。依稀轻细，若有若无，为血气俱虚之候……左寸微，心虚忧惕，荣血不足……关微，胸满气乏，四肢恶寒拘急。"上证为虚寒危笃之证。眼胞即为"五轮"之肉轮，为脾所主，今肉轮上下见青，为肝木乘土之征。药用四君子加陈皮补其中气，用木香和胃气以行肝气，用吴茱萸散脾胃之寒、止心腹之痛。

体会：薛己对本案记载、分析都较为详尽，其重在警醒后人，不可拘泥于痛无补法之说，而应辨证施治。"不通则痛"、"通则不痛"的理论虽然源于《黄帝内经》，但其所论绝非局限于此。《素问·脏气法时论》曰："肾病者……虚则胸中痛，大腹小腹痛。"明确提出因虚可以致痛，因此当补虚止痛。明清时期，"不通则痛"、"通则不痛"之说流行，医者治疗痛证多以通利之法。薛氏则强调辨证论治，若因虚致病，当用补法。

案2：脾元亏损案

——摘自《内科摘要·饮食劳倦亏损元气等症》

大尹徐克明，因饮食失宜，日晡发热，口干体倦，小便赤涩，两腿酸痛。

一诊：余用补中益气汤治之。

彼知医自用四物、黄柏、知母之剂，反头眩目赤、耳鸣唇燥，寒热痰涌，大便热痛，小便赤涩；又用四物、芩、连、枳实之类，胸膈痞满，饮食少思，汗出如水；再用二陈、芩、连、黄柏、知母、麦门、五味，言语谵妄，两手举拂，屡治反甚；复求余。

二诊：用参芪各五钱，归、术各三钱，远志、茯神、酸枣仁、炙草各一钱，服之熟睡良久，四剂稍安；又用八珍汤调补而愈。

按语：薛己附按剖析："因脾虚而致前症，盖脾禀于胃，故用甘温之剂以生发胃中元气，而除大热。"又说："阴虚乃脾虚也，脾为至阴……反用苦寒，复伤脾血耶。若前症果属肾经阴虚，亦因肾经阳虚不能生阴耳。经云：无阳则阴无以生，无阴则阳无以化。又云：虚则补其母，当用补中益气，六味地黄以补其母，尤不宜用苦寒之药。"针对不细心辨证，滥用寒凉的弊病，薛己大加指责："世以脾虚误为肾虚，辄用黄柏、知母之类，反伤胃中生气，害人多矣。"大凡足三阴虚，多因饮食劳役，以致肾不能生肝，肝不能生火而害脾土，不能滋化，但补脾土，则金旺水生，木得平而自相生矣。按此病初起，日晡发热，口干尿赤，颇似肾阴亏损，相火浮越；及用四物汤加知、柏后出现之证，又似热象明显；当此症状疑似，难以判断之际，须辨之于脉舌。如为肾虚火旺，脉必细数，舌必红。如为脾虚发热，脉必虚大，舌必淡。徐某未能辨明此点，一再用四物汤加苦寒之药，遂致脾元虚惫，卫阳不固，自汗谵语，势欲虚脱。薛氏投参、芪、归、术补脾气，枣仁、远志、茯神养心神，可谓认证有定见，用药不游移。如此重症，四剂而安，其识见殊非常人所及！

体会：薛己生活于明代中期。当时医学界承元代遗风，重视降火，有的医者崇尚河间、丹溪之学，他们尊崇其法而不明其理，临床滥用寒凉之剂，损伤脾胃，克伐肾阳，形成苦寒时弊。薛己结合时医滥用寒凉造成轻病变重的医案进行责疑，矫正时弊，善用甘温治疗虚证。张路玉曰："四物汤为阴血受病之专剂，非调补真阴之方。方书咸谓四物补阴，遂以治阴虚发热，火炎失血等证，蒙害至今。"张氏指出阴虚发热，四物尚不可用，何况气虚发热？徐某不明此理，以纯阴无阳之剂（四物汤），苦寒伤阳之品（黄柏、知母、黄芩、黄连），施于脾虚之体，怎能免于危殆！

案3：口病案

——摘自《口齿类要·口疮二》

妇人每怒则口苦兼辣，头痛胁胀，乳内刺痛。

辨证：此肝肺之火。

一诊方药：用小柴胡加山栀、青皮、芎、归、桑皮而安。

二诊方药：后劳兼怒，口复苦，经水顿至，用四物加炒栀、炒胆草一剂，更以加味逍遥散。

按语：薛己在《口齿类要·口疮二》中指出："各经传变所致，当分别而治之。"这一辨证思想，是根据口腔组织器官与经络的联系提出的，是经络辨证方法在口腔科的具体运用。薛己特别强调诊治口疾病时，应当辨析由何经传变所致，分别而治。因为乳胁为肝经之道路，又行经肺野，故辨证为"肝肺之火"，治以清肝泻肺，用小柴胡汤加山栀、青皮、川芎、当归、桑皮治愈。

体会：口腔通过经络与五脏六腑及全身紧密地联系在一起，经络失调，可导致口腔发病。如手阳明支脉入于齿，足阳明之脉又遍于齿，齿为骨之所终，髓之所养，若经脉虚，风邪乘之，血气损少，不能荣润，则齿动摇。这些说明局部经脉虚弱，是为口腔发病的条件。此外，患病部位与所属经络，也有重要的联系，如舌病者，多为手少阴心经、足厥阴肝经所属；唇病者，多为足太阴脾经所属；与月经周期有关的口腔溃病，外阴溃烂，多是湿热之邪侵袭冲、任二脉的缘故。口腔染毒，可通过经络由外传里，内攻脏腑，内在脏腑病变，亦可通过经络由里出来，外达口腔。所以，经络正常与否，与口腔发病有密切关系。各经络传变所致的口腔病症，当辨明由何经传变，经络气血之盛衰，分别而治之。薛己云："口苦而辣，此肺肝火症……若口苦胁胀，小便淋沥，此亦肝经之病，用六味丸，以滋化源……口臭、牙龈赤烂，腿膝痿软……时或口咸，此肾经虚热，余用六味丸悉瘥。"薛氏注重口齿病经络辨证，由此可见一斑。

案4：经候不调案

——摘自《女科撮要·经候不调》

一妇人性沉静，勤于女工，善怒，小腹内结一块，或作痛或痞闷，月经不调。恪服伐肝之剂，内热，胸膈不利，饮食不甘，形体日瘦，牙龈蚀烂。

辨证：此脾土不能生肺金，肺金不能生肾水，肾水不能生肝木。

治则方药：当滋化源，用补中益气、六味地黄，至仲春而愈。

按语：薛氏强调妇女以血为本，而脾胃为气血之本。薛氏说："血生于脾土，故云脾统血。凡血病当用苦甘之剂，以助阳气而生阴血……胃为五脏本源，人身之根蒂……虽心主血、肝藏血，亦皆统摄于脾，补脾和胃，血自生矣……血虚者，多因脾气衰弱，不能生血，皆当调补脾胃之气。"认为脾胃功能正常，则血液生化旺盛，反之，脾胃一虚，则生血不足，因此对于阴血亏损之证，首重调理脾胃之气，多用补中益气汤、六君子汤等方调治。当治脾无效时，则求之于肾，多用六味地黄丸滋补肾水"以制阳光"，用八味丸温补肾火"以消阴翳"。并且还根据五行相互滋生的关系，以虚则补其母的治法，调治五脏的相互关系，达到滋其化源的目的。

案5：脾气亏损所致中满痰涌案

——摘自《内科摘要·元气亏损内伤外感等症》

州判蒋大用，形体魁伟，中满吐痰，劳则头晕，所服皆清痰理气。

辨证：余曰：中满者，脾气亏损也；痰盛者，脾气不能运也；头晕者，脾气不能升也；指麻者，脾气不能周也。

方药：遂以补中益气加茯苓、半夏以补脾土，用八味地黄以补土母而愈。

随访：后惑于《乾坤生意方》云：凡人手指麻软，三年后有中风之疾，可服搜风、天麻二丸以预防之。乃朝饵暮服，以致大便不禁，饮食不进而殁。愚谓预防之理，当养气血，节饮食，戒七情，远帏幕可也。若服前丸以预防，适所以招风取中也。

按语：《内经》提出"治病必求其本"，即强调临证治病时应以治本为原则。薛己在《内经》这一思想指导下，对疾病注重求本而治。他指出："凡医生治病，治标不治本，是不明正理也。"认为医生临证必须掌握辨证施治的原则，抓住疾病的本质而治疗。此患者虽然表现为中满痰涌的实证，但究其根本仍为脾气亏损，不能运化痰湿所致，故薛氏用补中益气补中焦脾土，同时又用八味地黄丸补肾以益火补土，脾肾双补令病安。然而患者后来未遵医嘱，为预防中风，误听旁人的服用搜风祛痰的药物，没有把握住疾病的本质，风药耗伤脾气，令脾气亏损，以致大便不通、饮食不进而死。薛氏在本医案后对患者的后续身体情况进行随访，并分析死因，进一步体现了其预防治疗疾病求本的特点。

体会：薛己从《内经》的学习中悟出，《内经》千言万语，旨在说明人有胃气则生，以及四时皆以胃气为本，脾胃在人体生命活动中有着重要的作用，脾胃之健康与人体健康休戚相关。故薛氏论病常强调胃之衰，认为"人之胃气受伤，则虚证蜂起"。他认为：内因之症，皆脾胃虚弱所致。对某些外感疾病薛己认为也是由于脾胃虚弱，元气不足而引起，他说："六淫外侵而见诸症，亦因其气内虚而外邪乘袭……若人体脾胃充实，营卫健壮，经隧流行而邪自无所容。"突出强调了脾胃之盛衰在发病学上的重要作用。脾胃乃其他四脏之化源，凡病属虚损之症皆可用滋化源之法治之。所谓化源即生化之源。人身之化源无外乎先后天之本——脾肾两脏。滋补化源即脾肾两脏实为治病求本的一个主要内容。

案6：咳嗽案

——摘自《内科摘要·脾肺亏损咳嗽痰喘等症》

司厅陈国华。素阴虚，患咳嗽，以自知医，用发表化痰之剂，不应；用清热化痰等药，其症愈甚。

辨证：余曰：此脾肺虚也。不信，用牛黄清心丸，更加胸腹作胀，饮食少思，足三阴虚症悉见，朝用六君、桔梗、升麻、麦门、五味，补脾土以生肺金，夕用八味丸，补命门火以生脾土，诸症渐愈。

按语：经云：不能治其虚，安问其余？此脾土虚不能生肺金而金病，复用前药而反泻其火，吾不得而知也。

体会：薛己滋化源之治并未局限于后天之本脾胃，而把它扩充到先天之本——肾，临证中常把六味丸、八味丸也作为滋化源的一种方法。薛己治病求本以滋化源，是以补脾或补肾来求其本源，这也体现了他脾肾并重，以脾胃为主的学术思想。

案7：羞明案

——摘自《名医类案》

给事张禹功，目赤不明，服祛风散热药反畏明重听，脉大而虚。

辨证：此因劳心过度，饮食失节，

方药：以补中益气汤加茯神、酸枣仁、山药、山茱萸、五味，顿愈。又劳役复甚。

二诊：用十全大补兼以前药渐愈，后用补中益气加前药而痊。

按语：东垣云：诸经脉络皆走于面，而行空窍，其清气散于目而为精，走于耳而为听，若心烦事冗，饮食失节，脾胃亏损，心火太甚，百脉沸腾，害孔窍而失明矣。况脾为诸阴之首，目为血脉之宗，脾虚则五脏之精气皆失其所，若不理脾胃，不养神血，乃治标而不治本也。

体会：肝开窍于目，一般而言，目赤羞明，实证或风热扰及肝脉而上塞，或肝经实火上扰于目，虚证多属肝肾阴虚火旺所致。此患者服用祛风清热之剂，不仅目赤未愈，反添羞明重听，祛邪之法不仅不对病证，反使诸病加重，说明此案绝非实证。再加之病由劳心过度、饮食失节所致，故薛氏接受东垣之说，从气虚火旺辨证。盖饮食失节必伤脾胃，中气不足则阴火内炽，而劳心太过又助心火。一方面清阳不能上荣于目，而心火内炽上扰清窍，使目为之赤而羞明，耳为之而重听。薛氏从病因学角度和上次治疗的反映，辨证为中气不足、心火内炽，故选用补中益气以益气升阳，加茯神、酸枣仁、五味子以宁心神，虽未取东垣益气升阳泻火之法，改泻心火为宁心神，亦取得使心火得潜藏的治疗目的。同时，薛氏还加用山药、山茱萸以补肾，充分反映其脾肾并重的学术特色。从全案治疗过程分析，可以体会到薛己之学术思想既继承了东垣之说，然又能结合实际而加以变动，师古而不泥古，使东垣之学得到进一步发展。

案8：二便不利案

——摘自《明医杂著》

同州韩用之，年四十六。仲夏色欲无度，烦热作渴，饮水不绝，小便淋沥，大便秘结，唾痰如涌，面目俱赤，满舌生刺，两唇燥裂，偏身发热，或时如芒刺而无定处，两足心如炮，以水折之作痛，脉洪而无伦。

辨证：此肾阴虚，阳无所附而发于外，非火也。盖大热而甚，寒之不寒，是无水也。

治则：峻补其阴。

方药：加减八味丸料一斤，内肉桂一两，以水顿煎六碗，水冷与饮，半晌已饮大半，睡觉而食温粥一碗，复睡至晚，又以前药温饮一碗，乃睡至晚，食热粥二碗，诸症悉退。翌日畏寒，足冷至膝，诸证仍至，或以为伤寒。

二诊：薛曰："非也，大寒而甚，热之不热，是无火也，阳气亦虚矣。"

方药：急以八味一剂，服之稍缓，四剂诸证复退。大便至十三日不通，以猪胆导之，诸证复作，急用十全大补汤四剂，方应。

按语：分析此案，患者于夏日酷暑之时过度房劳而使肾精耗损，阴精亏之于内，虚火上炎，故见有烦热引饮，面目俱赤等。肾阴不足，虚火内盛，小便淋沥。无水行舟，肠道枯涸，大便秘结。此外，患者又见舌上生刺，偏身发热，脉洪无伦诸象。若单从以上症获表现分析，一派热象，难以区分其为实火还是虚火。但薛氏分析此案时，掌握两个要点，其一是起病之因在于色欲过度，故归之于肾之不足；其二见于两足心如炮但用苦寒之品而反加剧，说明绝非实火，这亦是此案辨证要点，故薛氏认为此系"肾阴虚，阳无所附而发于外"的虚火妄动。加减八味丸即六味地黄丸加肉桂、五味子，六味丸滋补肾阴，五味子酸收以敛其阳，肉桂一两加于二十五两六味丸中，取其引火归原的作用，再加之服用方法的变异，热药冷服，以去其虚火，故药后诸症自退。但随之而来的是一派虚寒之象，这是由于此病之本源在于阴精大亏而阳气亦衰，只是初起之时，阴虚为主，故虚火内盛，而见一派热象，药后阴精略复，虚阳归原，则阳虚之象表现于外，故见一派虚寒之象。此时以八味丸，取桂、附助其阳，六味养其阴，四剂而阴阳得复，故肾气得复，而诸症得去。其大便不通，用猪胆汁导之，清热通便以润燥，盖虽大便得通，但刚恢复之阳气又被外泄，故诸证复作，再以十全大补汤气血双补，脾肾两顾而安。全案进退于八味丸之间。最后以脾肾双补而收功，充分体现了薛己脾肾并重，植长温补的学术观点和治疗经验。

案9：小儿干啼案

——摘自《保婴撮要·卷三·天钓内钓》

一小儿干啼，面青或赤，手足并热。或用清热之剂，久不愈。诊其乳母，有肝火气滞，用加味逍遥散、越鞠丸以治其母，时灌子数滴，不旬日，子母并愈。

按语：本案中根据用药，判断出因乳母郁怒化火，肝火气滞，影响到小儿，令小儿心肝火旺，神失所养，而干啼，面现青色或赤色，并伴手足心热。由于儿病是由母病所致，故对小儿用清热之剂并不见效。而通过治疗乳母，用加味逍遥散和越鞠丸，清肝火，解肝郁，母安则子安。

体会：薛氏在《圣惠方》"若用汤药，宜疗乳母"的基础上，进一步阐明乳下婴儿有疾可疗其母的道理。其在《保婴撮要·护养法》中云："须令乳母预慎七情六淫，厚味炙煿，则乳汁清宁，儿不致疾。否则阴阳偏胜，血气沸腾，乳汁败坏，必生诸症。若屡用药饵，则脏腑阴损，多致败症，可不慎欤！"又云："大抵保婴之法，未病则调治乳母，既病则审治婴儿，亦必兼治其母为善。"其意在于小儿苦于服药，令乳母服之，使药从乳传，其效更捷。他的这一倡导，在儿科临床用药上又开辟了一条新的给药途径，为提高儿科治疗展示了新的前景。

案10：气虚中风案

——摘自《古今医案按·卷一·中风》

某，年六十余。素善饮酒，两臂作痛。服祛风治痿之药，更加麻木发热，体软痰涌，腿膝拘痛，口噤语涩，头目晕重，口角流涎，身如虫行，痒起白屑。

方药：补中益气汤，加神曲、半夏、茯苓。三十余剂，诸症悉退。又用参术膏而愈。

按语：立斋曰："臂麻体软，脾无用也；痰涎自出，脾不能摄也；口斜语涩，脾气伤也；头目晕重，脾气不能升也；痒起白屑，脾气不能荣也。"患者平素喜酒，伤及脾胃，脾主肌肉，脾气虚则不能推动血液在肢体运行，出现两臂作痛，前医未能准确辨证，误以为臂痛由于风湿所致，予祛风治痿之药，进一步耗伤脾气，出现两臂麻木，肢体软弱无力；脾气虚不能散精，则化生痰涎，气虚不能顾摄，则痰涎自出；脾开窍于口，足太阴脾经之脉连舌本散舌下，脾气伤则口斜语涩；脾主升清，脾气虚不能散精于头目，则头目晕重；脾主肌肉，气虚不能养肌肤，则身如虫行，痒起白屑。予补中益气汤健脾升清，令患者诸症悉退，后以参术膏补养脾气，令疾病痊愈。从该医案中，可以看出薛氏承东垣的脾胃学说，治疗用药倡导温补的学术特点。

第二节　近现代医案选析

近代医案受西方医学的影响，中西汇通，呈现出由传统型向变革型过渡的状况，继承了明清两代医案的特点，案体叙述相对详细，涵盖了病因病机、治法方药及疗效的叙述，且论证精到。现代医案随着医案专著的增多，医案内容更加完善，医案的格式相对规范，内容的阐述多以辨证论治为基本思路，采用病证结合的诊断模式。以下选取了近现代有影响力的医家医案作一分析。

一、董建华医案

董建华（1918—2001 年），上海市青浦县人，幼读私塾，16 岁时师从上海名医严二陵，7 年后，回乡开业。主要著作有《董建华医案选》、《中医内科急症医案辑要》、《中国现代名医医案精华》等。总结其学术特色，最突出的两点为注重辨证论治和治则上重视调和气血。

注重辨证论治。他认为，中医的疗效主要是在辨证论治，所以既不主张专病专药，也不停留在西医诊断和中医辨证分型的框架内，而是运用娴熟的中医理论，实行辨证论治。董老擅长脾胃病的论治，针对当下脾胃病的发病原因多为恣食厚味、过度饮酒而致，提出了胃热学说，主张清热或温清并用。对发病率日益增高的糖尿病，究其病机，为水谷精微转输失常，气阴两伤更为普遍。他在治疗上主张气阴双补，以黄芪、生地、玄参、天花粉、麦冬等药合用。

注重调和气血。对于胃病，他认为调气以和血，主要用于气滞型胃痛证的治疗，通过调气（包括理气、行气等）达到和血的目的。方药选用香苏饮（香附、苏梗、橘皮），药少量轻，既能理气导滞，又能疏肝解郁。通过大量临床实践，又在此方的基础上，加入通降之品，如枳壳、大腹皮、香橼皮、佛手等，即成加味香苏饮，作为治疗气滞型胃痛的主方，具有行气和胃、通降舒肝、理气止痛的作用，效果很好。气滞日久，则出现血瘀，表现为胃脘又痛又胀而以痛为主。通过调血行气，达到活血止痛、行气宽胀的作用。药用其自制的经验方金延香附汤（金铃子、延胡索、香附、陈皮、枳壳、大腹皮），对于又痛又胀、以痛为主的血瘀轻型胃痛疗效较好。

以下所选则的医案均摘自《董建华论脾胃病》，信息全面，记录完整；多诊次治疗能够很好地展现用药后病证的转归过程，更有利于对董老学术思想的理解与继承。

案 1：消渴案

岳某，女，21 岁。

初诊，1977 年 6 月 21 日：患糖尿病三年，日饮水约 4.54L，多食易饥，每日进食 750g 仍无饱感，小便频数，夜尿多，消瘦，全身无力，夏天皮肤常生小疖疮，近查空腹血糖 21.5mmol/L，尿糖（++++）。脉象沉细数，舌质微红少津，苔薄黄。西医诊断为糖尿病，长期服用 D860 及降糖灵，效不明显。

辨证：肺胃燥热，气阴两伤。

治则：泻火清热，兼顾气阴。

方药：生石膏 30g，知母 10g，玄参 10g，麦冬 10g，黄柏 10g，生地 12g，怀牛膝 6g，黄芪 10g，山药 30g，五味子 6g，桂枝 3g。嘱其节制饮食，多进食黄豆、豆腐、瘦肉等品。

二诊：上药服 6 剂，症状消退不明显，心悸不安，查尿糖（+++），血糖 17.36mmol/L，脉舌如上，守上方加味。

方药：生石膏 30g，知母 10g，麦冬 10g，生地 12g，怀牛膝 6g，黄芪 15g，玄参 10g，黄柏 10g，山药 30g，五味子 6g，肉桂 3g，熟地 10g，黄芩 10g，苍白术各 10g，山萸肉 30g。

三诊：上方服 9 剂，口渴稍好转，心悸已缓解，查尿糖（+++），觉有口苦，脉舌如前，仿前法出入。

方药：生石膏30g，黄芩10g，花粉20g，玄参10g，生熟地各15g，黄芪30g，山药30g，陈皮6g，升麻6g，玉竹10g，怀牛膝6g，山萸肉30g。

四诊：上方连服15剂，口苦已除，口渴、多食明显好转，尿亦减少，每日喝水1.36 kg，汗稍多，查尿糖（－），血糖5.7mmol/L，心率90次/分，律齐。舌质红苔薄黄，脉象弦细数，复以上法加减、并撤去西药，又观察两周，诸症缓解，血糖尿糖稳定，后配丸药巩固疗效。

方药：黄芪30g，山药30g，生地12g，山萸肉15g，丹皮6g，知母10g，花粉15g，玄参10g，黄柏10g，肉桂1.5g，枸杞12g，沙参30g，麦冬12g，五味子6g，以上药用4倍量，共研为细末，炼蜜为丸，每次服10g，一日2～3次。

按语：糖尿病，属中医学消渴范畴。饮食不节，过食肥甘，酿成胃热；情志失调，肝郁化火，消烁肺胃之阴；或者劳逸过度，肾阴被伤均可导致此病。此案中患者有口渴、易饥、尿多等三消症状，据其脉证属肺胃有热，气阴两虚，故药用山药、生地、黄芪、天花粉、菟丝子、怀牛膝、泽泻等滋阴益气，调补肺肾，石膏、知母、玄参等清肺胃之热。复诊时于原方去淡渗之品而加金樱子、山萸肉滋补肝肾，入黄连、连翘苦寒解毒而消疮疖。后期于滋阴清热之剂中加入少量肉桂温补肾阳、取其少火生气，使阴阳协调，水火相济。三诊亦是采取同样治法，虽病史三年，亦同样取得满意的效果。在后期以脾肾双调之药配制丸药服用，从根本着手，以巩固疗效。张子和曾经指出："不减滋味，不戒嗜欲，不节喜怒，病已而复作。"因此，在用药的同时，并嘱患者节制饮食，注意生活规律，所以，患者在治疗中取得满意疗效。

董建华教授对糖尿病的治疗，不拘泥于养阴清热，认为脾主运化，转运水谷精微，糖尿病患者水谷不能正常输布，不仅阴亏，而且耗气，故多以益气养阴为基本治法，主张气阴双补，尤其善用黄芪。另外消渴患者以阴虚为主，这是基本的病机，但如果过服寒凉或者久病阴损及阳，可出现阴阳两伤。董老在注重滋阴的同时，也注意扶阳，特别善用肉桂，使命门火复，膀胱气化得行，肺津得布，症状较易控制，但用量宜小，多则有燥热伤阴之弊。疗效颇著。

体会：本病有上、中、下三消之分，在论治上有肺热、胃热、肾虚之别，故程钟龄认为："治上消者，宜润其肺，兼清其胃；治中消者，宜清其胃，兼滋其肾；治下消者，宜滋其肾，兼补其肺。"在临床中，上、中、下三消的症状往往同时兼见，仅在程度上有轻重的不同，因此，在治疗上就必须三者兼顾，但要立足于滋肾养阴。

案2：水肿案

陈某，女，40岁。

初诊，1977年8月31日：患慢性肾盂肾炎两年余，屡经医治时好时发，近一月来又感腰痛绵绵，尿频急，有灼热感，颜面及全身均见轻度浮肿，尿常规化验：蛋白（＋＋），白细胞（＋），红细胞1～2/HP，上皮细胞（＋）。伴有手足心灼热，口苦纳呆，神疲体倦，时恶心反吐，舌质暗紫，苔黄厚腻，脉象细滑。

辨证：湿热蓄积，膀胱气化不利。

治则：清利湿热。

方药：猪苓12g，滑石15g，通草10g，生地12g，知母10g，苍术10g，黄柏10g，赤芍 10g，厚朴 10g，大腹皮 10g，砂仁 5g，6 剂。

二诊（9 月 6 日）：药后腰痛浮肿明显好转，小便通畅，尿常规化验：蛋白（±），白细胞 1～2/HP，上皮细胞（＋＋）。入暮手心灼热，腰酸乏力，食欲可，舌质暗紫，苔白根腻，脉细滑，守原方减利气药加滋肾之味。

方药：猪苓 12g，滑石 15g，泽泻 12g，车前子（包）12g，生地 12g，川芎 10g，丹参 15g，苍术 10g，黄柏 10g，川续断 12g，怀牛膝 12g，6 剂。

三诊（9 月 12 日）：诸症减轻，后守方继服约 30 剂巩固疗效，尿检正常，浮肿消失，病得临床治愈。

按语：西医的慢性肾盂肾炎浮肿，属于中医学的水肿病范畴，与肺、脾、肾关系密切。此案中患者水湿停聚，泛溢肌肤，阻滞气机以致全身浮肿；湿热蕴积下焦，膀胱气化失司，以致小便频急灼热；湿热遏阻中焦，气机升降失常则纳呆泛恶；湿热郁蒸伤阴则五心烦热，腰痛绵绵，方以二妙散（苍术、黄柏）清利下焦湿热，猪苓、滑石、通草淡渗利湿；厚朴、大腹皮、砂仁理气和胃化湿；知母、生地清热凉血以滋肾阴，以免肾阴更竭；赤芍和血，从而药后浮肿减轻，小便通畅。复诊时虽腰痛浮肿已见大减，但仍手心灼热，腰酸乏力，故于上方中去厚朴、大腹皮、砂仁之苦温香燥之品；因久病入络，故赤芍改为川芎、丹参而增强活血的功效，并加入川断、怀牛膝益肾，所以全方为清利湿热之中佐固肾之品，使清利而不伤正，并加强活血，以促进气血运行，取得满意疗效。

董建华教授对水肿病的治疗颇具独到之处。精于从整体上把握病机，遣方用药，诸如正邪之进退、脏腑之联系、气血之盛衰、寒热之转化，无不分析入微，治水不忘调气，注重调畅气机，因势利导，取气行则水行之意，此案中选用厚朴、大腹皮、陈皮等，久病注重保护肾阴，燥湿与利尿之法相结合，使湿有去路。

体会：水不自行，赖气以动，水肿一证，是全身气化功能障碍的一种表现，涉及的脏腑较多，但其病本在肾，辨证仍须以阴阳为纲，分清阳水阴水，治疗上除用发汗、利尿、攻逐等法外，可同时兼用健脾、温肾、降浊、化瘀等，另外此病需及时治疗，病起日久，正虚邪恋，反复发作，尤其缠绵难愈。

案 3：顽固性头痛案

殷某，男，32 岁。

初诊，1976 年 7 月 10 日：3 年前开始头痛，以左侧为甚，初起轻微，痛呈阵发，近来头痛发作频繁，尤以春夏为剧。此次发作已两月余，痛势不减，痛甚头皮抽掣，且伴恶心，饮食乏味，口苦，二便正常。舌质红，苔根黄腻，脉弦细。西医检查：颅神经及眼底正常，无运动感觉障碍，反射正常，无锥体束征。颅脑超声波检查：中线波未见明显偏移。诊断：血管性头痛。屡服中西药物疗效不显。

辨证：瘀血头痛。

治则：通窍活血化瘀。

方药：通窍活血汤化裁。

当归 10g，赤芍 6g，川芎 10g，桃仁 6g，红花 6g，生姜（切碎）10g，葱白（切碎）6g，麝香 0.15g，黄酒 250g，每剂煎至一酒杯，麝香绢布包入药汁再煎二三沸取出（可用 3 次，即 0.15g 麝香可作 3 剂药用）。每日服药 1 剂，服 3 天，停 3 天。上药服

12 剂后，头痛诸症均除，随访 5 年余，迄今未发。

　　按语：头痛是临床常见的症状，可单独出现，也可出现于多种急慢性疾病之中，头为"诸阳之会"、"清阳之府"，又为髓海所在，凡五脏精华之血，六腑清阳之气，皆上注于头，故凡六淫之邪外袭，或者内伤诸证，导致气血逆乱，瘀阻经络，脑失所养，均可发生头痛。本例患者头痛已有 3 年，并曾屡用中西药物治疗，其效皆不显，属于顽固性头痛，清代名医王清任指出，凡头痛用他方久治无效者，用通窍活血汤有效。患者虽无瘀血外症可察，但董老仍宗其说，投以通窍活血汤治之，亦即宗"久痛入络"之理。本方以当归、赤芍、川芎、桃仁、红花活血消瘀，以葱白、生姜辛温通阳，再入麝香、黄酒辛温透窍、通络行瘀，并引药上行直达巅顶。虽然只诊治一次，服药仅12 剂，头痛即愈。董老对此指出，运用通窍活血汤化裁治疗血管性头痛，均有良好疗效。但在应用本方时，一定要取黄酒之温通，麝香之辛窜，才能温通经络，直达病所。

　　体会：头痛因其病因复杂，临床症状亦变化多端，故临床诊治时辨证分清外感、内伤，辨别虚实尤为重要，分清标本主次，找其所属主因，结合整体病理机转，进行治疗，如果仅仅重视止痛药物，是远远不够的。

案 4：脾虚泄泻案

马某，女，42 岁。

初诊，1977 年 8 月 17 日：患者腹泻 4 年多，缘于 1973 年过食油腻发生腹泻，当时治愈缓解，1974 年又犯腹泻，并伴见腹痛、腹胀、多气，大便日二三次，有时泻下水样便或带少量黏液与脓血，大便化验检查（－），培养（－），乙状镜检查：结肠充血，腹部平片透视等检查，诊断为：慢性结肠炎。用过多种消炎止泻西药，也用过温补肾阳、酸敛收涩等中药，腹泻腹胀反复发作不止，诊见颜面苍黄，消瘦神疲，腹部膨胀，腹胀时得矢气则舒，大便溏薄，日二三次，纳差口干，肝脾未触及，心肺无异常发现，舌质淡，苔薄黄，脉象沉细而迟。

辨证：久泄伤脾，脾虚肝乘，胃失和降。

治则：健脾和胃，佐以疏肝。

方药：炒白术 10g，枳壳 10g，扁豆 12g，大腹皮 10g，神曲 10g，砂仁 2.5g，柴胡 5g，白芍 10g，木香 6g，陈皮 5g，藿香 10g，6 剂。

二诊（8 月 25 日）：药后腹胀减轻，胸胁通畅，宗原方去柴胡、藿香，加党参、山药。

方药：炒白术 10g，枳壳 10g，扁豆 12g，大腹皮 10g，神曲 10g，砂仁 2.5g，白芍 10g，木香 6g，陈皮 5g，党参 10g，山药 10g，6 剂。

三诊（8 月 31 日）：仍便稀，但次数已少，日一次，口干亦差，腹胀，纳呆，倦怠如旧，脾虚胃弱无根本转机，宗原意健脾益胃，佐以消导开胃。

方药：党参 10g，炒白术 5g，扁豆 12g，山药 10g，木香 5g，神曲 10g，炒山楂 10g，陈皮 10g，枳壳 10g，大腹皮 10g，莲子肉 6g，6 剂。

四诊（9 月 6 日）：大便初结后溏，日行 1 次，睡眠不实，宗上方去山楂、枳壳、莲子肉，加砂仁、薏仁、茯苓。

方药：党参 10g，炒白术 5g，扁豆 12g，山药 10g，木香 5g，神曲 10g，陈皮 10g，大腹皮 10g，砂仁 2.5g，薏苡仁 12g，茯苓 10g，8 剂。

五诊（9 月 15 日）：腹胀已减，大便成形，食纳增加，精神体力好转，仍宗上法，并嘱其注意饮食调理以巩固疗效。

按语：慢性结肠炎，多属中医学"慢性腹泻"、"痢疾"、"脾虚泄泻"等范围，脾恶湿，湿困脾，湿胜则濡泄，所以，本病发生多以脾胃虚弱、运化失司为首要病机，有脾虚湿热郁结大肠者，有脾失健运、湿阻中焦者，有久泄由脾及肾、脾肾阳虚者，病机不同，治法各异。本例患者并非脾肾阳虚、固摄无权，故前医温补肾阳、酸敛收涩等法效果不显。后抓住脾胃升降失司，清浊相干，伴脾虚肝郁的病机，在健脾和胃基础上佐以疏肝，待横逆之肝气得平后，又着重健脾而稍佐消导，使饮食水谷得化，积滞得清，肠道通畅，故本案自始至终抓住脾胃虚弱这一主要病机，且用药恰当，调理适中，取得较好疗效。

董建华教授治疗肠病多从脾胃入手，又肝胆与脾胃升降有关，治疗中又多注重调肝。泄泻中湿为阴邪，易伤阳气，慢性泄泻患者中，很多都具有脾肾阳气不足，温煦运化无力的病机，但是此病的病机是比较复杂的，温补肾阳的同时，注重清理是很重要的，董老认为，慢性泄泻虽然多有虚寒的表现，但正虚邪恋的病情是经常出现的，因此不主张早用、纯用收涩之剂，而注重清理，即使运用补法，也补中有泻，使之补而不腻，涩而不滞。

体会：诊治时先区分寒、热、虚、实、标、本，外邪侵袭以驱邪为主，脾胃本虚以扶助正气为主，另外要辨虚实，肠病实证多与胃有关，虚证多与脾有关，脾肾阳虚宜温补，中气下陷宜升提，七情不和宜疏离。久泻不止宜固涩，但是泄泻初起，不可骤用补涩，以免固闭邪气，久泻不止，不可分利太过，以免重伤阴液。

案 5：顽固性胃痛案

张某，男性，45 岁。

初诊，1987 年 9 月 18 日：胃脘部疼痛近十年，近 20 多天来因饮食不适而使胃脘部疼痛加剧，呈阵发性，痛甚时常反射至肩背部，空腹时痛甚，食后稍缓，伴呕吐酸苦水，口干苦，渴欲饮水，纳食较差，大便偏干，小便黄，经用中西药治疗 2 周，疼痛未见明显缓解，往某医院检查，诊断为"十二指肠球部溃疡"。舌边紫，中心苔黄腻，脉弦。

辨证：肝胃不和，气血瘀阻。

治则：疏肝理气，化瘀止痛。

方药：金铃子 10g，元胡 6g，乌贼骨 10g，马尾连 6g，吴茱萸 1.5g，炒五灵脂 10g，蒲黄 6g，陈皮 10g，枳壳 10g，香附 10g，佛手 6g，煅瓦楞子 10g，7 付。

二诊（9 月 25 日）：药后胃脘部疼痛较前减轻，但夜间似偶有疼痛及泛吐酸水。原方加重化瘀止痛之品再进。

方药：炙刺猬皮 6g，炒九香虫 6g，炒五灵脂 6g，三七粉（冲）3g，马尾连 6g，吴茱萸 15g，香附 10g，金铃子 10g，煅瓦楞子 12g，白芍 10g，乌贼骨 15g。

三诊（10 月 12 日）：前方连服 14 剂，胃痛已完全消失，吐酸停止，饮食如常，临床治愈。

按语：胃痛病位主要在胃，与肝、脾有密切关系，常见病因有寒邪客胃、饮食伤胃、肝气犯胃、脾胃虚弱等几个方面，临床治疗中常以和胃止痛为主，进而审证求因，辨证施治。本案患者胃痛已十余年，已成顽固性疾病。此次病情加重，虽然看似是脾胃虚弱之证，但伴见呕吐酸苦水，口干苦，口渴欲饮，小便黄，大便干，非脾胃虚弱之象。董老辨证从呕吐酸苦水着眼，辨为肝胃不和，再据"初病在气，久病入络"之理，又兼气血瘀滞，故拟疏肝理气、化瘀止痛之治，取金铃子散、左金丸、失笑散为基本方，左金丸清肝制酸，金铃子散、失笑散疏肝理气、活血通络，再配以枳壳、陈皮、佛手理气和胃通降，加用煅瓦楞子、乌贼骨以增强制酸之力。服药后胃痛泛酸即减，二诊再加刺猬皮、九香虫、三七粉强化行瘀止痛之功，胃痛即止。董老治胃痛常用刺猬皮、九香虫，二者配伍使用调气行滞，化瘀止血，对疼痛日久，入血伤络者，收效显著。董老非常擅长治疗胃肠病，曾提出"通降乃治胃之大法"，胃的生理特点集中在一个"降"字，病理特点突出在一个"滞"字，而治疗则要着眼于一个"通"字。临床治疗中紧扣此病机，屡见成效。

体会：胃痛辨证，当首辨虚实，临床以寒邪、食停、气滞、热郁、血瘀为常见，多属实证，治宜驱邪为主，但虚证亦不少见，如脾胃虚寒，和胃阴亏虚胃痛，当以养正为先，若见虚实夹杂者，则应邪正兼顾。同时应该注意的是，胃痛在服用药物的同时，尤其应该注重饮食，少吃多餐，禁酒忌辣，注意调摄，方能达到较好的治愈效果。

案6：重症黄疸案

李某，男，44岁。

初诊，1977年8月26日：1975年患急性黄疸型肝炎，经治疗后好转，但常反复，出现右胁部疼痛。近一个月来黄疸逐渐加深，黄色鲜明如橘子色，伴小便短黄，大便干结，纳食尚可，右胁及胃脘部胀满疼痛，下肢轻度浮肿。按腹部平坦柔软，未叩及移动性浊音，肝肋下1.5cm，脾肋下1cm，质中，颜面及颈部有散在蜘蛛痣。舌质红，苔黄腻，脉弦数。查肝功能：黄疸指数50U，凡登白试验直接胆红素（＋＋），间接胆红素（＋），TTT15U，TFF（±），GPT106U（正常值在40U以下），絮状试验（±），转氨酶106U。蛋白电泳：A50%，$\alpha_1 0.06$，$\alpha_2 0.06$，$\beta 0.09$，$\gamma 0.34$。西医诊断：黄疸型肝炎，早期肝硬化。

辨证：湿热蕴结，土壅木郁，胆液外泄。

治则：清热利湿退黄。

方药：茵陈蒿汤加减。茵陈30g，栀子10g，大黄5g，龙胆草10g，郁金10g，车前子（包）10g，黄柏10g，黄芩10g，滑石12g。

二诊（9月10日）：服上药12剂，药后大便通畅，小便黄赤如茶，量增多，右胁痛及脘满均减轻，黄疸渐退，精神状况好转，舌暗红，苔黄腻，原方加柴胡、赤茯苓。

方药：柴胡10g，茵陈30g，栀子10g，大黄5g，龙胆草10g，郁金10g，车前子（包）10g，赤茯苓12g，黄柏10g，黄芩10g，滑石12g。

三诊（9月16日）：服上方6剂，黄疸消退，肝区按之稍有胀痛，胸闷，纳差，大便畅，蜘蛛痣（＋），舌质暗红，苔黄腻化薄，脉弦细，前方加活血化瘀药再进。

方药：柴胡10g，茵陈30g，栀子10g，大黄10g，丹参30g，赤芍12g，郁金12g，车前子（包）30g，香附10g，黄柏10g，苍术10g。

四诊（9月26日）：上方又服10剂，诸症均减轻，再以上方出入续服近30剂，诸症消失，复查肝功能及蛋白电泳均恢复正常，临床治愈。

按语：黄疸以身黄、目黄及小便黄为主症，发生主要是湿邪为患，病因有内外两个方面，外因多由感受外邪，饮食不节所致，内因多与脾胃虚寒，内伤不足有关，内外二因又互有关联，本案患者两年前曾患急性黄疸型肝炎，近月来黄疸逐渐加深，正是原病发作加重的表现。其黄疸色黄鲜明，又见小便短赤，大便干结，苔黄腻，脉弦数，辨证属湿热俱重。又由于病程较久，木郁土壅、肝脾不调、久病入络，故又见下肢浮肿，颈面出现血痣，两胁触及痞块，其病情比较严重。《内经》云："湿热交蒸，民当病疸。"而《金匮》有"黄家所得，从湿得之"的记载。董老据此，以茵陈蒿汤清利湿热、通腑退黄，因热毒瘀阻较重，又加龙胆草、黄柏、黄芩等苦寒之品以清泄肝胆之热，加滑石、车前子利湿清热使湿热有去路，加郁金解肝胆之郁结以化瘀消痞。黄疸消退以后，肝胆郁阻未能立即消除，又于三诊时，在清热解毒利湿药中加入香附、丹参、赤芍以行气活血，加苍术燥湿理脾。照此调理，诸症得以消失，肝功能及蛋白电泳复查均恢复正常，病终告愈。

体会：临床中，黄疸可出现于多种疾病，当辨明阴阳方予施治，值得注意的是，黄疸消退之后，并不意味着病情痊愈，仍需继续调理注意健脾疏肝，以防残湿余热不清，或肝脾气血损伤不复。

案7：哮喘案

陈某，女，15岁。

初诊，1976年7月12日：患者自三岁时即患哮喘，初起发作轻微，后逐年愈发愈频，发则气不接续，喘促痰鸣，发作时不能平卧，不思饮食。每年发作以春夏为剧，常用氨茶碱、麻黄碱等止咳平喘药及青、链霉素等抗感染药才能缓解。近日外受风寒，哮喘又发。

诊见张口抬肩，呼吸喘促，两肺可闻及哮鸣音及散在干湿性啰音，痰多而稠，颜面苍白，舌质红，苔黄腻，脉象细弦。

辨证：宿痰内伏，郁久成热，外寒相引，以致哮喘复作，系属肺寒膈热，本虚标实。

治则：急则治标，先拟宣肺清热，止咳平喘。

方药：定喘汤加减。麻黄10g，白果（打）3个，黄芩10g，苏子10g，地龙15g，杏仁12g，款冬花10g，川芎10g，全蝎5g，6剂。

二诊（8月13日）：服药后哮喘已缓解。现1个月发作1～2次，程度较前减轻。发作时，服上药即平。唯动则气喘，汗多，不思食，"缓则治本"，当补肾纳气，益肺化痰平喘。

方药：熟地20g，五味子5g，冬虫夏草10g，紫河车5g，甘草5g，沉香末（冲）1g，苏子5g，川贝母3g，党参5g，麦冬3g，煅牡蛎（先下）12g，6剂。

三诊（9月6日）：自诉用上两方，发作时用初诊方，发作缓解后用复诊方，交替服用近年余（有时中断或隔日一剂），哮喘基本控制，现咳痰不多，动则有轻度痰鸣气促，一直没有大发作，能从事一般活动，嘱用复诊方加倍做丸药服用，以巩固之。

按语：哮证的病理因素以痰饮为主，痰饮的产生责之于肺不能布散津液，脾不能运输精微，肾不能蒸化水液，以致津液凝聚成痰，伏藏于肺，成为发病的宿根。本案患者治疗所以有效，在于辨证与立法一致，发作期辨证上属肺寒膈热哮喘证，治疗上以宣肺清热为主，方以宣肺平喘、清热化痰之定喘汤去甘草、桑皮、半夏，加地龙、川芎、全蝎平喘解痉，全方既能清肺降气化痰，又能驱除宿饮，以作为发作期的方剂。缓解时用熟地、五味子、紫河车、冬虫夏草补肾纳气；党参、麦冬、贝母、苏子、沉香、甘草之益肺行气祛痰，少佐牡蛎以敛汗，方以治本入手。标本缓急交叉使用，从而使肺肾功能得以恢复。

临床中哮喘有虚实之分，治疗有补泻之剂，但本虚标实之证最为常见，且病变重心在肺，董老在临床治疗中发作期特别注重运用麻黄，根据辨证，选择合适的配伍，本案中，麻黄与黄芩、地龙、杏仁合用，组成麻杏芩龙汤治疗热喘，配伍得当，疗效确切，并且发作期与缓解期区别用药。缓解期擅用熟地，守方固本。熟地滋肾水，益真阴，阴中求阳，为肾虚久喘者首选。

体会：哮喘治疗应当根据病的新久，发作与否，区别邪正缓急，虚实主次，加以处理。重视平时治本的措施，区别肺、脾、肾的主次，在抓住重点的基础上适当兼顾，因肾为先天之本，五脏之根，精气充足则根本得固。

案8：低热案

郭某，女，47岁。

初诊，1977年8月18日：患者自今年2月患泌尿系统感染后常发低烧，热势在37.2℃~37.5℃之间，偶有37.8℃，且伴有头晕，心慌易汗，口苦纳呆，胁痛腹胀，精神疲倦，失眠多梦，五心烦热，肩胛骨酸痛，尿检（－），过去患过肝炎，近查肝功能正常，经多方面检查未见其他阳性体征。舌质红，苔薄黄，脉象沉细而弦。

辨证：肝胆郁热，表里失和。

治则：和解清热。

方药：柴胡10g，桂枝5g，黄芩10g，青蒿10g，片姜黄5g，当归10g，地骨皮10g，白芍10g，知母10g，秦艽10g，鸡血藤15g，6剂。

二诊（8月25日）：药后热势渐退，纳谷转香，仍肩胛疼痛，有时烦热，脉舌如前，以原方出入。

方药：黄芩10g，青蒿10g，当归10g，赤芍10g，香附10g，秦艽10g，全瓜蒌15g，枳壳10g，地骨皮15g，郁金5g，柴胡5g，6剂。

三诊（8月31日）：热势退净，五心烦热亦除，肩胛骨痛已减轻，经水量多，怕冷，以原方出入。

方药：桂枝6g，白芍6g，柴胡5g，当归10g，黄芩10g，杏仁10g，生姜10g，香附10g，荆芥穗5g，薄荷3g（后入），3剂。

四诊（9月14日）：诸症已愈，拟五味异功散加柴胡、桂枝、白芍6剂，以善其后，随访半年，低烧未复发。

按语：低热属内伤发热，多是体内脏腑气血阴阳失调所导致，与外感因素无直接关系，实证大多为气郁、血瘀及湿邪内停等实邪壅滞、郁而化热等所致；虚证大多为气血虚衰、阴阳失调所致。经云："木郁达之。"若因情志不舒，木郁而不达，火郁而不发，从而形成肝胆郁热症候，诸如五心烦热、胁痛腹胀、口苦纳呆等症出现，因少阳胆火郁遏，气血闭塞不通，又兼表里之气不和，以致易汗，头晕心慌，失眠多梦，故和解少阳，泄肝胆郁热，则营卫气血得以流畅，方拟柴胡桂枝汤加养阴之品，如地骨皮、知母、秦艽，佐以流通气血之味，如姜黄、当归、鸡血藤。诊仅三次，热即退清，这是柴胡桂枝汤变通应用之效验，终以异功散加柴胡等药肝脾同疗而善后。本医案是把经方与时方结合起来有效的运用于临床的范例。

体会：临床中，内伤发热虽有虚实之别，治法亦有补泻之分，但是其目的终究为清除热象而设，治疗中大多配合使用适宜的清热药，必须注意的是，内伤发热大多病程长，实证者亦有不同程度的夹有虚像，因此，苦寒之品当慎用，以防苦燥伤阴或者苦寒损伤脾胃。

案9：痹证案

甘某，男，45岁。

初诊，1977年8月21日：下肢关节酸胀疼痛2月余。始因运动后冷浴，遂见下肢关节酸胀疼痛，近几天来发展到下肢不能行走，卧床不起，伴恶寒，汗出，肢冷，有时头昏心悸，失眠，二便均可，诊时双膝关节肿痛，不红不热，痛处不移，西医诊为风湿性关节炎，曾用抗风湿药效果不满意，且胃中不适，故要求中医治疗。舌质淡，有齿印，苔白腻，脉象弦滑。

辨证：寒湿内侵，经络痹阻。

治则：温经化湿，活血通络。

方药：羌独活各10g，秦艽10g，鸡血藤30g，萆薢12g，木瓜10g，苍术10g，桂枝10g，生姜6g，赤芍10g，当归10g，川乌头（先下）5g，6剂。

二诊（8月27日）：药后肿痛减轻，能起床自由活动，恶寒已罢，仍汗出肢凉，守原方减辛温发散之品，加益气活血通络之味。

方药：黄芪12g，防己10g，萆薢10g，桂枝5g，鸡血藤30g，白芍12g，甘草6g，木瓜10g，枳壳10g，桑枝30g，秦艽12g，连服20余剂，诸症悉除，肢节活动自如，恢复工作。

按语：气血为病邪所闭而不通，引起筋骨、肌肉、关节的疼痛、酸楚、重着、麻木和关节肿大，屈伸不利，均称为痹证。痹证皆由气血亏损，经脉空疏，风寒湿之气得以乘虚而入。本案患者系因素体阳虚，寒湿内侵经络关节所致，似属着痹，治疗上一方面温经化湿，另一方面活血化瘀，通经活络，故方用羌独活、桂枝、川乌、苍术、生姜、秦艽以温化寒湿，以萆薢、木瓜除湿热消肿，鸡血藤、赤芍、当归、桑枝以舒筋活血通络，使寒湿散除，气血流通，关节经络得以通利。后以益气活络，祛风除湿善后而愈。

董建华教授在痹症的治疗中，特别注重药物的合适选择，对于痛痹，多用乌头、麻黄，认为二者配伍一表一里，以祛除寒湿，有较好止痛效果；对于热痹，常用水牛角，赤芍代替犀角，二药合用，具有清热、凉血、解毒的作用，治疗热痹颇有疗效；对寒热错杂之痹，善用川乌，石膏；对湿热郁结的痹证，多用清轻宣化、流动渗利之品如萆薢、原蚕砂；对于外邪与瘀血、痰浊互相搏结，经年不愈之顽痹，必须活血通络，开通瘀痹，在活血药中，常以黄酒、麝香为引导；壮元阳，补督脉则用生鹿角、杜仲。

痹证治疗的基本原则是祛风、散寒、除湿、清热以及舒经活络，根据病邪的偏胜而酌情更用。具体用药时，常会用到附子、川乌等祛风除湿、温经止痛的药物，应用这些药时，剂量应该从小量开始逐渐增加，久煎或者与甘草同用缓和其毒性。

案10：慢性萎缩性胃炎案

梁某，男，54岁。

初诊，1980年12月4日：患者以胃脘痛10余年，加重5年为主诉就诊。胃镜及病理诊断：慢性萎缩性胃炎。胃脘隐痛，缠绵不休，胃酸低，纳食较少，食则作胀，面色萎黄，形体消瘦。今年胃中灼热，口渴引饮，大便干结，舌红苔黄腻，脉弦。西医诊断：慢性萎缩性胃炎。

辨证：气滞化火，阴津内伤。

治则：通腑泻热，滋养胃阴。

方药：黄芩10g，黄连3g，大黄3g，全瓜蒌15g，枳壳10g，竹茹5g，石斛10g，香橼皮10g，佛手5g，白芍10g，甘草5g。6剂，水煎服日一剂。

二诊：服上方后，腑气已通，痛缓，口渴大减，胃中亦舒，纳食渐振，舌红少苔。

方药：石斛10g，沙参15g，麦冬10g，乌梅5g，甘草5g，天花粉10g，芦根15g，香橼皮10g，香附10g，枳壳10g，酒大黄5g，上方加减进12剂，水煎服日一剂。

三诊：胃中已无灼热感，痛胀亦除，仍口干口苦，大便时常干结，多食即觉胃中不适。守方加减调治4个月。胃痛未作，口和，纳食增加，面色转润，体渐丰腴。

按语：董建华教授对脾胃病的证候病机认识及其治疗用药对后世产生重大影响。董老认为，脾宜升则健，胃宜降则和，胃和的关键在于胃气润降，降则化生有源，出入有序；不降则转化无由，壅滞成病。"降"是胃的生理功能特征，只有保持舒畅通降之性，才能奏其纳食之功。瘀血胃痛用化瘀通络，症见胃痛日久，久则入络，以痛为主，痛点固定，当以化瘀通络止痛为治。病在气者，常用金延香附汤治之，药用金铃子、延胡索、香附、陈皮、枳壳、大腹皮等。瘀久入络瘀血重证，常以自己拟制的猥皮香虫汤进行治疗，药用炙刺猬皮、炒九香虫、炒五灵脂、金铃子、延胡索、制乳香、制没药、香附、香橼皮、佛手等品。据此研制的治疗消化性溃疡和慢性胃炎的"胃苏颗粒"很好地体现了董老这一学术思想。董老的诊疗思路为脾胃病的治疗，甚至新药的开发都提供了很好的借鉴意义。

后代医家，沈舒文教授在其治法思路的基础上，研制了治疗慢性萎缩性胃炎癌前病变的"金果胃康颗粒"，并制定了"止胃痛方（失笑散+丹参饮+金铃子散为基础方）"，并提倡中西医结合治疗。在幽门螺杆菌阳性时，加用西药抗三联疗法；在幽门螺杆菌阴性时，根据临床症状表现，加用抑酸剂或胃黏膜保护剂。现代研究发现，胃黏膜的代谢周期为6个月，因此，建议慢性萎缩性胃炎的疗程最少为6个月，以防止疾病反复发作。

案11：胃下垂案

王某，男，36岁。

初诊，1978年12月14日：患者以胃脘胀满3年为主诉就诊。钡餐造影：胃下垂（髂嵴下6mm）。3年来胃脘胀满，伴有隐痛，纳食较少，食则作胀，有下坠感，站立及行走时尤甚。四肢倦怠，形体消瘦，大便经常干结，不服泻药则数日一行，嗳气频频，偶有吞酸，苔薄，脉弦细。

辨证：正气不足，升降失调。

治则：升清降浊。

方药：太子参 10g，马连尾 6g，黄芩 6g，生姜 5g，酒大黄 3g，大腹皮 10g，炒莱菔子 10g，鸡内金 5g，香橼皮 10g，砂仁 3g，枳壳 10g。6 剂，水煎服，日一剂。

二诊：服上方后，胀减，纳食增加，大便调畅。守方加减进 60 余剂，水煎服日一剂。诸症均见好转。1979 年 2 月钡餐复查：胃在髂嵴连线 1cm 之内，升高 5cm。

三诊：仍以前方加减调治，至 3 月底腹胀消失，胃纳已振，随访 1 年，病情稳定。

按语：胃下垂者，多脾胃气虚，而升降无力，易致积食、痰饮、瘀血阻滞中焦，气机不行，加重胃体负荷，使下垂益甚。在临床治疗过程中，除了注意益气升阳（扶正）之外，还应根据不同的兼证，配合相应的治法（祛邪）。本医案中，董老认为证属中气不足、升降失调，治疗当先开胃，俟胃气得降，清阳自可升发，取升清降浊方而获效，此乃有得之见。但必须注意，在胃气已虚的情况下，只能在扶正的基础上祛邪，使邪去而正不伤，这就更利于胃气的恢复。

胃下垂是以中气下陷、气虚胃肌松弛、张力下降为主要表现，其常规治法为益气升阳，习惯用补中益气汤类治之，忌用沉降重坠之品。若系中气虚陷、又兼气滞者，应以升举之中增加理气之品，如陈皮、枳壳、香附、木香、砂仁、香橼等。尤其是枳壳一味，既可疏导气滞，且又能恢复胃肌之张力，改善胃肌松弛状态。即使无明显气滞，纯属虚陷者，亦可用之，诚为治疗胃下垂之良品也。

胃下垂是西医学中消化系统的常见疾病。内科临床治疗多采取对症处理，外科手术治疗疗效不确切且易复发。中医以"补中益气汤"为基础方，并加用枳壳等现代研究具有恢复胃肌张力的药物，对胃下垂临床治疗具有很好的借鉴意义。

二、赵绍琴医案

赵绍琴（1918—2001 年），北京市人，幼承家学，后又拜师于太医院御医韩一斋、瞿文楼和北京四大名医之一汪逢春，尽得真传。其在温病治疗上有很深的造诣，诊法上重视脉诊。

温病治疗必须宣畅气机、透邪外达。赵氏认为温病的治疗不能仅仅清热养阴，遏伏气机，而要重视宣达透邪。宣，有宣散、宣发、宣通、宣畅之意；透，即透泄、透发。宣透的治法属于祛邪的范畴，其特点在于为邪气寻找出路以引邪外出。比如，温病的卫分证，属肺卫郁热证。此期卫分证的治疗应辛凉清解，宣郁清热。此辛散意在开郁，并非发汗解表。比如银翘散在银花、连翘、竹叶、芦根等清解之品中，加入荆芥穗、豆豉、薄荷等品，其用意不在发汗，而在开郁闭。赵氏还创造性地把温病卫气营血的理论应用到内科杂病治疗中，对疑难重证的治疗颇具疗效。他认为，内科病症多由邪气阻闭气机，人体气血循行障碍，内郁不宣，邪气不得泄越，蕴蓄于内引起。所以针对内科杂病的治疗采用解郁、疏利、宣泄等法，开散郁结，宣通其滞，调畅气血，通达营卫。

赵绍琴临证重视脉诊，强调诊脉分浮、中、按、沉四部。他结合个人的临床实践，将家传脉学进行整理归纳，提出诊脉八纲，即浮、沉、迟、数、虚、实、气、血；和诊脉四部，即浮、中、按、沉。他认为浮、中部可反映疾病的现象，沉、按部所得则反映疾病的实质。诊脉八纲是指 8 类脉象，浮、沉言病机之趋势，迟、数言病性之寒热，虚、实言邪正之盛衰，气、血言病位之浅深。

所选医案为赵绍琴亲诊，以疑难杂症为主，且体现赵氏的诊疗特色，使我们从中深刻体会赵氏的临床经验和学术思想。

案1：急性肾小球肾炎案

——摘自《赵绍琴临床经验辑》

张某，男，5岁，1990年1月31日初诊。

主诉：患儿自1个月前出现发热及浮肿，遂去当时儿童医院就诊。尿常规显示：蛋白（＋＋），血常规显示：白细胞13×10^9/L，诊断为"急性肾小球肾炎"，进一步住院治疗。经治一个月，仍发热，尿蛋白无减轻，浮肿未消，请赵老会诊。症见发热不扬，咳嗽有痰，时恶心，面目一身俱肿。舌红起刺，苔黄根腻，脉滑数。

理化检查：尿蛋白（＋＋＋），白细胞16×10^9/L，体温38.5℃。

辨证：热郁湿阻，肺气不宣。治则：芳香宣化，和胃止呕。

处方：苏叶（后下）3g，杏仁（后下）6g，佩兰（后下）6g，半夏6g，荆芥3g，茅、芦根各10g，焦三仙6g，水红花子6g，5剂水煎服。

二诊：热退，无恶心及呕吐，浮肿减轻，仍咳嗽，大便干结，舌红苔白，尿蛋白（＋）。以清化为法治之。

处方：荆芥3g，防风3g，杏仁（后下）6g，前胡3g，浙贝母6g，茅、芦根各10g，生地榆6g，茜草6g，瓜蒌10g，焦三仙6g，水红花子6g，5剂水煎服。

三诊：体温正常，无咳嗽及咯痰，尿蛋白阴性。继以清热凉血化瘀治疗。

处方：荆芥3g，防风3g，生地榆6g，丹参6g，茜草6g，茅、芦根各10g，焦麦芽10g，以此方服药5周，无不适之感，后减量每周服3剂，继服5周，病情痊愈。

按语：水肿分为阳水和阴水，阳水为实，包括风邪外袭、水湿浸渍、湿热蕴结；阴水为虚，多脾肾阳虚，失于运化所致。本案属于阳水，赵老根据病情辨证为湿热内蕴。其发病过程初因风邪外袭，导致肺气失宣，三焦不畅，症见发热不扬，咳嗽有痰，水肿明显；三焦气化不利，中阳受困，见恶心呕吐。赵老认为，肺主一身之气，治湿必先化气，化气必当宣肺，气化得行，湿邪自去。对于湿热的治疗，倡导首先治湿，湿去则热无所依，故湿热诸症自除。药物选用苏叶、杏仁、芦根宣通肺气，止咳化痰；佩兰芳香化湿，半夏健脾和胃止呕，荆芥祛风，宣通气机；加焦三仙、水红花子消食，使肺气宣发，湿邪渐退，继以茜草、地榆、瓜蒌等清热之品调理，湿热俱去，诸症自除，病获痊愈。

本案体现赵氏辨证的准确及用药的独到之处，常法多以健脾利湿祛除湿邪，而赵老从宣畅肺气入手，化气以助湿邪祛除，将中医基本理论与临床实践有机结合，发挥最佳临床疗效。

案2：银屑病（白疕）案

——摘自《赵绍琴验案精选》

王某，女，22岁，住院号：607982。

入院时间：1966年3月24日。患者因全身起红色皮疹、瘙痒已6年余入院。

现病史：6年来四肢、躯干发生红色皮疹一直不愈，经某医院诊断为"牛皮癣"。多年来，经多次、多种疗法，一直未能痊愈，而且连续不断有新皮疹出现，发病原因不明。

检查：一般内科检查未发现异常。皮肤检查：由头开始向下肢、躯干泛发大片红色皮疹，表面覆盖多层性厚的、银白色鳞屑，鳞屑强行剥离底面有筛状出血点，鳞屑周围有明显红晕，四肢、躯干均有多数、较小的新发皮疹，同时又有大片肥厚之皮损。脉象：沉弦。舌象：苔白滑。

西医诊断：牛皮癣进行期。

中医辨证：血热发为白疕。

治则：清热，活血凉血。

方药：白疕1号（生槐花一两，紫草根五钱，赤芍五钱，白茅根一两，大生地一两，丹参五钱，鸡血藤一两），外用5%~15%的黑红软膏（黑豆油二钱，京红粉二钱，利马锥二钱，羊毛脂一两二钱，凡士林八两，软坚杀虫、润肤脱厚皮、收敛止痒）。

按白疕1号全方，连续服28剂，配合外用药，皮损逐渐消退，共住院28天，临床痊愈出院。

按语：银屑病属于中医学的"白疕"；因其"肤如疹疥，色白而痒，搔起白皮"，正合银屑病之"在红斑上有松散的银白色鳞屑，抓之有薄膜及露水珠样出血点"特点。赵氏认为血热是内在原因、发病的主要因素，外因多由于外受风邪或夹杂燥热之邪客于皮肤，内外合邪而发病，故辨证论治时仅将其分为血热型和血燥型两型，血热型用白疕1号加减，血燥型用白疕2号（鸡血藤一两，土茯苓一两，当归五钱，生地五钱，威灵仙五钱，山药五钱，蜂房五钱）加减。如此可化繁为简、易于掌握和临床使用。通过以上分析，我们对赵氏关于银屑病（白疕）的辨证思路和特色以及遣方用药有了清晰的认识，如此对我们的临床也将是很好的指导和借鉴。

三、岳美中医案

岳美中（1900—1982年），名钟秀，号锄云，河北滦县人，其主要学术思想如下。

注重经方运用。岳氏推崇仲景之《伤寒论》和《金匮要略》，故有"法崇仲圣思常沛，医学长沙自有真"之警句。主张专方专药与辨证论治相结合，如《伤寒论》六经标题首揭"辨病脉证并治"等，熟记《伤寒论》、《金匮要略》条文，临证结合自己的辨证体会灵活运用。

主张治急性病要有胆有识，治慢性病要有方有守。比如治疗结石，岳美中指出，凡体型壮实者，要把治疗重点放在祛除结石上。结石不移动者，应大胆行气破血。若形体虚衰，还应辅助以扶正药物，攻补兼施。治疗慢性脾胃病，砂仁、陈皮常用1.5g，一张中药处方常使用数月不做很大变动。

岳美中先生尤其注重经方的灵活运用，而经方的正确运用直接影响中医的临床疗效，因此，我们选择了岳氏应用经方且疗效极佳的医案，使我们在经方正确运用上有所提高。

案1：猪苓汤、石韦散治疗输尿管结石

——摘自《岳美中医学文集》

施某，男，53岁，印尼华侨，于1962年4月16日初诊。

患者自述两个月前，开始右侧腰痛，尿血，经某医院X线摄片检查发现，右侧输

尿管相当于第 3 腰椎之下缘处，有约 0.5cm×0.5cm 之结石阴影，同年 3 月，又进行泌尿系统静脉造影，结石下移至骨盆腔，估计距离输尿管口约 5cm，因来求诊。疏以猪苓汤治之。处方：猪苓 9g，茯苓 9g，泽泻 12g，滑石 18g，阿胶 9g，水煎服。前方服 14 剂，小便血止，尿转短赤，仍腰痛。

一周前，腹部平片检查，结石位置未动，因改服下方：金钱草 60g，滑石 15g，石韦 12g，冬葵子 9g，海金沙 12g，车前子 12g，泽泻 12g，茯苓 9g，水煎服。上方服近 20 剂，结石排出，诸症消失而痊愈。

按语：输尿管结石的治疗一般包括：对症治疗、中药治疗、体外震波碎石与经内窥镜摘石、手术取石等。中医文献报道，当结石体积不甚大（直径小于 0.5cm）时，中医药排除体内结石的临床效果较好。对于泌尿系统结石属于下焦湿热者，常用石韦散、猪苓汤等方剂，虽均重在清利，但其用法各不相同。如湿热蕴蓄膀胱，出现小便短赤，尿道灼热者，以石韦散为宜；若湿热踞于下焦，灼伤阴液，尿血者，苦寒清利之品非所宜，若勉为其用，必更伤阴液。此时应以猪苓汤治之。二苓甘平，泽泻、滑石甘寒，清利湿热而不伤阴，阿胶养血止血，而不碍清利。因此，用猪苓汤，迫血止阴复，而后再用石韦散加减收功。方剂必须辨证选用，恰如其分，方能奏效。

现代临床中西医结合治疗本病，主要分为湿热型、虚型、实型、气滞血瘀型；也有按物理检查，以部位上下分型的。根据不同类型分别施治，是提高疗效的重要手段。湿热型选方为猪苓汤、石韦散；肾阴虚型选方钱乙六味地黄丸，肾阳虚型选方肾气丸；实型选方八正散，消疮饮；气滞血瘀型选方木香流气饮，血府逐瘀汤。

案 2：都气丸加柴芍桂治低烧

——摘自《岳美中医学文集》

郭某，女，40 岁，于 1973 年 6 月 17 日初诊。

患者主诉 3 年来下午低烧，常达 37.7℃～37.8℃，每到夜间两腿发麻，精神委顿不振，经西医学检查，原因未明，久治无效。切其脉细而稍数，左关稍弦，舌无苔略红，有阴虚肝阳旺现象，投予都气丸加柴、芍、桂作汤用，以滋肾调肝。生地黄 24g，山萸肉 12g，怀山药 12g，丹皮 12g，泽泻 9g，茯苓 9g，柴胡 9g，五味子 6g，白芍 9g，紫肉桂 6g，7 剂，水煎服，日一剂。

26 日复诊，低烧下降至 37℃，嘱再服前方十余剂，以巩固疗效。

按语：方中六味丸，系宗钱仲阳从金匮肾气丸减桂、附而成。《医方论》谓："此方非但治肝肾不足，实三阴并治之剂。有熟地之腻补肾水，即有泽泻之宣泄肾浊以济之；有萸肉之温涩肝经，即有丹皮之清泻肝火以佐之；有山药之收摄脾经，即有茯苓之淡渗脾湿以和之。"此证下午低烧，夜间腿麻，为真阴亏损，又是女性，故以生地易熟地，入五味子成都气丸，以益气强阴，加柴胡疏理滞气，抑肝散火，白芍以敛虚热护营阴，要点在加桂作反佐，使引火归原，以退久虚低烧。

低烧，西医往往难以找到病因，治则无法。中医论治，有能治好的，也有治不好的。岳美中教授认为中医治疗低烧者，要从阴阳、脾胃、肾、肺几个方面去抓。如阳虚之热，轻触肌肤觉灼热，重按之，则反觉不热。手背热是为阳虚；手心发热，是为阴虚。前额发热，多为外感；乙脑、流脑之类多为枕后发热；下午发热是肾阴虚。一些疾病如风湿、肺结核、慢性炎症、肿瘤等疾病临床中也表现出"低热"症状，建议临床诊治中，要注意相关现代疾病的鉴别诊断。

案3：桂枝加桂、理中加肉桂、吴萸治疗奔豚气

——摘自《岳美中医学文集》

某，女，70岁，于1973年4月16日初诊。

故乡老友娄某的爱人，患呕吐腹痛一年余，患者自诉腹痛有发作性，先呕吐，即于小腹结成痃块而作痛，块渐大，痛亦渐剧，同时气从小腹上冲于心下，苦闷"欲死"。既而冲气渐降，痛渐减，块亦渐小，终至痛止块消如常人。按主诉之症状，是所谓中医之奔豚气者，言其气如豕之奔上冲的形状，《金匮要略》谓得之惊发，惊发者，惊恐刺激之谓。患者因其女暴亡，悲哀过甚，情志经久不舒而得此证。给予仲景桂枝加桂汤。桂枝15g，白芍药9g，炙甘草6g，生姜9g，大枣（劈）4枚，水煎温服，日一剂。

二诊，4月30日：共服上方14剂，奔豚气大为减轻，腹中作响，仍有1次呕吐。依原方加半夏9g，茯苓9g，以和胃蠲饮。嘱服10剂。

三诊，5月13日：有时心下微作冲痛，头亦痛，大便涩，左关脉弦，是肝胃气上冲，改予理中汤加肉桂、吴茱萸，以温胃温肝，服后痊愈回乡。两月后函询未复发。

按语：有说此方应加肉桂，岳美中则用桂枝，取得满意的结果。这里一是根据《伤寒论》条文"……气从少腹上冲心……与桂枝加桂汤，更加桂二两也"。更加肉桂，应云当加，不可云"更加"。二是根据《伤寒论》有"……其气上冲者，可与桂枝汤"。桂枝原治气上冲证，若加重其量，自可治气上冲甚欲作奔豚者无疑了。方剂用量，至关重要，于此可见。某一种药味，用量增加，不仅增大方剂的力量，且有时改变方剂的作用。桂枝汤原本治太阳中风，汗出，发热，恶风证；而仅加桂枝量后，则治奔豚气。因此医生在处方用量上，岂可掉以轻心。仲景所论的奔豚气病，是一种发作性的疾病，以患者自觉气从少腹上冲至心胸为特点，其状如猪之奔突，发作时恐惧莫名，甚至有濒死的感觉，但移时冲气渐平，即和常人无多差异。在西医学中很难找到与之近似的疾病，而临床时有所见。现代的神经官能症、冠心病等出现类似症状，可借鉴本治疗思路和方药。

四、王永炎医案

王永炎（1938—），中国工程院院士，博士生导师。王永炎教授博采众家之长，融中医各家学派于一身，学而不泥，其学术和诊疗特色如下。

1. 创用新方

王永炎教授结合"上病下治"的中医理论，将大承气汤进行了改良，创制了星蒌承气汤，用于治疗中风痰热腑实证，获得很好的疗效。该方为临床提供了一种执简驭繁的治疗方法，对中风病痰热腑实证的治疗具有一定的普适性，早期应用可以降低致残率和病死率。

2. 方药简约

方药简约是新安医派的用药特色，王永炎教授师从董建华先生，深受新安医派的影响。新安医派在提倡运用重剂治疗瘟疫以及内伤杂病的同时，又主张处方简约，这

种用药特色至今仍具有重要的临床指导价值。处方简约，包括处方简单、轻巧灵验、用药精专等特点，正如程钟龄、俞世球等新安医家所提出的"药不贵险峻，唯期中病而已"。王永炎教授精研医理，医方力求简约，以防药过病所，损伤正气，治疗中风痰热腑实证的星蒌承气汤，仅四位药，简洁明快，切中要害，又与病机丝丝入扣，这一处方用药的境界，值得推崇。

3. 推崇多部位诊脉

王永炎教授重视脉诊，诊寸口脉时，必分辨寸关尺的不同，与脏腑配位诊病；除此之外，还详细诊察人迎脉、趺阳脉、太溪脉，运用多部位诊脉综合判断诊察病情，重视脉诊对证候的判断尤为重要，对目前临床上存在的不良现象，即仲景所云"按寸不及尺，握手不及足，人迎、趺阳，三部不参，动数发息，不满五十"的状况，更是有益的启迪。

所选择的医案为王永炎教授亲自诊治，多为临床疑难疾病，且疗效确切，具有极高的研究价值。

案1：癫痫案

——摘自《中医药研究》

王某，女，29 岁。

初诊：有癫痫病史 10 余年，每次均呈典型全身性强直阵挛性发作，持续 5～15 分钟，间歇时间长短不等，最短半月，最长 2 个月，曾在某大医院诊为"原发性癫痫"。曾 2 次发作扑地而致头部外伤。CT 未显示异常，长期服用苯巴比妥、苯妥英钠类药物。现症：发热恶寒，头痛身重，气短乏力，胸闷呕恶，渴不欲饮，口中黏腻，多息善虑，失眠多梦，腰膝酸软，小便黄，大便不爽，舌暗红，苔黄腻，脉浮滑。

治则：清暑解表，宣畅气机。

方药：藿朴夏苓汤加减。藿香、半夏、杏仁、赤苓、白蔻仁、枳壳、陈皮各 10g，厚朴、佩兰、竹茹、炙甘草各 6g，薏苡仁 12g。10 剂，水煎服。

二诊：服药后，头痛、寒热已去，身重胸闷，二便趋于正常，偶感右头部隐痛，眩晕时作，口中涎多，舌暗红，苔黄腻，脉弦滑。方法：涤痰开窍，行气活血。

方药：蒌星汤加减。瓜蒌、灵磁石、丹参各 30g，焦三仙、菖蒲、半夏、赤白芍、桔梗、黄芩、远志各 10g，片姜黄、川芎各 6g，制南星 12g。10 剂，水煎服。

三诊：患者服上方 10 剂后，口中痰涎、头晕头痛、呕恶、胸闷等症均缓解，方中灵磁石一味，取其镇惊安神之功，同时结合现代药理研究，其主要成分四氧化三铁有吸引铁离子降低血液中铁离子浓度的作用，以减少与脑组织碰撞，从而达到抑制癫痫之目的，再予原方 10 剂。

四诊：患者服上方两周后，头晕胸闷基本消失，口中涎沫渐无，精神转佳，仍有饮食不佳，气短乏力，心悸失眠多梦，偶有健忘、腰膝酸软之症，小便正常，大便略溏，舌质偏淡，苔薄白稍腻，脉细滑。

治则：养心安神，健脾益气。

方药：香砂六君子汤加减。党参、黄芪各 15g，刀豆子、木香、远志、白扁豆、白术、当归、白芍、焦三仙各 10g，砂仁、茯苓、陈皮各 6g，灵磁石 20g。10 剂，水煎服。

五诊：服上方后，食欲转佳，夜梦减少，遂在上方基础上减为灵磁石10g，去刀豆子、木香、远志，加黄芪、郁金各10g，制丸长期服。追访半年余未见复发。

按语：癫痫一病，多以脏腑受损、内积伏痰为主要病理基础，内外因素合致气机逆乱，引动伏痰，风阳上扰发而为病。癫痫为顽疾，"百病皆因痰做祟"，王院士在治疗的过程中，以治痰为主。根据患者舌脉，乃感遇暑湿之邪，暑湿重浊黏滞，易耗损阳气，闭阻气机，内触伏痰，上袭清窍而发病，遵古人"将以施其疗病之法，当以穷其受病之源"，先祛除其诱发因素。古人云："初病者，宜泻其实；久病者，宜安其神。"后期专补脾胃，培元固本。王院士重视痰浊，尤其重视调气机而化痰。

体会：目前，癫痫在临床上，无论西医学还是中医学，都属疑难杂证。中医认为痰是其重要的病理因素之一，在治痰的过程中，王院士根据不同阶段证候特征，从而指导立法。这是临床中值得借鉴的地方。更值得一提的是，王院士以行气化痰为法，经方比对加减，临床疗效甚佳。

案2：痿证（肝阴不足）案

冯某，女，33岁。

初诊：1991年4月26日，因"下肢软弱无力，双眼视物不清6个月"入院。

现病史：患者6个月前无明显诱因出现下肢软弱无力，双上肢轻度颤抖，双眼视物不清。患者于1987年8月突然腰骶部瘙痒伴剧烈疼痛，逐渐发展为双上肢疼痛伴力弱。经给激素等药（用药不详）治疗后，症状缓解消失。其后每年发病，且症状表现各不相同，曾在北京某医院检查诊断为"多发性硬化"。因治疗效果不佳，遂来我院系统诊治。患者现症见：四肢软弱无力，双上肢轻度颤抖，视物昏暗不清，头晕恶心，大便干燥，舌质绛红，苔薄白，脉沉细弦。

既往史：多发性硬化病史4年。

神经系统检查：双侧瞳孔等大等圆，左眼轻微水平眼颤，右上肢肌力Ⅰ级，左上肢肌力Ⅱ级，右下肢Ⅱ级，左下肢肌力Ⅰ级，肌张力低下，四肢肌肉无萎缩，病理征（-）。

中医诊断：痿证；西医诊断：多发性硬化。

辨证：肝阴不足，内风夹痰走窜。

治则：平肝柔肝，化痰息风。

方药：当归15g，白芍15g，丹参30g，茯苓15g，白豆蔻3g，黄柏6g，杜仲15g，何首乌15g，川续断10g，珍珠粉0.6g，水煎服，日一剂，早晚分服。上方服药20剂。

二诊，1991年5月16日：经上述治疗方案后，患者视物逐渐恢复自如，头晕呕吐消失，余症明显好转。应在上方中加滋阴补肾之品以滋水涵木，制成丸药，以求缓图。

方药：何首乌120g，当归30g，白芍30g，杜仲30g，川续断30g，太子参60g，茯苓30g，生苡仁30g，白豆蔻30g，黄柏10g，女贞子30g，丹参30g，墨旱莲60g，阿胶30g，鹿角胶30g，龟板胶30g，黄芪60g，陈皮15g，上方浓煎为膏，1次10g，1天3次。服用半年，随访至今，未见复发。

案3：痿证（湿浊困脾）案

——摘自《北京中医药大学学报》

王某，女，7岁。

初诊：1989年9月22日，因"左眼肉胞明显下垂8个月"入院。

现病史：患者8个月前无明显诱因突然发现左眼视物成双，晨起左侧眼睑下垂，在北京某医院诊断为"重症肌无力眼肌型"。住院8个月，两眼交替下垂，纳呆，未见好转。遂于1990年5月20日来我院治疗。入院时症见：左眼肉胞明显下垂，舌苔白腻，脉濡数。

中医诊断：睑废，上胞下垂；西医诊断：重症肌无力眼肌型。

治则：祛风胜湿醒脾。

方药：防风10g，白芷6g，白豆蔻3g（打），粉葛根15g，藿香15g，佩兰10g，薏苡仁30g，茯苓15g，谷精草10g，望月砂10g，川芎6g，琥珀粉1g，钩藤10g，白蒺藜6g，上方用15剂诸症缓解，随访至今未再复发。

按语：痿证在临床上属疑难杂症，治疗较难。王院士认为病位主要在肝、脾，肝主筋，脾主肌肉、四肢。久病之人，多虚证，采用丸药以求缓效而药力持久；病在脾，采用除湿之法，健脾使肌力正常。

体会：临床用药，应根据病情多剂型有机结合，力求疗效最大化。

案4：痛证（肝经瘀热）案

张某，女，38岁。

初诊：1996年3月18日，患者因三叉神经痛，反复发作7~8年入院。1个月前进行三叉神经封闭治疗，几天后复发；刻下右侧头面颌疼痛，不能进水进食。说话大声或触及口唇、牙齿，引发放电样剧痛，因痛失眠，不能进食，痛苦不堪，请中医治疗。现症见神情呆滞、舌红、苔黄厚腻、大小便不利、脉弦紧有力。

辨证：肝经有瘀热，阳明经腑不利。

方药：大柴胡汤加减，柴胡15g，黄芩10g，川大黄10g，枳实10g，白芍30，甘草10g，半夏10g，茯苓15g，白僵蚕15g，夏枯草20g，青黛6g，川芎10g，白芷10g，水煎服3剂后二便通利，疼痛大减，继服3剂，已能进食并能讲话，后用大柴胡汤和牵正散加减治疗半月告愈。

案5：痛证（寒邪袭入筋脉，痰瘀阻络）案

——摘自《内蒙古中医药》

金某，男，46岁。

初诊：1998年10月6日，患者因无明显诱因出现腰及右下肢疼痛，活动受限，右腿不能吃力，咳嗽时疼痛向小腿及脚放射，右下肢抬腿试验阳性，经腰椎CT诊为腰椎间盘突出，继发坐骨神经痛，建议服中药和牵引治疗。现见腰腿疼痛、发冷发麻、伸屈不利、受冷加重、脉弦紧、舌苔白腻。

辨证：寒邪袭入筋脉，痰瘀阻络。

治则：散寒活血通络。

方药：当归四逆汤加减，当归20g，白芍30g，甘草10g，桂枝15g，细辛5g，通草10g，干姜9g，天仙藤20g，鸡血藤20g，独活10g，草薢20g，穿山甲10g，牛膝20g，

木瓜 20g，水煎服 1 日 1 剂，上方服 24 剂，经过 2 个疗程治疗，患者行动自如，已能正常工作。

按语：王院士运用经方比对进行加减治疗，临床疗效甚佳，关键在于对经方的深刻理解。大柴胡汤的运用在于病位是少阳经脉的疾病，这是该方的应用关键；当归四逆汤主要在于核心症状群为怕冷、发凉、疼痛等；再结合其他症状群进行加减用药。

案 6：风喑（肝肾阴虚）案

患者冯某，男，76 岁。

2003 年 8 月 26 日入院，因"吞咽呛咳及言语謇涩 5 年加重 20 天"入院。现病史：患者 20 天前因入厕时突然摔倒，未伴头痛、呕吐及神志障碍，3 天后出现饮水呛咳及言语謇涩加重，并发肺部感染。颅脑 CT 示：右侧基底节区、放射冠区陈旧性脑梗死，右侧多发性腔梗。患者于 1995 年、1998 年曾 2 次发作脑梗死，遗留轻度的吞咽呛咳和左侧肢体活动不利。入院时症见：神清，饮水呛咳，声音沙哑，言语謇涩，左侧肢体活动不利，右侧肢体乏力，发热伴喉中痰鸣，时有咳嗽，痰黄黏稠，便干，睡眠欠佳。舌质暗红苔黄腻，脉弦滑。

既往史：脑梗死病史。

查体：双肺呼吸音粗，可闻及痰鸣音。

神经检查：伸舌偏左，外伸困难，舌体无萎缩及震颤，双侧咽反射迟钝，左侧肢体肌力 V 级，右侧肢体肌力 V 级，双侧肱二头肌腱反射及膝腱反射均活跃，双侧霍夫曼征（+），双侧掌颔反射（+），右侧巴氏征（+）。

诊断：中医诊断：中风之风喑，肝肾阴亏，痰瘀阻络；西医诊断：多发性脑梗死假性延髓麻痹。

治疗方案：本病治疗采取针药结合，给予清开灵注射液，以祛邪扶正。

针灸处方：太冲，太白，太溪，风池，廉泉，百会，四神聪。

方药：地黄饮子加减。

治疗 1 个月后，患者言语謇涩及饮水呛咳明显减轻，吞咽较为顺利，进食明显增多，无咳嗽咯痰，好转出院。

案 7：类中风，风喑案

——摘自《北京中医药大学学报（中医临床版）》

李某，男，55 岁。

2003 年 8 月 20 日，因"一过性意识及吞咽呛咳反复发作 10 个月"入院。

现病史：患者 10 个月前无明显诱因出现一过性意识丧失及吞咽呛咳，以晕厥原因待查入住我院。患者曾 1987 年患脑梗死，未留明显后遗症。1988 年因鼻咽癌放疗，并于 2003 年 8 月在北京肿瘤医院做 MRI 排除复发。患者自 2002 年 11 月以来在行走及吃饭时多次出现一过性意识障碍，持续 2~5 分钟自行缓解。于 2003 年 3 月开始出现声音沙哑、饮水呛咳，劳累及情绪激动则症状加重。现症：声音沙哑，饮水呛咳，无头痛头晕，舌红苔黄腻，脉沉乏力。

既往史：脑梗死史、鼻咽癌手术化疗史。

神经系统检查：右侧舌肌萎缩，伸舌偏左，双侧咽反射存在，左侧颈总动脉可闻及明显杂音。

实验室检查：颅脑核磁血管成像（MRA）示：脑动脉硬化；颅脑CT示：右侧基底节及枕叶陈旧性脑梗死。

中医诊断：类中风，风喑；西医诊断：椎基底动脉供血不足。

治则：祛瘀化痰，醒脾散风。

方药：全瓜蒌30g，胆南星6g，天麻6g，川萆薢15g，川芎6g，丹参24g，赤芍15g，广郁金10g，香白芷6g，蝉衣3g，水蛭10g，钩藤15g，珍珠粉（分冲）0.6g，水煎服每日1剂，配合针灸治疗。1个月后，患者声音嘶哑及吞咽困难均明显减轻，好转出院。

按语：王院士治疗中风重视"痰"这一致病因素，祛痰配合化瘀，使经络畅通。王院士用药特色在于：病变在上，治疗法则为芳香豁痰开窍，用菖蒲之类；引药上行的药物运用，如白芷之类；考虑到痰瘀互结的病理变化，加用水蛭、川芎等。

体会：上述医案，均为现代医案，特点为内容齐全，医案整理要素完备，是医案研究的良好资源。研读的过程中，适合运用悟道法和实践法，对医案进行深入的理解，寻找医家的辨证思维规律。

通过以上医案可以看出，在治疗中风类疾病的过程中，王院士病机、病性理解深刻、准确，注重疾病传变和发展趋势的判断，在用药过程中充分考虑这些因素，在治疗疑难病时，善用久病入络、痰瘀互结等多维理念；重视查体，尤其注重诊脉。

第八章　中医内科疾病医案选析

第一节　脏腑病证医案选析

一、肺病医案

（一）感冒

案 1：气虚感冒案

——摘自《薛氏医案》

鸿胪苏龙溪患伤风咳嗽，气喘，鼻塞流涕，余用参苏饮一剂以散寒邪，更用补中益气汤以实腠理而愈。后因劳怒仍作，自用前饮益甚，加黄连、枳实，腹胀不食，小便短少，服二陈、四苓，前症愈剧，小便不通。余曰：腹胀不食，脾胃虚也；小便短少，肺肾虚也。悉因攻伐所致。投以六君加黄芪、炮姜、五味，二剂诸症顿退，再用补中益气加炮姜、五味，数剂痊愈。

按语：本案是"四季脾旺而不受邪"理论的具体运用。参苏饮治疗气虚感冒为治疗之常法，值得借鉴之处为薛氏以补中益气汤实腠理，调理善后，使病得愈，此因肺主皮毛，脾土生肺金，故健脾益肺可达实腠理之效。此后，病人复外感，更因攻伐太过而致脾更虚，薛氏以六君及补中益气汤获愈。病人的根本病机为脾虚，故易外感；脾旺则正气强盛，不易受邪，治疗时谨守病机，补脾益肺。

案 2：阴虚感冒案

——摘自《程门雪医案》

施，男，成年。

初诊：1940 年 10 月 26 日。

阴虚之火上升，风邪外乘，寒热不解，咽痛蒂垂，头痛不清，脉浮弦，苔薄腻。拟予育阴之中，佐以解表，黑膏汤出入。

小生地四钱，炒香豉三钱，黑山栀一钱半，京玄参一钱半，冬桑叶三钱，嫩射干八分，生甘草八分，苦桔梗一钱，挂金灯八分，藏青果一钱。

二诊：寒热已减，咽痛亦瘥，头痛未清，夜不安寐，咳嗽。再以泄厥阴，安心神，宣肺化痰。

冬桑叶三钱，甘菊花三钱，白蒺藜三钱，薄荷炭八分，辰赤苓三钱，甜杏仁三钱，象贝母三钱，净蝉衣八分，冬瓜子四钱，藏青果一钱，荷叶边一角，辰灯芯一把。

按语：本案辨证的关键在于脉象。脉象浮弦，浮主表，为外感，弦为寒热错杂；结合病人的其他症状，辨证为阴虚内热，复感外邪；治疗养阴解表。表证病人补益应恰当，过用补法易造成邪气留恋。二诊后寒热之象减轻，以夜间咳嗽为主，为痰浊内盛，故化痰宣肺止咳。根据主要症状辨证是本案值得学习的地方。

（二）咳嗽
案1：子嗽案

——摘自《杏轩医案》

荔翁夫人，怀孕数月，嗽喘胸痹，夜不安卧，食少形羸。予曰：此子嗽也。病由胎火上冲，肺金被制，相傅失职，治节不行。经云：咳嗽上气，厥在胸中，过在手阳明太阴，夫嗽则周身百脉震动，久嗽不已，必致动胎。古治子嗽，有紫菀散、百合汤，法犹未善。鄙见唯补肺阿胶汤，内有甘草、兜铃、杏仁、牛蒡清金降火，糯米、阿胶润肺安胎，一方而胎病两调，至稳至当。服药两日，咳嗽虽减，喘痹未舒，方内加苇茎一味，取其色白中空，轻清宣痹。再服数剂，胸宽喘定，逾月分娩无恙。

按语：子嗽，即妊娠咳嗽，是女子在妊娠期所发生的咳嗽，常伴有胎动不安，治疗时既要治疗咳嗽，同时又要安胎。前人多用紫菀散、百合汤等。而本案中，程氏另辟蹊径，根据病人夜不安卧，食少形羸的表现，辨其病机为胎火上冲，肺金受制，采用补肺阿胶汤加减；补中有清，止嗽安胎，咳嗽痊愈，并数月分娩无恙。本案给我们的启示是子嗽一病，必辨咳嗽之因，比如火的有无，审因论治，方能奏效。

案2：肝火犯肺咳嗽案

——摘自《丁甘仁医案》

袁右，女子以肝为先天，先天本虚。情怀抑郁，则五志之阳化火，上熏于肺，以致咳呛无痰。固非实火可比，但久郁必气结血涸，经候涩少愆期，虑延成干血劳怯。当培肝肾之阴以治本，清肺胃气热以理标。腻补之剂，碍其胃气，非法也。

南沙参三钱，抱茯神三钱，怀山药三钱，炙远志一钱，川贝母三钱，瓜蒌皮二钱，海蛤壳三钱，紫丹参二钱，茺蔚子三钱，生石决四钱，合欢皮一钱半，冬瓜子三钱，甜光杏三钱。

按语：肝火上炎而致咳嗽，常以实火论治，殊不知肝火郁结则化热伤阴，实则肝肾阴虚为本，肝火上炎为标，治当标本兼顾。同时，补益切忌滋腻之品，防止滋腻伤脾胃。本案以山药平补肝肾；贝母、瓜蒌清热化痰；海蛤壳化痰软坚散结；辅以茯神、远志及合欢皮安神；丹参、茺蔚子化瘀调经，诸药合用，补肝肾、清肝火止咳。

（三）哮病
案1：哮病误以寒证论治案

——摘自《回春录》

耳姓妇，回族，患哮，自以为寒，频饮烧酒，不但病加，更兼呕吐泄泻。两脚筋挛，既不能平卧，又不能坐。孟英诊曰：口苦而渴乎？小溲不行乎？痰黏且韧乎？病者曰：诚如君言，想为寒邪太重使然。孟英曰：汝何愚耶？见证如是，犹谓受寒，设遇他医，必然承教，竟当此小寒之候，而哮喘与霍乱，世俗无不硬指为寒者。误投姜、附，汝命休矣。予北沙参、生苡仁、冬瓜子、丝瓜络、竹茹、石斛、枇杷叶、贝母、知母、栀子、芦根、青果、海蜇、莱菔汁为方，一剂知，二剂已。

按语：本案中王孟英纠正了前人多以寒证论治哮病的做法。哮病多有宿根，寒邪常为哮病发作的诱因之一，很多人就以为哮病为寒证，非也。应根据具体症状进行辨证，病人痰黏、小便不利、口渴，故为热哮，治疗以清热宣肺化痰为主，佐以养阴，获愈。

案2：阴虚致哮案

——摘自《当代名医临证精华咳喘专辑》

江某，男，68岁。

1986年5月6日初诊。哮喘史5年，1年来持续发作，西药不能缓解，喘时咳甚，不喘则无咳痰，动辄气促，口燥咽干，胸胁不舒，胃纳尚可，舌质稍红，舌苔薄腻，脉来弦数。证属肝阴不足，木火内燃，肺失肃降。治拟润肺平喘，养血柔肝。处方：南沙参10g，玄参10g，大生地15g，蜜炙麻黄10g，蜜炙紫菀10g，大贝母10g，苦杏仁10g，款冬花10g，前胡10g，杭白芍10g，葶苈子10g，莱菔子10g，枇杷叶（包）10g。

复诊：上药连服20余剂，气喘平，形神朗，药已应症。宗上法调理而愈。

按语：哮病之虚证多以气虚为主，而本案辨证为阴虚，经治疗痊愈，说明辨证准确。提示我们，在临床中，阴虚致哮是存在的，不能皆以常法论治，准确辨证是良好疗效的前提。

（四）喘证

案1：吐法治喘案

——摘自《漫游杂记》

有一医生，每冬初微喘，按其腹部，诸脏逼上。余曰："是喘息之候也，可急吐。脐上一寸有动气，吐后胃中空虚，则上逆冲心，不可大吐。"乃与瓜蒂末五分，自旦至晡时吐数十回，晡后吐黑血三四合，困眩不可堪，额上冷汗如洗。急与冷粥一盏止吐，服三黄汤二大盏。其翌增进三黄汤，经三日灸肓门及七俞各百壮，数日后不闻喘声。

按语：此为运用吐法治疗急喘案。浊邪闭阻肺络，肺气上逆致喘，急以瓜蒂末探吐，浊邪去则肺络通。吐法可以使邪气迅速排除，但要运用得当，探吐应适度，不可大吐，防胃虚而气上逆冲心。本案说明中医治疗急症只要方法得当，是很有效的。

案2：心肾不交咳喘案

——摘自《陆观虎医案》

陈某，女，43岁。

辨证：咳喘。

病因：心肾两虚，气逆上攻。

症候：心悸，夜眠不安，咳喘，小便频数，畏冷，头晕，手足浮肿，麻而酸困。脉沉数，舌质红，苔薄黄。

治法：交心肾，止咳喘。

处方：云茯神9g，冬瓜子6g，杭甘菊6g，杭白芍6g，煨益智6g，远志肉6g，苏子6g，丝瓜络6g，炒青蒿6g，炒枣仁6g，海浮石6g，鲜枇杷叶6g，炒银杏6g。

方解：云茯神、远志益智宁心安神，缩泉以交心肾。苏子、海浮石、枇杷叶、银杏降气化痰，止嗽定喘。杭白菊、青蒿除头风，清虚热。白芍和血敛阴。丝瓜络通经和血脉以治手足浮肿，麻而酸困。

按语：咳喘之虚证多从气虚辨，而本案为心肾不交之咳喘，其主要依据是舌象和脉象。治疗从交通心肾入手，清虚热、和血敛阴、化痰平喘。

（五）肺胀

案1：咳喘误用补法而成肺胀案

——摘自《杏轩医案》

黄敬修兄店内，有同事鲍宗海者，因感风寒，喘嗽多日。就彼地某姓老医看视，谓其证属内亏，药与地、归、参、术。予见方劝其勿服。宗海以为伊体素虚，老医见识不谬，潜服其药，是夜喘嗽益甚。次日复往加减，医谓前药尚轻更增黄芪、五味子。服后胸高气筑，莫能卧下，呻吟不休，闭闷欲绝。敬兄询知其故，嘱予拯治。予曰："前药吾原劝其勿服，伊之不信，况加酸敛，邪锢益坚，如何排解。"敬兄云："渠与我同事多年，不忍见其死而不救。"揣摩至再，立方用麻黄、桂枝、细辛、半夏、甘草、生姜、杏仁、葶苈子，并语之曰："此乃风寒客肺，气阻痰凝，因而咳嗽。医不开解，反投敛补，以致闭者愈闭，壅者愈壅，酿成肺胀危证。"《金匮》云：咳逆倚息不得卧，小青龙主之。予于方中除五味、白芍之酸收，加葶苈、杏仁之苦泻者，盖肺苦气上逆，急食苦以泻之，如求眉燃，不容缓待也。敬兄欣以为然，即令市药。煎服少顷，咳出稠痰两盂，胸膈顿宽，再服复渣，又吐痰涎盏许，喘定，能卧。宗海始悟前药之误，泣求救援。予笑曰："无妨，枉自吃几日苦耳。"次服麻桂等味分量减轻，参入桔梗、橘红、茯苓、苏子，更为调和肺胃而痊。

按语：病人咳嗽多日，医家误以为虚证，遂用补法，导致邪气内闭，气道壅塞而成肺胀。程氏详问病史，为外感风寒，而风寒之邪一直未去，以小青龙汤加减治疗，病得愈。其治疗之关键在于，外邪未去，慎用补药及收敛之品，故小青龙汤中减五味子和白芍，防止敛邪；加葶苈子和杏仁，以降气平喘。可见程氏尊崇仲景，但又能结合临证实际情况灵活加减，体现其启古不泥古的学术风范。

案2：辨证治疗大叶性肺炎案

——摘自《施今墨临床经验集》

班某，女，50岁。

高热四日，咳嗽喘息胸胁均痛，痰不易出，痰色如铁锈。经西医诊为大叶性肺炎，嘱住院医治，患者不愿入院，要服中药治疗。初诊时体温39.6度，两颧赤，呼吸急促，痰鸣辘辘，咳嗽频频。舌苔白，中间黄垢腻，脉滑数，沉取弱。

辨证立法：风邪外束，内热炽盛。气逆喘满，是属肺胀。热迫血渗，痰如铁锈。气滞横逆，胸胁疼痛，急拟麻杏石甘汤合泻白散、葶苈大枣汤主治，表里双清，泻肺气之胀满。

处方：鲜苇根30g，炙前胡5g，葶苈子3g，大红枣（去核用布包）5枚，鲜茅根30g，炙白前5g，半夏曲6g，炙麻黄1.5g，炒杏仁6g，生石膏（打，先煎）15g，炙陈皮5g，冬瓜子（打）15g，旋覆花6g，代赭石（用布包）12g，炙苏子5g，苦桔梗5g，鲜杷叶12g，地骨皮6g，西洋参（另炖服）10g，鲜桑皮5g，炙甘草3g。

二诊：服两剂痰色变淡，胸胁疼痛减轻，体温38.4度，咳喘如旧。拟麻杏石甘汤、葶苈大枣汤、旋覆代赭汤、竹叶石膏汤、泻白散诸方化载，另加局方至宝丹1丸。

三诊：服药两剂，体温37.5℃，喘息大减，咳嗽畅快，痰易吐出，痰色正常，肋间仍痛，口渴思饮。

处方：鲜杷叶10g，肥知母（米炒）10g，天花粉12g，鲜桑白皮5g，大红枣（去核）3 枚、葶苈子 2.1g（用布包），鲜地骨皮 6g，旋覆花 6g，代赭石 10g（用布包），半夏曲 6g，炙紫菀 15g，生石膏（打，先煎）12g，黛蛤散 10g，海浮石 10g（用布包），炙白前 5g，冬瓜子（打）15g，苦桔梗 10g，青橘叶 5g，炒杏仁 6g，淡竹叶 6g，焦远志（粳米百粒，同煎）6g。

四诊：前方服两剂，体温已恢复正常，咳轻喘定，痰已不多，胁痛亦减，但不思食，夜卧不安。病邪已退，胃气尚虚，胃不和则卧不安，调理肺胃，以作善后。

处方：川贝母 10g，炒杏仁 6g，冬瓜子（打）12g，青橘叶 6g，酒黄芩 6g，苦桔梗 5g，生谷芽 10g，旋覆花 6g，海浮石 10g（用布包），半夏曲 5g，北秫米 10g（用布包），生麦芽 10g，炙紫菀 5g，广皮炭 6g，佩兰叶 10g，炙白前 5g，焦远志 6g。

按语：病人主要症状为高热、咳喘、咯痰，诊断为大叶性肺炎，辨证为风邪外束，内热炽盛，施老以表里双解立法，选方为麻杏石甘汤合泻白散、葶苈大枣汤，药达 21味之多，使药力强盛持久，解表清里热，此时，用大枣保护胃气，西洋参滋养肺胃之阴，一诊即获效。二诊同法，继以此巩固治疗。三诊后以化痰降气为主，调理善后，终获痊愈。大叶性肺炎为临床肺系疾病的急重证，多以抗生素结合中药治疗，且很多人认为应以西药抗生素为主，而本案中，施老单纯以中药辨证治疗，获得痊愈，体现中医治疗的优势，为中药治疗急重症提供了思路。

（六）肺痈
案1：养阴化瘀止血治疗肺痈案

——摘自《中国现代名中医医案精华（二）》

张右，40 岁。

主诉：咳吐脓痰，其味臭秽，且带血液，精神萎疲，动则气急，入暮颧红。

诊查：舌苔薄白，脉濡数。

辨证：多由肺气虚弱，津液亦损，痰热壅蕴化脓，症属肺痈。

治法：益气润肺，清热排脓。

处方：太子参 12g，天将壳 12g，桑白皮 9g，南、北沙参各 12g，丹皮 9g，败酱草 12g，赤苓 12g，杏、米仁各 12g，冬瓜子 15g，生甘草 5g，藕节 5g，白茅根 30g，黛蛤散（包）12g。

二诊：服药之后，脓痰减少，精神略振，咳嗽减而未除，痰红亦止。苔薄纳少，脉象濡而有力。邪热尚盛，素体肺虚，还守原法加减。原方去太子参、桑白皮、黛蛤散，加党参 15g、仙鹤草 30g、功劳叶 15g。

按语：热壅血瘀、热盛肉腐为肺痈的基本病机，热毒内盛，邪盛正虚，常伴有气阴两伤。本病人表现为咳脓痰、带血，入暮颧红等，为气津受损，痰热化腐成脓，以清热排脓，兼益气润肺为法。太子参、沙参养阴益气；藕节、白茅根凉血止血，加丹皮增强清热凉血之力；败酱草、冬瓜子清热化痰排脓，结合桑白皮化痰热，杏仁降气，薏苡仁化痰散结，去痰热之浊毒。二诊增加仙鹤草和功劳叶，二者常以药对的形式使用，既可以温阳也可以滋阴，调理善后，获得痊愈。

案2：肺痈肝火犯肺案

——摘自《费伯雄医案》

某，肾水久亏，肝阳上扰，肺多受克，呛咳痰腥，已成肺痈。宜壮水柔肝，清养肺气为治。

天麦冬（去心）一钱半，鲜百部三钱，橘红一钱，女贞子二钱，生石决（打）六钱，南沙参四钱，合欢花三钱，生苡仁四钱，象贝母三钱，甜杏仁（去皮尖）三钱，瓜蒌皮三钱，川郁金二钱，炙桑皮三钱，金丝荷叶（去背上白毛）三钱。

复诊：肝火犯肺，致成肺痈重症。拟壮水柔肝，清养肺气。

原方加牡蛎、淮药、北沙参、川贝、蜜炙百部、怀牛膝、梨、莲子、旱莲。

按语：费氏认为："一水能济五火，一金能行诸气。肾为下渎，肺为上源，金水相涵，方能滋长。"一水者，肾水也；五火者，心、命门、肝、胆、三焦所寄之相火，合而为五火。今肾水亏，肺失滋生，加之肝火旺盛，故肺受灼而成肺痈，治疗以壮水柔肝，清养肺气为主，女贞子和旱莲滋肝肾，沙参、麦冬养肺胃之阴，生石决平肝潜阳，其余药物以化痰排脓为主，诸药合用，使金水相生，痰热浊邪尽去。费氏在治疗肺痈时，不单纯以驱邪为主，根据金水相生的原理，注重滋肾水，使肺得滋养而渐复其功。

（七）肺痨

案1：阴阳两虚之肺痨案

——摘自《齐有堂医案》

曾治南邑张配先，其家殷实。年三十患劳瘵，前医乃用全真滋膏治之，一载无功。病在垂危，伊舅宁肇堂代为请视。诊之两寸浮大而空，余脉沉微，面部黑黯，毛发干燥，肤无润泽，形神俱疲，声哑无音，欲咳气紧，步履维艰。余曰："足下初患三阴虚寒之症，法当驱阴回阳。医者不知分经辨症，一味滋阴，以致阴愈长而阳愈亏，种种难明这疾具矣。然欲治之，非数百剂之汤药，数十斤之丸饵不可。部愈期以年许，不可以月计，仆方认劳也。"彼曰："贱躯十死，祇冀一生耳，先生怜而救之，敢不唯命是听。"爰与补中益气汤，加麦冬、五味、茯苓、半夏、诃子、杏仁三十余剂，病未增减。又与前药30剂，兼服八味丸加鹿茸去附子12斤，咳声虽小，其音清亮。又30剂，其气渐平。又服十全大补40剂，前丸12斤。是时冬至，明年仲春，汤丸服毕，皮肤光泽，声音和谐，欢笑如旧矣。又与人参养荣汤60剂，前丸20斤，又明年春，病已痊愈。彼曰："再服一年，庶免后患。"余曰："善。"又与补中益气40剂，以滋化源，龟鹿地黄丸16斤，滋补肝肾，至今15载而无恙。计服汤药230剂，丸饵52斤，此服药之最有恒者，予亦遇之罕也。可为较量锱铢，不知爱身惜命者示。

按语：阴虚为肺痨的关键病机，病久则阴损及阳，导致阴阳两虚；或久病入络，而成瘀血痹阻。治疗以养阴为主，但单纯养阴往往虚不受补，很难奏效。本案为肺痨已一年余，阴阳两虚，齐氏首先选用补中益气汤，加麦冬、五味、茯苓、半夏、诃子、杏仁，健脾益气养阴，使虚能受补；继之加服八味丸去附子，加鹿茸，阴阳双补；正气渐复，药之有效，继以十全大补、人参养荣汤、补中益气40剂，以滋化源，经治疗病愈。

案2：辨证治疗肺痨案

——摘自《施今墨临床经验集》

宋某，男，27岁，咳嗽已半年，暗哑近四个月，经天津市立结核病院检查为浸润性肺结核。现症：咳嗽不多，暗哑喉痛，食欲不振，腹痛便溏，日渐消瘦。舌苔白垢，脉象细滑。

治以清肺健脾。

处方：炙白前5g，炙紫菀5g，半夏曲10g，炙百部5g，化橘红5g，枇杷叶6g，炒杏仁6g，野于术5g，土杭芍10g，焦苡仁6g，紫川朴5g，云茯苓10g，冬桑叶6g，苦桔梗（生炒各半）6g，凤凰衣6g，诃子肉（生煨各半）10g，粉甘草（生炙各半）3g。

二诊：服药两剂，大便好转，食欲渐增，咳嗽甚少，喉痛减轻，喑哑如旧，前方去桑叶，加南北沙参各6g，炒苍术6g。

三诊：前方服4剂，大便已正常，食欲增强，精神甚好，喉痛轻，仍喑哑，处方：诃子肉（生煨各半）10g，苦桔梗（生炒各半）6g，粉甘草3g，炙白前5g，化橘红5g，黛蛤散6g，马勃5g（用布包），炙百部5g，炒紫菀5g，炒苍术6g，云茯苓10g，白杏仁6g，炒白术6g，紫川朴5g，凤凰衣5g，土杭芍10g。

四诊：前方服4剂，现症尚余喑哑未见显效外，它症均消失，拟专用诃子亮音丸治之。

处方：诃子肉（生煨各半）10g，苦桔梗（生炒各半）30g，粉甘草（生炙各半）30g，凤凰衣15g，共为细末，冰糖120g熬化兑入药粉作糖球，含化服之。

按语：病人久嗽不愈，伤及声带以致喑哑。肺与大肠相表里，肺气不宣，则腹痛便溏；脾胃不强则消化不良，身体消瘦，食欲不振；病人无盗汗潮热，故阴虚不重，治疗以健脾清肺为主。本案提示肺痨的治疗，应注重健脾，以养气血生化之源。

（八）肺癌

案1：肺癌肺脾两虚案

——摘自《当代名医临证精华——肿瘤专辑》

徐某，男，62岁，工人。1989年3月14日初诊。

自诉曾于1988年12月初，发生胸痛咳嗽，咯痰带血，夜间尤甚，伴胃脘闷痛，口中有皮蛋样气味，食欲不振，形体日渐消瘦，精神倦怠，四肢乏力，舌苔黄白而腻，舌质红，小便微黄，大便稀溏，脉沉细弱。胸片除外肺结核，并于1989年1月10日，在南昌某医院作CT及胸片断层检查确诊为右肺未分化癌。中医诊断为"肺积"、"肺癖"。辨证为肺脾两虚，肺虚痰阻，脾虚气滞，湿热积聚，血郁气阻，致成肺积（肺肿瘤）。在当地治疗罔效，专程前来诊治。治以扶正祛邪，清热化湿，攻坚破瘀，理气豁痰。处以：南沙参15g，北沙参15g，山药15g，半枝莲30g，白花蛇舌草30g，鱼腥草30g，茯苓10g，枳壳9g，薤白10g，全瓜蒌30g，薏苡仁15g，石上柏10g，白英30g，龙葵30g，桃仁10g，石见穿15g，半夏9g，生南星15g，侧柏叶炭15g，日服2剂。

复诊：上方服8剂后，咳嗽减轻，痰血亦少；上方去桃仁，加冬瓜仁30g、杏仁9g，又服8剂，胸闷痛减轻，加丹参15g。至1989年5月共服150剂，给予胸片复查，提示：右胸6~7肋处，肿瘤明显缩小，仅见鹌鹑蛋大，咳嗽胸痛，因诸证消失，睡眠及食欲均佳，精神亦振，舌苔薄白，舌质淡，脉沉细弱。上方去南、北沙参，加党参、北黄芪各15g，每日1剂，服4个月再复查。同年9月30日，再作胸片复查，右胸6~7肋处，圆形阴影消失，诸症息平。

按语：肺癌多为本虚标实之证，中医治疗以扶正驱邪为主，使瘤体缩小以至于消除。本病人辨证为肺脾两虚，肺虚痰阻成积，沙参、山药、茯苓扶正健脾，护顾胃气；白花蛇舌草、鱼腥草、半枝莲、龙葵清热解毒，现代研究表明，半枝莲、龙葵、石上柏具有抗癌的作用；全瓜蒌、薏苡仁、半夏化痰散结；枳壳、薤白宽胸散结；桃仁活血，侧柏叶炭止血；诸药合用，病情好转，后加大补气之力，最后癌瘤缩小，以至于消失，本案病人未经手术，通过中医辨证论治达到如此效果，可见中医治疗肿瘤的优势。中医治疗肿瘤，仍以辨证为主，攻邪不忘扶正，并重视护顾胃气，以培气血化生之源。

案2：肺癌热毒瘀滞，阴津耗涸案

——摘自《名老中医肿瘤验案辑按》

陈某，男，58岁，商业工作者。1963年10月15日初诊。

患者于1963年10月在上海胸科医院经X线胸片及痰液检查，诊断为"右上肺尖段癌"。

患者2月前开始发热、咳嗽、痰中带血。目前咳甚气急，痰血加重，胸闷不舒，口干欲饮，午后低热，形体明显消瘦，面色灰黯，精神委靡，脉沉细数，舌红光剥。中医辨证为热毒瘀滞，灼伤肺络，阴津耗涸。立益气生津，清燥救肺，兼消瘀毒之法。方药：

一方：西洋参、霍山石斛（上两味另煎冲）、炙桑皮、麦冬、枇杷叶（去毛包煎）、蒲黄（炒）、阿胶（烊化冲）、桃仁各9g，甜杏仁、火麻仁各12g，清炙草3g，鱼腥草30g。水煎服，每日1剂，另犀黄醒消丸3g，分2次吞服。

二方：珠儿参、大生地、鲜石斛、百合各12g，炙黄芪、天冬、麦冬、冬虫夏草（另煎冲）、川贝母、桃仁、桑皮各9g，白花蛇舌草、鱼腥草各30g。水煎服，每日1剂。另，犀黄醒消丸3g，分2次吞服。

服一方20剂后，咳嗽气急显减，痰中带血得止，低热减退，精神见有好转。

1963年11月10日再诊：稍有咳嗽，低热减而未尽，口干，易感疲劳，脉沉细数，舌红少苔，乃瘀毒未除，耗损之肺阴难以复生。拟益气生津为主，兼消瘀毒，遂予二方。服二方加减，调治半年，诸症悉除，病情稳定，体重增加，面色转润，精神亦佳。X线复查，右上肺尖段癌灶略有缩小，经治2年，病情未见反复。

按语：肺癌属难治之病，中医治疗仍需辨证论治，此案为热毒瘀滞，灼伤肺络，阴津耗涸，故以养阴生津为主，兼化瘀毒，经治好转。因此，中医治疗肿瘤，辨证是关键。

（九）失音

案1：外冷内热失音案

——摘自《临证指南医案》

宋某，三十岁，先失音，继喉痹。是气分窒塞微寒而热，水饮呛出，咯痰随出随阻，此仍在上痹。舌黄口渴。议与苦辛寒方。

射干，麻黄，杏仁，生甘草，石膏，苡仁。

按语：声音的发出其本在肾，其标在肺，故失音的病位多为肺、肾两脏；病分虚、实两种；一般认为，外感所致为实，久病、久咳失音多为虚。叶氏根据临证经验，认为外冷内热，久逼失音，此为实证，选用两解法，即表里双解。本案即为此证，病人舌黄口渴，故为内热，微寒为外冷，选用麻杏石甘汤加射干、苡仁治疗。射干，解毒利咽，苡仁，除痹清热。

案2：津亏失音案

——摘自《孟河马培之医案论精要》

姚左，咽干失音，气分燥也。究因津液亏而无以上供，仿喻氏法。阿胶（同煎）6g，甜杏仁9g，淡中白3g，白花百合9g，桑叶4.5g，麦冬9g，橘白4.5g，生鸡子清1个，枇杷叶（蜜炙）4.5g，北沙参6g。

按：气分燥，宜加石膏，喻嘉言清燥救肺汤中亦有石膏，以石膏清气分燥热也。

按语：津亏失音，为虚证，治以生津润肺，清燥救肺汤加减。阿胶、甜杏仁、麦冬、沙参、鸡子清、百合润燥养阴生津；桑叶，轻宣肺燥，宣透表邪；橘白、枇杷叶宣降肺气，使肺津得复，宣肃如常，失音得治。

二、心脑病证

（一）心悸

案1：痰瘀痹阻之心悸案

——摘自《黄文东医案》

钱某，男，70岁。

心悸不宁，胸脘胀痛，兼有大便干结等症。舌质淡胖，苔白腻，脉结代。治拟温通心阳，理气化瘀。

桂枝一钱半，全瓜蒌四钱，郁金三钱，赤芍五钱，降香一钱半，炙甘草二钱，茶树根一两，半夏三钱，陈皮三钱。

按语：胸脘胀痛，兼有大便干结，为气滞不行；舌质淡胖，苔白腻，为气虚痰浊内盛；故黄氏确定治则为温通心阳，理气化瘀。桂枝，温通心阳；瓜蒌、半夏、陈皮化痰；郁金、赤芍、降香，化瘀止痛；以上为"方证对应"之理的具体运用。现代研究表明，茶树根具有缓解心律失常的作用。值得注意的是炙甘草的使用，炙甘草，甘温，益气健脾，资气血生化之源，缓急养心，体现了黄氏注重健脾的学术思想，黄氏认为："脾胃乃后天之本，为气和血生化之源……心病可以用补脾生血之法，增强供血来源，使血液充足，循环通畅，而心神得以安宁。"黄氏用药之"道"正在于此。

案2：阴虚之心悸案

——摘自《当代名医临证精华》

金某，男，60岁。

时觉胸闷，心慌气短，头昏眼花，后脑作胀，健忘多梦，心烦口干，入夜难寐，舌苔薄黄，舌质较暗，脉来细数。证属肝肾不足，阴虚内热，与瘀相兼，络脉不畅，心神不安。治用养肝益肾，滋阴清热，活血宁神为法，用三子养阴汤加味。

枸杞子12g，沙苑子12g，女贞子12g，生地15g，黄连6g，麦冬12g，党参24g，丹参12g，菊花12g，枣仁12g，远志9g，三七粉末5g（入煎）。

按语：病人主症与三子养阴汤的主治症状相匹配，故采用了主方加减的方式进行治疗。舌质较暗，为瘀象，故加用三七末以活血化瘀，佐以安神之品。主方加减目前仍为选择药物的主要方式之一，关键点在于病人的主要症状或证素与方剂的对应关系必须一致。

（二）胸痹心痛
案1：心气不足，营气不调之胸痹心痛案

——摘自《蒲辅周医案》

去年9月发生心绞痛，一度严重，住某医院治疗7个月，诊为冠状动脉粥样硬化性心脏病，迄今未上班。胸痛彻背，胸闷，心慌，血压偏高已多年，睡眠不好，平时不吐痰，饮食二便尚正常，面色灰黯，脉右沉濡，左沉弦细，舌正无苔。属心气不足，营气不调，治宜调和营卫，补益心气。处方：茯神6g，党参3g，枳实0.8g，炙草0.5g，法半夏3.5g，远志3g，枣仁9g，柏子仁3.5g，浮小麦9g，九菖蒲0.8g，大枣3枚。

按语：党参、炙草补益心气；茯神、远志、枣仁、柏子仁、九菖蒲安神；浮小麦收敛止汗，调和营卫；枳实，破气消痰，合法半夏以增化痰散结之功。临床冠心病心绞痛病人，多以活血化瘀、化痰通络治疗，而蒲老另辟蹊径，补益心气、调和营卫而获效，值得借鉴。

案2：心肝阴虚之胸痹心痛案

——摘自《当代名医临证精华》

龚某，女，48岁。

有高血压病史近10年，6年前患脑血栓而右半身瘫痪，近期胸前闷痛或伴有放射性肩背部隐痛，口干苦，心悸烦热，盗汗，寐不安卧，大便难，尿灼热。脉细弦，舌红苔薄黄。心肝之阴不足，则阳亢火盛，乃诸症蜂起。给予养阴泻火，使相火不燔则心神自安。处方：生地12g，甘杞子9g，制黄精12g，制首乌12g，怀牛膝12g，知母12g，黄柏9g，生牡蛎（先入）30g，朱远志4.5g，益母草15g。

按语：生地、甘杞子、黄精养阴；制首乌、怀牛膝补肝肾，首乌养血，牛膝活血；益母草，养血化瘀；知母、黄柏清下焦虚热；牡蛎，收涩止汗；用朱远志安神。女子以肝为先天，故本案中尤其注重养血活血之品的运用，一药多功。

（三）眩晕
案1：少阳郁热眩晕案

——摘自《清代名医何元长医案》

头眩膈胀，少阳郁热也。法以清疏。柴胡、山栀、连翘、石决明、瓜蒌皮、郁金、木通、赤芍、新会皮。

按语：全方以治少阳之"郁"为主，为"肝喜条达"的具体运用。取山栀、连翘之清热作用，木通之泻肝热，使郁热去；柴胡，疏利少阳肝胆，使肝气条达；新会皮化痰，合瓜蒌皮共奏宽胸散结之功；郁金、赤芍活血理气。

案2：肝阴不足眩晕案

——摘自《圣余医案诠解按》

某，眩晕一天，头部不清，耳目鼻等处均有热象，于坐卧时骤然起立，必眩晕，脉左寸溢，因受意外之辱，忿患而成。

制首乌四钱，生白芍三钱，茯苓三钱，银花三钱，花粉二钱，粉葛二钱，生甘草二钱，一付愈。

按语:"诸风掉眩,皆属于肝"、"诸热瞀瘛,皆属于火",本案病机为肝阴虚,虚火上炎。制首乌、生白芍补肝阴;花粉及粉葛,生津养阴;茯苓,健脾以生气血之源。本案药味不多,但药力精专,同时,本案体现医家刘根文先天重肝肾,后天则重脾胃的学术思想。

(四) 中风
案1: 气虚痰浊中风案

——摘自《张氏医通》

汉川令顾羲在夫人,高年气虚痰盛,近因乃郎翰公远任广西府,以道远抑郁,仲春十四夜,忽然下体堕床,便舌强不语,肢体不遂。以是日曾食湿面,诸医群议消导;消导不应,转增困惫,人事不省,头项肿胀,事有危急。邀石顽诊之,六脉皆虚濡无力。诸医尚谓大便六七日不通,拟用攻下。余谓之曰:"脉无实结,何可妄攻。"羲在乔梓皆言素有脾约,大便常五七日一行,而艰苦异常。乃令先小试糜饮,以流动肠胃之枢机。日进六君子汤,每服用参二钱,煎成顿热分三次服。4剂后自能转侧,大便自通;再4剂,手足便利,自能起坐,数日之间倩人扶掖徐行。因切嘱其左右,谨防毋使步履有关,以其气虚痰盛,不得不防杜将来耳。

按语:东垣云:"有中风者,卒然昏愦,不省人事,痰涎壅盛,语言謇涩,六脉沉伏,此非外来风邪,乃本气自病也。凡人年逾四旬,气衰之际,或忧喜忿怒伤其气者,多有此证。"张氏根据东垣的观点,辨此证为气虚痰浊。便秘为气虚,大肠传导失职;半身不遂、舌强不语为气虚痰浊阻络所致,故病之根本在于脾气亏虚,以六君子汤治疗;脾虚以六君子,为常理常法,运用之妙在于张氏先给病人小试糜饮,以流动肠胃之枢机,再进汤剂,补气健脾,循序渐进,实为可贵,此法临床中尤为值得借鉴。

案2: 张锡纯治疗中风案

——摘自《医学衷中参西录》

在沧州治一建筑工头,其人64岁,因包修房屋失利,心甚懊侬,于旬日前即觉头疼,不以为意。一日晨起至工所,忽仆于地,状若昏厥,移时苏醒,左手足遂不能动,且觉头疼甚剧。医者投以清火通络之剂,兼法王勋臣补阳还五之义,加生黄芪数钱。服后更觉脑中疼如锥刺,艰忍须臾。求为诊视。其脉左部弦长,右部洪长,皆重按甚实。询其心中懊侬,恒觉发热。其家人谓其素性嗜酒,近因心中懊侬,益以烧酒浇愁,饥时恒以酒代饭。愚曰:"此证乃脑充血这剧者。其左脉之弦长,懊侬所生之热也。右脉之洪长,积酒所生之热也。二热相并,夹脏腑气血上冲脑部。脑部中之血管若因其冲激过甚而破裂,其人即昏厥不复醒。今幸昏厥片时苏醒,其脑中之血管当不至破裂;或其管之血,隔血管渗出;或其血管少有罅,出血少许而复自止。其所出之血着于司知觉之神经,则神昏;着于可运动之神经,则痿废。此证左半身偏枯,当系脑中血管所出之血伤其司右边运动之神经也。医者不知致病之由,竟投以治气虚偏枯之药,而此证此脉岂能受黄芪之升补平?此所以服药后而头疼益剧也。"遂为疏方。亦约略如前。为其右脉亦洪实,因于方中加石膏一两。亦用铁锈水煎药。服两剂,头疼全愈,脉已和平,左手足已能自动。遂改用当归、赭石、生杭芍、玄参、天冬各五钱,生黄芪、乳香、没药各三钱,红花一钱。连服数剂,即扶杖能行矣。方中用红花者,欲以化脑中之瘀血也。为此时脉已和平,头已不疼,可受黄芪之温补,故方中少用三钱,以补助其正气，即借以助归、芍、乳、没以流通血脉，更可调玄参、天冬之寒凉，俾药性凉热适均，而可多服也。

按语：本案可悟的道理，一是：辨证不仅关注病人的症状，还要重视病史及病因。此案张氏正是根据家属的陈述，得知病人近日情志不遂、嗜酒无度，使肝气夹湿浊上攻脑络而成中风。石膏，大寒以清热；生铁落，重镇降逆，折上逆之气。因络破血溢，离经之血阻络，继以化瘀通络之品治疗。二是，张氏将中医理论与西医解剖学相结合，分析发病的机理，体现其中西医结合的学术思想。中西医结合不只是中西药物的结合，更有医理的相互运用。

（五）失眠
案1：辛开苦降治失眠案

——选自《清代名医何书田医案》

阳不交阴，夜不成寐，饮食日减，脉来弦数，暂用半夏泻心法。法半夏五钱，川连五分，茯神二钱，枣仁三钱，麦冬三钱，广皮五钱，石决明一两，甘草四分，鲜竹茹四分。

按语：本案诊治紧扣"阴阳不交"这一基本病机，阳热在上，不能下济肾水。半夏辛温开结，川连苦寒通降，二者配伍调节寒热，调和阴阳；枣仁生心血、养肝血，配茯神以行养血安神之功；麦冬，滋养阴液；石决明平肝潜阳，折上逆之阳热。辛开苦降之法最初见于伤寒论，主治胃肠之寒热互结证，后人对此发挥，治疗失眠之阴阳不交，运用得当，同样奏效。

案2：情志不遂致顽固失眠案

——摘自《历代名医临证经验精华》

一陈姓女，38岁，患顽固失眠二年余，每夜只睡3～4小时，经常头昏，面色萎黄。缘由气恼，情志不遂，脘腑不舒，偶有呃逆。试投山西名医刘绍武先生，自拟"调胃汤"加牡蛎二料而获奇效。刘氏调胃汤，以小柴胡汤为基础，加陈皮、白芍、川大黄。

按语：情志不遂日久，肝郁犯脾，脾不运化，则脘腹不舒，导致失眠。自拟"调胃汤"治疗获效，分析该方当属疏肝健脾为治疗原则。目前临床顽固性失眠患者很多，且多与情志因素关系密切，临床可效此法加以运用。

（六）痴呆
案1：醒脑复聪汤之痴呆案

——摘自《李辅仁治疗老年病经验》

苏某，男，81岁。于1989年4月20日就诊。患者神情呆滞，言语不清，烦躁不安，下肢无力行走，走小碎步，大便不通，均由家属诉症状，并挽扶行走，手抖颤，舌质暗苔厚腻，脉弦滑。脑电图检查：可见弥漫性节律紊乱，两半球散见慢波。瞳孔对光反应迟钝，皮肤见老年斑。投以"醒脑复聪汤"治疗。

处方：当归10g，制首乌20g，炒远志10g，珍珠母30g（先煎），桑椹10g，天麻10g（后下），茺蔚子10g，菖蒲10g，钩藤10g，白蒺藜15g，炒枣仁20g，瓜蒌30g，肉苁蓉30g，川芎10g，菊花10g。

按语：老年痴呆，多因增龄老化，髓海空虚，导致脑力下降；心主神明，心神失养，则烦躁不安；肝气不舒，肝阳上亢，则抑郁寡欢。因此，治疗从心、肝、肾入手。或养血补心、或平肝潜阳，或填精补髓。本案李老从补肾填精、平肝潜阳及养血活血方面进行治疗。用药方面，李老擅用甘寒之品，防止伤正，故方中多为甘寒之品。这一用药特色，尤其值得临床医生借鉴。

案2：安神解郁治疗痴呆案

——摘自《中国现代名中医医案精华》

冯某，女，43岁。

初诊：1983年6月30日。

主诉：因丧夫逐渐发生精神异常，意识反应迟钝，两腿活动无力，走路困难。开始生活尚能自理。近两年来，上述症状加重，意识有时模糊，缺乏思维能力，经常失眠，精神呆板，行为拙笨，语声低微不清，走路需人挽扶，否则常易摔倒，头部已有数处摔伤，上肢活动尚可，近两月下肢有轻度浮肿。

检查：伸舌颤动，仅能伸出舌尖，舌质润，苔薄白，脉弦缓无力。两手平伸震颤。

辨证：肝气郁结，肝风内动。

治法：疏肝解郁，息风定志。

处方：合欢皮10g，夜交藤15g，潼蒺藜10g，青竹茹10g，竹叶10g，莲子心5g，生龙齿15g，益智仁10g，紫贝齿15g，云茯神15g。服药2个多月后，精神较好，走路自如，语言流利，伸舌自如，并能做些家务。

按语：因精神打击而致肝气郁滞，气郁化火，夹痰扰乱心神而发病。病因明确，辨证为气郁动风，药选安神解郁、清热平肝之品治疗。

（七）痫病

案1：风痰入窍痫病案

——摘自《贺季衡医案》

赵男。羊痫初起，猝然闭厥，肢震，不省人事，口泛清涎，逾时甫解，脉弦数，两目短视，口不能言。风痰入窍所致。

生石决一两（先煎），煅龙齿五钱（先煎），明天麻一钱五分，川郁金二钱，矾水（炒），远志肉一钱五分，天竺黄二钱，炒僵蚕二钱，双钩藤四钱，薄荷一钱，九节蒲八分。另：抱龙丸一粒，化服。

按语："无痰不做痫"，故痫病多有顽痰阻闭清窍而发。本案治疗以豁痰安神加平肝息风之品，加郁金行气活血通络，病人好转。

案2：先天不足致痫案

——摘自《当代名医临证精华》

蒋某，女，7岁。

患者患痫疾多年，用多种西医疗法未能控制。近几天来阵发性抽搐不止，神志昏迷，醒后则感觉软弱无力，嗜睡而经常处于半清醒状态，小便失禁。面色红润，四肢温暖，苔黄厚腻，舌质红，脉滑数小弦。证属外风引动内风，痰浊蒙闭清窍。治宜祛风清热，平肝化痰。处方：羚羊角粉0.1g，冲服，1日3次。琥珀抱龙片，每日2片，1日3次。玳瑁9g，黄芩9g，夏枯草9g，珍珠母30g，牡蛎30g，白金丸9g，地龙9g，蜈蚣9g, 蝎尾3条。

按语: 痫病的病因主要由先、后天两方面的因素所致。本案为先天胎气受损, 禀赋不足, 受外风引动, 顽痰蒙闭清窍, 病情发作。结合病人一派热象的表现, 急则治标, 治以祛风清热, 平肝化痰。黄芩清热泻火, 夏枯草、珍珠母、玳瑁、羚羊角粉、牡蛎清热平肝; 地龙、蜈蚣、蝎尾息风通络; 佐安神之品, 疾病获效。

(八) 癫病

案1: 情志不遂致癫病案

——摘自《当代名老中医临证荟萃》

舒某, 女, 38岁。

患者年轻守寡, 抚养独子成年, 因其子远游, 遂忧郁成疾, 幻想妄见, 细语喃喃, 两目呆视, 独处暗室, 或哭或笑, 搬石投水, 不知饥饱, 不安睡眠, 精神恍惚, 肌肉消瘦, 乃延诊视。见其面容憔悴, 时唾酸沫。察脉沉缓而涩, 舌淡苔白。法当清肺涤痰, 宣郁养心。

灵磁石 (先煎) 15g, 珍珠母 (先煎) 15g, 生龙齿 (先煎) 10g, 西党参10g, 紫丹参、抱茯神各10g, 酸枣仁10g, 炙远志5g, 云琥珀 (研末冲服) 3g, 明天麻6g, 制乳香5g, 胆南星5g, 石菖蒲5g。

按语:《证治要诀》曰:"癫狂由七情所郁。"本案正是情志不遂, 气机郁滞, 痰蒙心神所致。药物以安神及化痰之品为主, 佐以补气活血化瘀。

案2: 桂甘龙牡汤治癫病案

——摘自《清代名医医话精华》

山西沈某, 年四十许, 偶一烦劳, 则癫病即发, 神不自主, 谵言妄语, 不省人事或语鬼神, 其状不一。诊之, 两寸尺空大无伦, 两关弦紧, 舌中心陷有裂纹。余谓病属虚证, 神不守舍, 神虚则惊, 非有鬼祟, 神气浮越, 故妄见妄言, 遂与桂枝龙牡汤加龙眼肉证, 总须审证的确, 指下分明, 庶所投辄效。病症万端, 治不执一, 要不外乎虚实寒热四字, 桂枝龙牡汤有旋转乾坤之妙用, 非熟读《金匮》者不知也。

按语: 此为张仲景"桂甘龙牡汤"在临床实践中的具体应用。《金匮要略·血痹虚劳病脉证》中记载该方是治疗阴阳两虚之"男子失精, 女子梦交"的名方, 由桂枝、芍药、生姜、甘草、大枣、龙骨、牡蛎组成, 具有调和阴阳, 收敛固涩之效。后人在此基础上有所发挥, 针对阴阳两虚, 不能阳固阴守者, 也可圆通运用。本案中, 即以此方加龙眼肉治疗阴阳不内守之癫病获效, 可知经方的运用, 贵在辨证准确, 方证对应。

(九) 狂病

案1: 达营汤加减治疗狂病案

——摘自《当代名医临证精华》

某, 男, 20岁。

因精神分裂症, 经西医治疗77次, 昏迷41次, 电休克20次, 无丝毫效果。行为紊乱, 奔走不停, 有时打人, 问之不知所落, 因见其躁动不安, 乃予中药治疗。处方如下: 柴胡30g, 龙骨60g, 牡蛎60g, 大黄30g, 赤芍30g, 莪术100g。20剂后较为安静，30 剂后能相互对答，40 剂后自知力恢复出院。3 年随访，情况一直稳定。

按语：狂为阳证，多以痰火扰神所致，属临床疑难顽疾，难以治愈。本案病人经西医多次治疗无效，中药以达营汤加减治疗，虽仅 6 味药，但加大单味药的剂量，疏肝平肝，攻下化瘀，所有药物均归肝经，药力精专而终获效。

案 2：达营汤治疗狂病案

——摘自《当代名医临证精华》

某，女，18 岁。

入院前 2 周（经潮前 5 天），开始兴奋，躁闹，哭笑无常，入院后仍极度骚动吵闹，做鬼脸，思维散漫，不停地讲"丽娜、美德"，当时诊断为青春型精神分裂症。经氯丙嗪、电休克治疗，于 7 天后缓解。2 周后，即经潮 4 天故态复萌，再度重复"丽娜、美德"单调之词，继续予氯丙嗪、电休克治疗，15 天后又缓解。间隔 2 周，第 3次发病，症状同前，10 天后又全部缓解，此时始明确诊断为周期性精神病，以达营汤治疗。处方如下：莪术 100g，大黄 30g，赤芍 30g，1 日显。当日即控制未再发病，连续 3 个月未复发而出院，随访 1 年，情况良好。

按语：达营汤药物有三棱 60g、莪术 60g、赤芍 30g、生大黄 30g，共 4 味药，主治周期性精神病，该方为经验方。临床研究表明达营汤合并利培酮对改善精神分裂症患者的阴性症状有增效作用，安全性较高；加减达营汤治疗周期性精神病与西药组比较，较西药组为优。综合分析，该方为治疗狂病较好的方剂，临床可与西药同时配伍使用，增强疗效。

（十）痿病

案 1：热毒伤阴致痿病案

——摘自《张伯臾医案》

汤某，女，24 岁。

1978 年 6 月患森林脑炎，目前遗有左肩臂肌肉萎缩麻木，形体消瘦，体重仅 45kg，头晕且痛，纳少便艰，神疲乏力，行动需人搀扶，脉细，苔薄质红。因热毒劫伤津液，发为痿证。拟养阴生津以荣肌肉。

北沙参 15g，麦冬 9g，川石斛 18g，肥玉竹 12g，甜苁蓉 12g，潞党参 9g，制黄精 12g，炒知母 9g，活贯众 15g，炙甘草 3g，生谷、麦芽各 12g。连服 100 多剂后，面色红润，肌肉萎缩好转，麻木已差，肌力增强，能提物举手。

按语：本案为热毒伤津而致痿证，《素问·痿论》云："治痿独取阳明。"故方中以沙参、麦冬、川石斛、肥玉竹、黄精、知母养胃阴，党参健脾益气，生谷、麦芽健脾和胃，诸药合用，后天之本充盛，则筋脉得润，肌肉得荣，痿证好转。

案 2：雷米封过量致痿病案

——摘自《张泽生医案医话集》

刑某，女，15 岁。

1973 年 5 月，因误诊为肺结核，服雷米封过量，以致两上肢无力，两手握力减退，两下肢肌张力减低，严重时出现瘫痪，生活不能自理。经中西医结合治疗，症状稍有好转，但两手指肌肉萎缩，握力仍差，臂部及两下肢肌肉瘦削。1978 年 2 月 20 日经某专科医院检查，发现四肢对称性远端明显肌萎缩及无力，腱反射几近消失，四肢呈手套、袜样感，感觉减退，认为属雷米封中毒引起的多发性周围神经炎。患者脉濡细，舌质紫起红点，苔白。阳明脉络失濡，气血不能流注。淡苁蓉9g，全当归9g，炒白术9g，红花9g，生薏仁15g，粉萆薢9g，川黄柏5g，炒川断12g，怀牛膝9g，宣木瓜9g，嫩桑枝15g，津红枣4枚。

按语：本案病因为药毒导致痿证，中医辨证为阳明脉络失濡，气血失和，治以健脾益气，培补肝肾。雷米封过量常导致周围神经炎，临床可按照痿病辨证治疗，从健脾、补肝肾论治。

三、脾胃病证

（一）胃脘痛

案1：倒仓法治食积胃脘痛

——摘自《医碥》

丹溪治许文懿公食积，痰饮往来如潮，升上则为心主脾痛，降下则为胯痛，以制甘遂末入猪腰内煨食，连泄7次，足便能步。然多年郁结，一旦泄之，徒引动其猖獗之势，仍以吐剂达其上焦，连用瓜蒌、藜芦、苦参等，俱吐不透，仍用附子尖三枚，和浆水以蜜饮之，以朴硝、滑石、黄芩、石膏、连翘等一斤，浓煎冷饮之，四日服四斤，腹微痛，二便秘，脉歇至，子卯酉时乃阳明之应，胃与大肠积未尽也。乃作紫雪三日，服至五日腹稍安。又小便闭，痛饮以萝卜汁，得吐立通。又小腹满痛，以大黄、牵牛等分，水丸服至300丸，下如烂鱼者二升许，脉不歇。又大便并痛，与前丸下秽物如柏油条尺许，皆平常自病至安，脉皆平常弦大，次年行倒仓法痊愈。

按语：此为何氏记载丹溪治疗食积案，何氏在此基础上，结合其本人的临证经验，总结倒仓法治疗食积的经验，"证见嗳腐吞酸，腹满恶食，宜秘方化滞丸，山楂、麦芽、枳实、神曲、阿魏、礞石、牵牛、巴豆之类。倒仓法最佳。按食停肠内，必栖泊在隐曲之处，乃能久而不下，隐曲之处，为地无几，必附益以肠外之涎沫，内外交结，乃成大块，须兼治其痰饮乃效"。

何氏在深刻理解前人临床经验的基础上，结合实践加以发挥，并转化为自己的知识，在临床中加以运用，值得借鉴。

案2：滋肾生肝饮治胃痛案

——摘自《续名医类案》

高鼓峰治一妇人，胃痛，勺水不入，寒热往来，或从火治，用芩连栀柏，或从寒治，用姜桂茱萸，辗转月余，形体羸瘦，六脉弦数，几于毙矣。高曰：此肝痛也，非胃脘也。其病起于郁结生火，阴血受伤，肝肾枯干，燥迫成痛（色欲之人，尤多此病）。医复投以苦寒辛热之剂，胃脘重伤，其能瘳乎？急以滋肾生肝饮与之。一昼夜尽三大剂，五鼓熟寐，次日痛定。再用加味归脾汤加麦冬、五味，十余剂而愈。

按：此病，外间多用四磨、五香、六郁、逍遥，新病亦效，久服则杀人矣。又用肉桂亦效，以木得桂而枯也，屡发屡服则肝血燥竭。少壮者多成劳，衰弱者多发厥而死，不可不知。

按语：病人胃痛，不欲饮食，但往来寒热，究其病机，实为肝郁化火，加之色欲过度，肝肾之阴受灼，胃体失养而致胃痛，其本在肝。而高氏误以为胃体之病，或用苦寒之品、或用辛热之品，致病情加重。魏氏总结此类病证，他人多以四磨、五香、六郁、逍遥等治疗，均按照胃体之实证治疗之，故不但无效，反加重病情，魏氏以滋肾生肝饮治之获效。魏氏通过比较分析此类证候，总结治之无效的其根本原因在于辨证的错误，这种分析问题的方法值得我们临床中借鉴。此外，魏氏还在此基础上，创立一贯煎，治疗肝肾阴虚所致的胁痛、吞酸、吐酸、疝瘕等症状，效果极佳。

（二）痞满

案1：脾胃气虚痞满案

——摘自《旧德堂医案》

大名司理陈玉山，素患胸膈胀闷，四肢顽麻，六脉坚劲似芤类革，咸属冲和虚损，清阳散耗之症。用六君子汤加益智、肉桂以培脾，并进金匮肾气丸一料，已获稍安。至丙午春，偶遭奇讼，恚怒不舒，胸膈痞塞，右胁胀痛，下便瘀血，上增呕恶，粒米不进者二十余日。六脉顿退，重按豁然。予曰：脉为神机，神为气立，全赖胃气充沛者也。今脉患无神则知郁结伤脾，脾病传胃，俾磅礴浩大之气，停留郁滞于中，所以胃脘痞满者，脾主中州也。右胁胀痛者，坤出西南也，况木虽条达依土为生，土既硗薄，木无生长，此物理中之常耳。故郁怒太过，不但重损脾阴，而肝亦自病，所以不能藏血而血瘀，血去而阴伤，阴伤则阳无以自主，将有飞越之虞也。速宜培养元神，不使涣散，乃可万全。遂用附子理中汤数帖，食能渐进，后用六君子汤兼八味丸而定。

按语： 痞满一病，多因脾胃素虚、饮食不节或情志不遂等，导致中焦气机不利，升降失职而成。本案中，李氏辨证病人初为脾胃虚弱，以六君子及金匮肾气获效；此后，病人因郁怒病发作，辨证为肝郁犯脾，脾胃更虚，阴损及阳，以附子理中汤及六君子汤等获效。在本案中，可知李氏尤其重视诊脉，两手六脉均细诊察，辨证准确无误，治之获效，凸显脉诊在临证中的重要性。

案2：附子理中汤加减治疗痞满案

——摘自《马培之医案》

某，时感病后绝不思食，时或知饥，食入则痞，调治半载方痊。近劳忧太过。复不思食。脾胃为中土之脏，仓廪之官，赖肾火则生。火素不足，中州不振，胃虚卫不外护则寒，脾虚荣失中守则热，非外感可比。脉来胃少弦多，原当益土，现在春木上升，宜先崇土培木，拟治中汤加附子。人参一钱，冬术三钱，炙甘草五分，炮姜一钱，橘红一钱，细青皮一钱，附子一钱，南枣二枚。

复诊： 服附子治中汤四十余剂，化机复健，饮食日增，中土已得平调。肾火久亏，治中虽然益火，未能达下，益火之本，以消阴翳，中病下取，古之法程，每日仍服附子治中丸三钱。熟地八两，丹皮三两，东洋参三两，泽泻三两，淮山药四两，山萸肉四两，枸杞四两，归身三两，云苓三两，冬术三两，附子一两半，为末，蜜丸桐子大，每晚服四钱。

按语： 忧思伤脾，脾虚气机升降失常成痞满病，马氏认为，塞而不开谓之痞，有邪滞为实，无邪滞为虚。痞证有寒热者，并非外感，乃脾胃阳虚，中州不振。本案病人素有脾胃阳虚，加之劳忧太过，思虑伤脾，使中土塞而不开成痞。以附子理中汤加减治疗，而脾胃之阳又赖肾火以生，中病下取，以六味地黄汤调理善后。从本案知，阳虚致痞满者，可表现为寒热互见，先温中焦，再补肾阳，临床可参照运用。

（三）腹痛

案1：胃虚腹痛案

——摘自《医验大成》

一友偶患伤寒，将及月余矣。因食糯团子，为食所伤，自用自专，竟服消食降气之剂，有伤元气。此时稍进粥一杯许，则腹左右痛不可忍，必待手按摩之，此痛方止。余到，问目下所服何方？彼云：补中益气汤。正合愚意，然痛不止者何故？盖以多用木香之故也。气多弱而反欲行气，焉有不痛之理。余即以此方去木香一味，加参一钱，服药而痛竟立止矣，食欲大进矣。乃知医之长短，止在药之一二味也。

按语：饮食不节、用药不当致中气受损，胃失和降导致胃痛；以补中益气汤去木香服之，获效；若不去木香，则病人因胃虚反被行气，则胃痛明显，由此说明，仔细斟酌药物的取舍尤为重要，一味药可能影响全方的疗效。

案2：冷食积中案

——摘自《素圃医案》

山西典客宋兄因多餐肉食而兼生冷，微有感冒，胸中饱胀，腹痛便秘，此当温中化滞。而前医概用山楂、神曲、麦芽、腹皮、枳朴消导之剂，殊不知冷食积中，须温方化，过用消克，反伤胃阳而食愈结。医不知此，消导不效，以大黄下之，唯便粪水，又以丸药下之，则冷结不通。计20日，请治于余。脉细紧，手足清冷，胸结而硬，舌紫苔白。幸肾阳不虚，上结于胸，下结于脏，用苍术、半夏、干姜、附子、白蔻，10剂胸结方开。下注腹痛，加肉桂，日服半硫丸2钱。唯进谷汤，不令清饿，冷秘28日，大便微通，初硬后溏。大黄丸得温方化，洞泻数次，然后胸腹大开，后以理中汤加苓、夏、砂仁温胃，匝月方瘥。

按语：多食贪凉而致食积，因生冷伤中阳，故单纯消食导滞会克伐太过，更损中阳，冷结胃肠，食积加重。以温中散结，行气止呕治疗，药物选则苍术、半夏、干姜、附子、白蔻，腹痛加肉桂，后以理中汤等调理而愈。本案启示我们，食积并非一味地消食导滞，辨清病因病机，方无后患。

（四）湿阻

案1：藿香正气散治湿阻案

——摘自《临床验集》

王某，病历028121号，男性，23岁，工人。1959年7月8日初诊。

久患肾炎在治疗中，昨晚睡后感冒，鼻塞发热头痛流涕，食欲不振，身有汗而发热，身疼而重，胸闷欲呕，腹胀不适，尿黄，大便正常，无其他病史，查体温高达39.0℃以上，脉浮数110次/分，舌苔白腻，除心率快110次/分、心音亢进外，无其他阳性体征。上证为外感寒邪，内湿停滞，治用"芳香解表利湿清热"法，藿香正气散加减。藿香10g，佩兰10g，紫苏10g，云茯神10g，大腹皮10g，厚朴10g，半夏6g，甘草6g，白术5g，桔梗6g，滑石15g（包煎），水煎服1剂药后取微汗，翌日即痊愈。

按语：藿香正气散主治外感风寒，内湿停滞，其应用指征为病人有外感风寒之象，如恶寒、流涕、头痛等，及内湿停滞之象，如胸膈满闷、身重、呕恶等，即可应用。本案与藿香正气散方匹配，故用之有效。

案2：葛根芩连汤加减治湿阻

——摘自《临床验集》

高某，男性，33岁，北京市工人。1965年1月21日初诊。

昨日劳动中出汗，汗后着凉，身痛酸软无力，发热39.0℃，鼻塞而无咳嗽，随即便稀，日排2次，臭气不大，有汗，口干喜饮，胸连脘腹作胀，舌苔腻而微黄，右脉浮数左脉无力。此汗出外感寒邪，里虚内陷，协热作痢。处以：葛根12g，黄芩3g，黄连3g，甘草6g，银花12g，连翘12g，芥穗10g，桔梗10g，每日煎服1剂，服1剂后利止热退，连服3剂诸症消退而愈。

按语：葛根芩连汤，出自《伤寒论》，具有解表清里的功效，主治表证未解，邪热入里，以恶风、身热、下利臭秽为主要表现。本案为外感风寒，邪陷于里，导致湿热阻滞而成下利，与葛根芩连汤证的治疗要点相符合，故以此方加减治疗而愈。

（五）痢疾

案1：仓廪汤治疫毒痢案

——摘自《素圃医案》

朱贞启文学年六十外，初秋患痢，其证恶寒发热，脉浮而散，头疼身痛，目赤口干而又腹痛，痢下脓血，不离秽桶，此虽夹表之证，其势甚危，乃疫毒痢也，表里皆病。必须先解其表，而后攻里，正合败毒散加陈仓米，乃属仓廪汤之证。遂以羌活、独活、柴胡、前胡、川芎、茯苓、枳壳、桔梗、甘草、陈仓米，日投二剂，身得微汗，表热里痢皆减半，浮脉虽平而虚数不敛。此高年气虚，即发前药遵古方加人参一钱，二剂遂大汗通身，热退痢止，邪从外解，竟不须攻里矣。

按语：仓廪汤出自《普济方》，为败毒散加陈仓米，主治毒重而胃气虚之噤口痢。即素有胃虚，外感六淫而致邪陷于里，而成湿热疫毒之痢疾。本案病人年六十余，素有胃虚，初秋之时外感，有表证，同时有痢下脓血，且病势危急，恐疫毒攻心，为仓廪汤证，用之有效。

案2：风动飧泄案

——摘自《缪氏医案》

肠中攻动则痛，下痢更甚，明系肝邪为患。曾服补中益气升阳之剂而反剧。则升之无益可知矣。宜从风动飧泄一条比例便治之。制白术，炒黑秦皮，炒焦菟丝饼，蕲艾叶，煅牡蛎，炒黑骨碎补。

按语：《素问·调经论》曰："志有余则腹胀飧泄。肾藏志而气寒，志有余者，寒水泛滥，入土化湿，木郁风动，是以胀泄并作也。"此下痢之病证，与肝关系密切，治以养阴通阳，疏肝活络。

（六）呕吐

案1：呕吐伴浮肿案

——摘自《南雅堂医案》

食已复吐，肢浮肿，小便茎觉微痛。系中焦阳气不运，下焦湿热阻滞之故。故云：三阳结为之膈，三阴结为之水。此证反胃而兼浮肿，是三阴三阳俱结，于治法最为棘手。盖太阴无阳明之阳；少阴无太阳之阳；厥阴无少阳之阳。阴盛于内，是以阳气不通，膀胱不化而水成焉。脉见沉细，显然重阴之象。急宜温通理阳，或克有剂。人参二钱，干姜一钱，吴茱萸一钱，白茯苓三针，制半夏二钱，杏仁二钱去皮，尖茅术一钱，肉桂八分去粗皮。

按语：中阳不足，胃气上逆，故呕吐；肾为胃之关，肾阳亏虚，气化不及膀胱，故小便不利，肢体浮肿。治以温通阳气，干姜、吴茱萸、肉桂温通中、下焦；人参、白茯苓健脾；制半夏、杏仁降上逆之气，诸方合用，达温通阳气、降逆止呕之效。

案2：肝气犯胃呕吐案

——摘自《类证治裁》

李，脉洪大搏指，口干频咳，食后吐水，头目震弦而心悸。此劳力伤阳，阳化内风，上冒清道，风翔则水通，胃虚则木乘，故呕眩不已，其水停膈间，心必悸，津不上潮，口必干，气不下降，便乃秘。治先和阳降逆，山栀、甘菊炒、冬桑叶、茯苓、杏仁、苏子俱炒研、牡蛎煅、海浮石、淡竹茹、前胡。三服症平，脉较敛，其神倦者，火风逆势已折也。减甘菊、桑叶，加白芍、茯神、瓜蒌、半夏、潞参，和肝胃以清涤痰火，遂愈。

按语：《类证治裁》为清代医家林佩琴所著。"阳气者，烦劳则张"故劳力过度，阳亢风动，同时，肝气犯胃，胃更虚而气上逆作呕，治以和阳降逆止呕，继以调和肝胃，清热化痰而愈。

（七）呃逆

案1：养阴清热治呃逆案

——摘自《瞻山医案》

李恩高，病呃逆，诊脉五至和平，颜色举动皆如常，无据可察。问起自何时，彼云半夏睡寐，忽然呃逆而醒，由此呃呃不止。余思故寒格新谷。必起于食饮之后，今起于卧寐，非故寒可知，颜色饮食俱如常，又无他病，非食滞、虚弱亦可知。细问其口虽不渴，腹中却喜茶，举动轻捷，必是内有火使然，与安胃饮加石膏，连进三剂无效。细思腹中喜茶，愈饮愈快，必是血虚有火，冲凉药三剂不效者，即经所谓寒之而热者取之阴，此证是也。改为玉女煎，倍用熟地，二剂呃止，呃止后仍喜茶饮，此属内水不足，与左归饮，十余剂全安。安胃饮，陈皮，山楂，麦芽，木通，泽泻，黄芩，石斛。

按语：经云"诸寒之而热者取之阴"，用寒凉药仍热者，当养阴治疗。本案正是该理论的临床应用。最初以安胃饮加石膏汤等寒凉药治疗呃逆无效，继以养阴药玉女煎倍熟地获效。临床中阴虚内热，胃中虚热上逆致呃是顽固性呃逆较为常见的病机，可参照养阴清热、降逆止呃治疗，方选玉女煎及左归饮加减治疗。

案2：胃阳虚呃逆案

——摘自《黄氏纪效新书》

尤，积饮有年，呕吐酸水腻浊，甚至一二斗，必须倾囊而止。自言喜得小便则适，交春其病转剧，肢麻呃逆，脉弦而迟，胃阳式微，肝木肆横。先以吴茱萸合半夏汤，服得稍平。然察色按脉，正气日馁，几至厥象，殊属险途，勉拟方。人参，姜夏，茯苓，蔻仁，陈仓米，熟附，干姜，白芍，丁香。

二诊：连进温中镇逆，呃逆不止，间有神志失守，语言无序，脉濡少力，起卧不安。气藏丹田，肾可纳气，倘引动真气，阳升厥脱奈何？考之古训，上中不效，须究下焦。宗景岳摄固立方，吸气归原之旨。人参，干姜，龙齿，紫石英，沉香，牛膝，熟地，茯神，炙草，五味子，丁香，柿蒂。

按语：胃阳不足，胃气不降反上逆动膈，治以温运中阳，降逆止呃。本案以温阳为主，先后均采用干姜、附子等温阳之品，加降逆止呃药物半夏、丁香、柿蒂等。治疗中，考虑肝气犯胃，酌加白芍等养肝柔肝之品。

（八）噎膈
案1：玉女煎治疗阴虚噎膈案

——摘自《吴鞠通医案》

癸亥十月十三日：李，五十五岁，大凡噎证，由于是半百之年，阴衰阳结。古来纷纷议论，各疏所长，俱未定宗。大抵偏于阳结而阴衰者，宜通阳气，如旋复代赭汤、进退黄连汤之类；偏于阴衰而阳结者，重在阴衰，断不可见一毫香燥，如丹溪之论是也。又有食膈宜下，痰膈宜导，血膈宜通络，气膈宜宣肺；呕吐太过而伤胃液者，宜牛转草（即牛反刍之草）复其液；老僧、寡妇，强制太过，精气结而成骨，横处幽门，宜鹅血以化之；厨役受秽浊之气伤肺，酒肉胜食气而伤胃，宜化清气……不可胜数。按此症脉沉数有力而渴，面色苍而兼红，甫过五旬，须发皆白，其为平日用心太过，重伤其阴，而又伏火无疑。议且用玉女煎法。煅石膏八钱，麦冬（不去心）六钱，牛膝三钱，旋覆花（新绛纱包）三钱，大熟地六钱，白粳米一撮，知母二钱，炙甘草三钱，每早服牛乳一茶碗。

按语：噎膈的病机关键为食管窄隘，多因阴津精血亏虚而致阳结，为本虚标实之证。年高之人，多虚证明显，吴氏遵经之旨，以玉女煎治疗阴虚噎膈，清胃滋阴，使有余之火得清，不足之阴得补；并早晚加服牛乳，牛乳味甘，性平、微寒，具有补虚损，益肺胃之功效，又可补充因噎膈所致的营养的缺失。

案2：养血化瘀散结治疗噎膈案

——摘自《医学正传》

梅林骆氏妇，予妻婶也，年四十九，身材略瘦小，勤于女工，得膈噎证半年矣，饮食绝不进，而大便结燥不行者十数日，小腹隐隐然疼痛，求予治。诊之，六脉皆沉伏。予以生桃仁七个令细嚼，杵生韭汁一盏送下。片时许，病者云：胸中略见宽舒。以四物汤六钱，加瓜蒌仁一钱，桃仁泥半钱，酒蒸大黄一钱，酒红花一分，煎成正药一盏，取新温羊乳一盏，合而服之。半日后，下宿粪若干。明日腹中痛渐止，渐可进稀粥而少安。后以四物汤出入加减，合羊乳汁，服五六十帖而安。

按语：病人大便燥结不行，先以桃仁、生韭汁润肠通便治标；四物汤补血养精；瓜蒌仁、桃仁泥、酒蒸大黄、酒红花化痰散瘀通便，使燥结下行，羊乳调理善后而愈。此为养血化瘀散结治疗噎膈的案例。

（九）泄泻
案1：平胃散加黄连治泄泻案

——摘自《陈修园医案》

端昌五既白之妃患泄泻，屡用脾胃门消耗诸药，四五年不能止。一医用补中益气汤、人参三钱，服一月，不泄。忽一日，胸膈胀满，腹响如雷，大泻若倾，昏不知人，口气手足俱冷，浑身汗出如雨，用人参五钱，煎汤灌苏，如是者三。病者服久，自觉口中寒逆，医者以为出汗过多，元气虚弱，于前汤内加人参三钱，酸枣仁、大附子、薄、桂各一钱，昏厥尤甚，肌肤如冰，夏暑亦不知热。两年计服人参25斤，桂、附各2斤，酸枣70斤。至己巳冬，饮食入口即时泻，服中既饥，饥而食，食即泄，日十数次，身不知寒，目畏灯火。予初诊之，六脉全无，久诊六部来疾去缓，有力如石，闻其声尚雄壮，脉亦有余。自予断之，乃大郁火证也。以黄连入平胃散与之，饮药少顷，熟睡二时，不索食，不泄泻。饮五日，方知药味甘苦，既用通元二八丹，与汤药间服。一月饮食调调，其病遂愈。

按语：病人因用药不当耗伤脾胃，医均以为脾胃大虚，故峻补，导致病人身不知寒，目畏灯火，说明内在火热明显。火郁于内，邪火越盛，则下迫肠中谷物，火热越盛下趋愈明显，故食即泄，日十数次。陈氏考虑火盛不能过用寒凉，遂以偏温的平胃散燥湿运脾止泻，黄连清热燥湿泻火，泻止后再以通元二八丹调理善后。

案2：每逢三月泄泻案

——摘自《生生堂治验》

一僧来请曰："贫道有奇疾，每岁三月五日，必患大泻者昼夜不知数，经三日而止。是以身体消削，天机尽绝，数日复故。今兹亦逼其期也，闻先生名手，故先期乞治。"先生诊之，六脉滑而数，按其心下悸。师顾门弟子谓曰："所谓时发热，自汗出，而不已者，先其时发汗则愈。"又云："下利已差，至某年月日时复发者，以病不尽故也，当下之。斯人即是。"与大剂桃花加芒硝汤四帖，曰："先期五日当服之。"僧曰诺。后数月来谢曰："果有验。"

按语：本案的特别之处是泄泻与季节时令有关，病人每逢三月五日必泄泻，过几天自行好转。因逢其时必泻，说明体内有宿疾；另外，发病前数日用药，可未病先防，给予桃花加芒硝汤治疗。给我们的启示是，针对按时发病的疾病，在发病前治疗，当比病发后治疗更有效。比如，临床痛经的病人，往往在经来之前针对病因进行治疗，对缓解甚至治愈痛经更有效。

（十）便秘
案1：阳虚便秘案

——摘自《凤氏医案》

陈左。脾肾之阳素亏，醉饱之日过勤，腹痛拒按，自汗如雨，大便三日未行，舌苔垢腻，脉形数实。此由温热食滞团结于内，非下不通，而涉及阳虚之体，非温不动。许学士温下法原从仲圣大实痛之例化出，当今宗之。制附子五分，淡干姜五分，炒枳实钱半，上肉桂四分，制川朴八分，生大黄（后下）三钱。

复诊：大腑畅行，痛止汗收，神思向倦而脉转虚细，拟养胃和中。北沙参三钱，生甘草三分，焦扁豆三钱，炒白芍一钱，粉丹皮钱半，橘白一钱，加川石斛四钱。

按语：脾肾阳虚，运化无力，加之饮食过度，食滞于内；气虚则大肠传导无力，故大便数日不行。以温阳通便治疗，制附子、生大黄合用，温阳与通下同行，生大黄后下，增加泻下之力，佐干姜、枳实等共奏温阳通下之功。大便通下后，以养胃和中治疗，恢复胃气。

案2：宽肠润腑治便秘案

——摘自《柳宝诒医案》

燥屎下结于大肠，浊气化火，渐得上逆。脉细数，舌中微黄。中焦稍有湿热，但非大便通行，则湿浊终无外泄之路。阻结在肠，与在胃之可以攻泄者不同。拟用宽肠润腑之剂，兼用导法以通之。鲜首乌，紫菀，枳壳，瓜蒌仁，桔梗，鲜生地，元参，淡黄芩，芦根。另：更衣丸开水送下。

按语：柳氏主张，"邪在皮肤筋骨间，由汗而泄……其内着于脏腑者，由大小便而出"。本案燥屎结于大肠，故以导法通之，宽肠润腑，使燥屎从下而解。柳氏慎用攻下，以更衣丸泻火通便，以鲜首乌、枳壳、瓜蒌仁、桔梗等宽胸润肠之品。

四、肝胆病证

（一）黄疸
案1：丁甘仁治疗女劳疸案

——摘自《丁甘仁医案》

任某，经闭三月，膀胱急，少腹痛，身尽黄，额上黑，足下热，大便色黑，时结时溏，纳少神疲，脉象细涩。良由寒客血室，宿瘀不行，积于膀胱少腹之间也。女劳疸之重症，非易速痊，古方用硝石矾石散，今仿其意，而不用其药。当归尾二钱，云茯苓三钱，藏红花八钱，带壳砂仁八分，京赤芍二钱，桃仁泥钱半（包），肉桂心三分，西茵陈钱半，紫丹参二钱，青宁丸二钱半包，延胡索一钱，血余炭一钱（包），泽泻钱半。

按语：本案病机为热与血结，血蓄下焦，致使血运受阻，胆泄失常而发生黄疸。仲景以硝石矾石散治疗，该方的功效为清热化湿，消瘀利水。丁氏在仲景的基础上，尊其法而又有自己的发挥，根据病人的具体表现选用了新的药物治疗，当归尾、云茯苓、砂仁养血健脾利湿；红花、桃仁、丹参、延胡索活血化瘀；茵陈、泽泻除湿退黄；赤芍、血余炭化瘀止血，诸药合用，可利湿化瘀。

案2：茵陈蒿汤和金铃子散加减治疗阳黄案

——摘自《当代名医临证精华》

刘某，女，32岁。

入院前10日自觉全身乏力，头昏，纳差，口渴，厌油，发热达38.5℃，恶心，呕吐，巩膜、皮肤发黄住院。舌质红，苔薄黄。大黄9g，枳实9g，川楝子6g，栀仁9g，白芍9g，延胡9g，茵陈30g，柴胡5g，银花25g，板蓝根15g，甘草5g。一个月后痊愈出院。

按语：病人为湿热蕴结所致的阳黄，热重于湿，以茵陈蒿汤和金铃子散加减治疗，并佐以枳实、银花、板蓝根加强清热之力，柴胡、白芍疏肝柔肝，诸药合用清热利湿，利胆退黄，病获愈。

（二）胁痛
案1：通少阳阳明之络治疗胁痛案

——摘自《吴门曹氏三代医案集》

汪，痛在胁肋，游走不一，渐至痰多，手足少力，初病两年，寝食如常，今夏病甚。此非脏腑之病，乃由经脉继及络脉。大凡经主气，络主血，久病血瘀，治法不分经络，但忽寒忽热，宣其无效，试服新绛一方小效，乃络方耳。议通少阳阳明之络，以冀通则不痛。归须，桃仁，泽兰叶，柏子叶，香附汁，丹皮，穿山甲，乳香，没药，水泛丸。

按语：胁痛病机为肝胆经络阻滞不通，本案为痰浊瘀血阻滞经络，故疼痛，当疏肝活血通络治疗，疏通少阳为治疗之常法，曹氏选择疏通少阳阳明之络，体现久病之人，曹氏尤其重视调理阳明胃经的学术观点。

案2：疏肝解郁治胁痛案

——摘自《医学衷中参西录》

邻村李姓妇，年近四旬，得胁下疼证。

病因：平素肝气不舒，继因暴怒，胁下陡然作痛。

证候：两胁下掀疼甚剧，呻吟不已，其左胁之疼尤甚，请人以手按之则其疼稍愈，心中时觉发热，恶心欲作呕吐，脉弦硬。

诊断：此肝气胆火相助横恣，欲上升而不能透膈，郁于胁下而作疼也。当平其肝气，泻其胆火，其自愈。

处方：川楝子八钱，生杭芍四钱，没药四钱，生麦芽三钱，三棱三钱，莪术三钱，茵陈二钱，龙胆草二钱，连翘三钱，煎服一剂后其疼顿止，仍觉气分不舒。遂将川楝、三棱、莪术各减半，再加柴胡二钱，以镇肝胆之木也。

按语：此为肝气郁结，肝胆经络不通而痛，方中川楝、芍药、龙胆，引气火下降；茵陈、生麦芽，引气火上升，使上下疏通，气机条畅；三棱、莪术，开气火之凝结；连翘、没药，消气火之弥漫；用铁锈水煎药者，借金之余气，以镇肝胆。

（三）头痛

案1：虚热头痛案

——摘自《清代名医何鸿舫医案》

劳倦，虚热头痛，脉芤。当从柔养，节力是要。

首乌9g，鳖甲9g，秦艽4.5g，远志4.5g，枣仁9g，生黄芪9g，白蒺藜6g，生地9g，茯神9g，陈皮2.4g，白豆蔻1.8g。

按语：肝肾亏虚，髓海不足，故发生头痛。何氏治以补肝肾之阴，柔养肝肾，佐以安神。首乌、鳖甲、秦艽、生地滋阴而柔养肝肾；远志、枣仁、茯神安神；白蒺藜平肝疏肝；陈皮、白豆蔻化湿健脾，防滋腻有碍脾胃。

案2：麻黄附子细辛汤治头痛案

——摘自《温热经纬》

穆文藻患头痛，入医院包治，西医以冰冰之，头痛益剧，口吐白沫，手足冷过肘膝，于是抬回穆庄，延余往诊。当时中医往诊者，皆曰真头痛，不治之症也。予察其脉迟细，当麻黄附子细辛汤。麻黄，附子，细辛。

按语：寒邪凝滞，不通则痛，以寒治之，寒凝血滞，故头痛更加剧烈；其脉迟细，为里虚寒证，故病人之寒，表里俱存，以助阳解表法，方选麻黄附子细辛汤治疗。麻黄发汗散表邪，附子温经助阳散寒，鼓邪外出，细辛既解表，又能助附子温经散寒。诸药合用，寒去络通，头痛减轻。

麻黄附子细辛汤出自《伤寒论》，王孟英对张仲景的方药运用颇多，在其医案中，有大量关于经方的具体使用，是崇古而不泥古的典范。

（四）痉病

案1：血虚受风痉病案

——摘自《名医类案》

虞恒德治一妇，年三十余，自小形瘦，月经后，忽发痉口噤，手足挛缩，角弓反张。虞知其去血过多，风邪乘虚而入，用四物汤加羌、防、荆芥，少加附子行经，二帖减半，六帖安全。

按语：素体血虚，加之月经后更伤精血，血虚筋脉失养，外邪乘虚而入，遂发痉病。治以养血祛风，方选四物汤加祛风通络之品，方中小量附子以温经散寒。

案2：李聪甫治疗痉病案

——摘自《李聪甫医案》

姚某，男，3岁。寒战发热无汗，手指发凉，倏然目窜齿龂，手足搐搦，项背强直，角弓反张。

诊视指纹青滞，口噤不易察舌。寒伤肌表，腠理闭塞，痰壅肺膈，筋脉牵引，病发刚痉。法当辛轻散表，苦温祛痰。川羌活2g，北防风3g，双钩藤3g，白僵蚕3g，胆南星2g，明天麻2g，炒枳壳3g，信前胡3g，南杏仁3g，广橘络3g，九节蒲2g，薄荷叶1g，生姜汁（分冲）3滴。一剂呕出痰涎而苏，两剂染染汗出，热退神安。

按语：本案为外感寒邪，引发痉病，寒与痰浊壅滞筋脉。羌活、北防风祛风通络，加前胡、薄荷叶增解表之功；肝主筋，故以钩藤、白僵蚕、胆南星、天麻平肝息风；南杏仁、广橘络、九节蒲化痰。

李聪甫擅长李东垣脾胃理论的研究与探索，确立"益脾胃、和脏腑、通经络、行气血、保津液，以至平衡阴阳"的治疗大法。本案体现了通经络的治疗原则。

（五）胆胀

案1：乌梅丸加减治疗胆胀案

——摘自《悬壶漫录》

郝某，女，34岁。长春市二道河子区人，患胆胀3年余，1982年11月初就诊。该患者症见：右胁胀痛而闷，甚则痛剧，腹胀，纳呆，口苦，嗳气，矢气，大便时溏时干，午前发热，午后身寒，舌红，苔白而厚，脉弦迟。经多方治疗无效，故来我处会诊。余诊后根据以上证候，认定：此病先病于胆，而后病于肝，导致肝气不疏，少阳生发之气不宜，引起上热下寒之证。法以和肝利胆，调和阴阳，以乌梅丸加减主之，药用：乌梅10g，细辛3g，炒川椒10g，炮姜15g，姜黄10g，姜黄柏10g，肉桂5g，姜黄20g，酒洗茵陈25g，水煎服。共服15剂，病得痊愈。

按：肝胆相表里，互为相关。若是先病于胆者，胆失通降之能，少阳生发之气内郁，肝失疏泄，胆汁排泄受阻，导致肝郁胆胀，故用和肝胆法。方用乌梅丸，正是治疗厥阴肝经寒热错杂之证。厥阴内寄相火，阴中有阳，及其为病，每厥热相兼，寒热错杂，唯宜乌梅丸一方加减，寒热并用，为邪正兼顾之剂。

按语：任继学认为，胆胀一病，先病其经者，多突然发病，见寒热往来、口苦口干、右上腹胀痛等；后病其腑者，见腹胀、右上腹及胁内绵痛不止或时作时止等；病经为实，病腑多虚实、寒热并见，病程长，易复作。本案病程长，病在腑，辨证为寒热错杂，治以和肝利胆，调节寒热。乌梅丸为仲景治疗蛔厥的重要方剂，其组方特点为寒热并用，邪正兼顾，既温肾暖脾，又苦寒清热。任老据此用其治疗胆胀，方证相应，故病得痊愈。

案2：大柴胡汤加减治疗胆胀案

——摘自《岳美中医案集》

李某，女。患胆囊炎，右季肋部有自发痛与压痛感，常有微热，并出现恶心，食欲不振，腹部膨满，鼓肠嗳气，脉弦大。投以大柴胡汤加味，柴胡12g，白芍9g，枳实6g，川大黄6g，黄芩9g，半夏9g，生姜15g，大枣4枚（擘），金钱草24g，滑石12g，鸡内金12g，连服7剂，食欲见佳，鼓肠、嗳气均大减。再进原方4剂，胁痛亦轻，唯微热未退，改用小柴胡汤加鳖甲、青蒿、秦艽、郁金治之。

按语：大柴胡汤出自《伤寒论》，具有和解少阳、内泻阳明之功效；其中，柴胡、黄芩疏解少阳胆经之热；白芍、枳实除心下郁塞感；大黄导热下行；半夏、生姜和胃降逆止呕；加金钱草、滑石清热利胆除湿；鸡内金化积热，胆府通利，疾病好转；以小柴胡汤加清虚热之品善后而愈。

（六）胆瘅

案1：四逆茵陈五苓散加减治疗胆瘅案

——摘自《现代名中医类案选》

方某，男，25岁。

患者肝脾肿大，全身发黄已八年。肝脏活体检查证实为"胆汁性肝硬化"。患者消瘦，面色黄黯晦滞无光，巩膜深度黄染，周身皮肤呈深黯黄色，精神倦怠，声低息短，少气懒言，不思饮食，不渴饮，小便短少，色如浓茶，腹水鼓胀，四肢瘦削，颜面及足跗以下浮肿。两胁疼痛。脉沉弦劲，舌白滑厚腻而带黄色，少津。

辨证：阳虚水寒，肝气郁结，湿浊中阻，发为"阴瘅症"。

治法：扶阳抑阴，舒肝利胆，健脾除湿。

方药：四逆茵陈五苓散加减。

附片（煎2～3小时）100g，干姜50g，肉桂（研末泡水兑入）15g，吴萸（炒）15g，败酱草15g，茵陈30g，猪苓15g，茯苓50g，北细辛8g，苍术20g，甘草8g。

二诊：服上方十余剂后，黄疸已退十之八九，肝脾肿大已缩小，小便色转清，黄疸指数降至20U（原100U以上），食欲增加，大便正常，精神转佳。肝肾虚寒，脾气尚弱，寒湿阴邪尚未肃清，宜扶阳温化主之。

附片（煎2～3小时）150片，干姜80g，茵陈80g，茯苓30g，苡仁20g，肉桂（研末，泡水兑入）15g，吴萸10g，白术20g，桂尖30g，甘草8g。

三诊：服上方6剂后，经检查症状消失，化验检查恢复正常，继以扶阳温化调理，以巩固疗效。

附片（煎2～3小时）150片，干姜80g，砂仁15g，郁金10g，肉桂（研末，泡水兑入）15g，苡仁20g，佛手20g，甘草10g。服上方七八剂后，已基本恢复健康，随访一年，情况良好。

按语：病人黄疸，且面黄晦暗，为阴黄，与阳黄相比，阴黄一般病程较长，多虚实夹杂，预后不好。本案以四逆茵陈五苓散加减治疗，大剂量应用附子以温阳，且附子先煎久煎，去其毒性，从而更好地发挥温阳效果。另加健脾除湿之品，温阳利湿退黄，辨证准确，药力适中，效如桴鼓。对于临床上确为阳虚之人，大量应用附子，必先煎2~3小时，去除附子之毒性，可谓胆大心细，这一点尤为值得学习。

（七）鼓胀

案1：麻黄附子细辛汤加减治疗鼓胀案

——摘自《医案梦记》

新昌竹潭邵丁培芬乃室。肿胀自春至夏，日甚一日，不得不起床者已月余矣。迩来更加午后潮热，一得饮良即饱闷莫容，按脉两手浮弱而涩，腹如抱瓮。此正喻氏所云："中州之地，久窒其四运之轴，而清者不升，浊者不降，互相积聚，牢不可破。"固非寻常消肿宽胀之药所能愈。所以喻氏高出手眼，立治肿胀三法，三日解散，意在开天户转地轴，使上下一气复天地运行之常，而闭塞可通。愚揣目下病情，舍此其无别法。淡附子一钱，桂枝三钱，麻黄二钱，细辛一钱，知母三钱，甘草一钱，生姜二钱，大枣四枚。次诊，三日中频服喻氏解散方，四剂而病减六七，是亦肿胀所最难得者。可知古人对证施治一定之法，仿而用之，其效如神。初未可以己意与乎其间也。原方再进二剂，继服理中汤加木香，执中央以运四旁，亦即喻氏三法中培养一法之义耳。

按语：鼓胀一病，历代医家皆视为沉疴重症，预后不佳。其病机大抵归为气、血、水、虫等瘀积腹内，肝、脾、肾三脏受累，遂成鼓胀，大多采用攻邪之法。然而，喻昌认为，水裹、气结、血凝之邪气壅实为标，但其根本原因是脾气衰微，使清者不升，浊者不降，互相结聚而成，故单用攻邪难以奏效。其根据临证经验创立治鼓胀三法，以纠医家之偏，"培养一法，补益元气是也……招纳一法，升举阳气是也……解散一法，开鬼门、洁净府是也。三法虽不言泻，而泻在其中"。本案是后人根据喻氏的原则，采用通阳健脾之法，以麻黄附子细辛汤加减治疗。药物选择附子、细辛、桂枝、麻黄、生姜，温通阳气，使清阳上升；大枣健脾，知母泻火养阴，使浊阴得降，并防止温阳之品燥热之性；加甘草调和诸药，共奏通阳健脾、调其升降之功。后以理中汤加木香，温运中阳，理气行滞，病得愈。

案2：调理气机治疗鼓胀案

——摘自《治验论案》

汪嫂，久病胀，治不验。

按：胀病之因最多。今四肢烦冤，自胸以下均胀，喜哕稍松，肠鸣切切，胃脘隐痛。此木郁贼土侮金，而为脾胃胀也，冲脉附于肝而隶于胃。土木不和，冲气横逆，胸中隐隐而痛，切切而鸣，非水病也。久病必入络。冲任伏邪于络。调疏土木，兼参奇经，从血中理气。醋炒柴胡二钱，醋炒当归一钱五分，茜草八分，佩兰一钱五分，苏叶一钱，姜夏二钱，苦桔梗二钱，麦芽三钱，陈皮一钱，茯苓三钱，土炒白术一钱五分，生姜三片。

按语：女子以肝为先天，常因情志不遂等伤肝。肝生脾，肝气郁滞，则横逆犯脾，脾虚失于运化，胃气不降，中焦主枢的功能失常，故气机阻滞，饮食不能下行。久病，脾胃之气更虚，虚实夹杂而成鼓胀。治以疏肝理气，化湿和胃降逆，柴胡、当归养血疏肝，伍茜草增加活血之功；佩兰、姜夏化湿和胃降逆；陈皮、茯苓、白术健脾除湿；苏叶、桔梗主升，配伍半夏为升降并用，调理气机，使中焦气机和畅。本案重在调理气机，从血中理气，值得借鉴。

（八）肝癌

案1：化湿除瘀治疗肝癌案

——摘自《当代名医临证精华》

胡某，男，61岁，工人。住院号57500。1974年5月24日初诊。

患者于1974年3月30日因肝区不适及形体消瘦收住我院。入院后经肝B超检查为上界第6肋间，右肋下3cm，剑突下5cm，肝厚9.5cm，稀疏呆滞波。右侧见直径4cm包块平段，范围3.5cm×6cm。肝功能未见明显异常。于4月13日、5月17日、6月5日三次扫描，均为右叶占位病变。甲胎初为阴性（4月6日），继为阳性（5月24日）。临床诊断为原发性肝癌。用氟尿嘧啶静脉注射一次，因反应较大而停用。于5月24日改用中药治疗。初诊时症见面容消瘦，精神欠佳，纳食不振，脘腹胀气，疲乏无力，右胁偶尔隐隐作痛，口苦干，小便黄，大便微溏不爽。苔黄腻，舌红紫，脉弦。触及肝质较硬，边缘不整，表面凹凸不平。中医诊断为"癥积"。辨证为湿热毒邪蕴遏，痰凝血瘀，脾运失常，癥积中焦。拟法清热利湿，解毒化癥，兼调脾胃。处方为：白花蛇舌草60g，垂盆草60g，虎杖30g，生牡蛎30g，红枣30g，夏枯草15g，藤梨根15g，丹参15g，藿香9g，郁金9g，白术9g，甘草9g，连服15剂。

至6月8日，症见病情稳定，仍觉精神欠佳，脘腹略胀，腻苔稍退，脉弦细。拟法如前。处方为：虎杖30g，藤梨根30g，白花蛇舌草30g，半枝莲30g，铁菱角30g，生鳖甲30g，女贞子30g，子参30g，红枣30g，郁金9g，藿香9g，干蟾6g，连服20剂。

至7月14日，症见纳食好转，精神欠佳，大便成形，小便微黄，苔薄黄根腻，脉弦细。按原方改为干蟾为9g，再服15剂。以后略有增损，服药至9月11日出院。

出院后继续原方调治，同时用蟾蜍油（活蟾蜍1只，去内脏洗净，用麻油500g煎枯去渣备用）炒菜佐餐为辅助治疗（据云已服此油15公斤，还将炸后蟾蜍食尽）。至1975年3月31日扫描未见肝内占位病变，原缺损区已好转（见湖北中医学院附院报告单1119号），检查甲胎阴性。触诊肝于肋下可触及1cm，质稍硬。精神食欲恢复如常，并参加生产劳动。观察至1984年5月，未见病情反复。其间因急性阑尾炎来我院作过1次手术，未见其他病变。

按语："积聚"之形成多与体内的"正气不足"、"邪气留滞"有关，多虚实夹杂，初期以实证为主，后期多虚。在辨证用药时，必须掌握扶正与祛邪的关系。本案辨证准确，肝肾不足，运化无力，痰、湿、瘀蕴结成积，治疗先除湿化瘀解毒以祛邪，继以健脾益肾，恢复正气，使病得愈。本案是以中医药为主治疗肿瘤获得满意疗效的案例，体现了中医药在肿瘤治疗方面的优势。

案2：黄连解毒汤合龙胆泻肝汤加减治疗肝癌案

——摘自《辽宁中医杂志》

王某，男，61岁，干部。门诊051048。

病员于 1971 年患黄疸性肝炎，1972～1973 年间复发 3 次。1975 年 6 月脘腹胀满、肝区隐痛、嗳气不适、食欲不振及肢倦乏力。超声波检查肝肋下吸气时 2cm，剑下 8cm，脐上 7cm。肝区波形为较密微小波，甲胎蛋白放射免疫测定结果 >1280μg/L，血凝 d-FG 阴性。环卵试验（-），GPT 复查 5 次均在 40U 以下。澳抗阴性。诊断为原发性肝癌。

诊治时肝区隐痛，胃纳不佳，脘腹胀满，舌苔黄腻，舌质偏黯，脉弦。辨证为热毒壅盛，湿浊内聚。治以清热解毒，利湿。药用：白花蛇舌草、石上柏、龙胆草、土茯苓、黄连、川楝子、蒲公英、黄芩、板蓝根、栀子、茯苓、生熟苡仁、田基黄、橘皮、八月杞、泽泻、车前子、合欢皮等。随症加减柴胡、丹皮、女贞子、七叶一枝花、旱莲草、大黄、皮尾参、北沙参、夏枯草等。酌情加用成药：人参鳖甲丸、枳术丸、逍遥丸等。

连续服用中药 1 年后，肝区肿块缩小，脘腹胀满消失，胃纳亦佳，但仍然肢倦乏力，舌苔薄腻，舌质偏黯，脉弦。上方继续服用年余。于 1979 年 6 月上旬复查，肝同位素扫描：未见明显占位性病变，甲胎火箭电泳 <30μg/L，超声波检查，肝肋下未及，肝波：较密微波。嗣后按上述治疗方法，服药至 1980 年 7 月停药。1981 年 2 月下旬因劳累，上腹不适，肝区胀痛，胃纳不佳，到某医院检查，AFP 又呈阳性，延至 6 月病情恶化而死亡，生存 6 年零 1 个月。

按语：本病为情志抑郁，气机不畅，气滞血瘀，血行受阻，日积月累而成癥积。此外，邪毒外侵、湿热郁蒸或嗜酒过度、热毒内蕴等因素均认为是诱发原因。本案辨证为热毒内蕴，治以清热解毒利湿。以黄连解毒汤合龙胆泻肝汤加减，并佐以扶正。中医中药治疗原发性肝癌，除癌症晚期之外，一般可取得症状和体质的改善，延长生存期。

（九）颤证

案1：养荣膏和定振丸早晚服用治疗颤证案

——摘自《秦景明先生医案》

一男子素善多恐，遇事矜持。病头振动摇，六脉沉缓，左手关尺散软无力。此虚风之候也。矜持太过，则损伤肝肾两经之血。经曰：诸风掉眩，皆属于肝。又曰：恐伤肾。恐惧不已则火起于肾，而消炼精血。肾水一亏而心火暴盛无制。故曰诸逆冲上，皆属于火。风火相煽，则为摇动振掉。治法唯宜养血顺气，气行而痰自消，血荣而风自灭也。早用养荣膏，夕用定振丸。三月而始痊。

养荣膏：枸杞八两，人参、黄芪、当归、白术各四两，天冬、麦冬各二两。定振丸：黄连、半夏各四两，川芎、当归、熟地、人参各二两，黄芪、白术各三两，天麻、秦艽、灵仙、防风、荆芥各两半，全蝎、细辛各五钱。

按语：颤证多因阴血不足，筋脉失养而成。本案系因惊恐而致颤证，而恐易伤肾；"诸风掉眩，皆属于肝"，故病人辨证为肝肾亏虚，肝风内动。治以补肝肾、养血祛风，方选养荣膏和定振丸。养荣膏为补气养血滋阴，定振丸清热养血息风，二者合用，一早一晚，分别服用，奏养血息风止颤之功。

案2：养血柔肝治疗颤证案

——摘自《临证偶拾》

王某，女，52 岁。门诊号：77/8475。初诊日期：1977 年 3 月 10 日。

左手足震颤已八年。始于左上肢，以后发展至左上下肢震颤抖动，但以手指部震颤最为严重。经神经科检查诊为震颤麻痹（帕金森氏病），服用各种中西药未显效。症见：左手足震颤，不能自主，行动缓慢，振振摇摇，纳谷不佳，睡眠不酣，口干便坚，脉弦细，苔薄腻，质偏红，震颤麻痹者，筋之病也。肝主筋，肝血充盈，才能淫气于筋；筋之病故属肝与血也。治拟平肝柔肝，养血息风。

生熟地各 12g，全当归 9g，赤白芍各 9g，花龙骨（先煎）30g，生龙骨（先煎）30g，珍珠母（先煎）30g，生黄芪 12g，潞党参 12g，制首乌 12g，枸杞子 9g，川石斛（先煎）12g，怀牛膝 12g，单桃仁 9g，杜红花 6g，玄精石 18g，仙灵脾 18g，上方加减服至 1977 年 6 月以后，左下肢震颤已明显好转。

按语：肝主筋，其华在爪，若筋脉失养，则手足震颤。本案辨证为肝血亏虚，筋脉失养，治疗以养血柔肝息风。生熟地、枸杞子、石斛养肝；当归、赤白芍养血柔肝；龙骨、牡蛎、珍珠母平肝息风；久病必瘀，故加桃仁、红花以活血化瘀；首乌与上述药物相配，具有很好的祛风、息风作用。

五、肾膀胱病证

（一）水肿

案1：灸膏肓俞治疗水肿案

——摘自《续名医类案》

庄季裕云：子自许昌遇金狄之难，忧劳艰危，冲冒寒暑，避地东方。丁未八月，抵四滨感痎疟。既至秦川，为医妄治，荣卫衰耗。明年春末，尚苦胕肿，腹胀气促，不能食而大便利，身重足痿，杖而后起。得陈了翁家传，为灸膏肓俞。自丁亥至癸巳积三百壮。灸之次日即胸中气平，肿胀俱消，利止而食进。甲午已能肩舆出谒，后再报之。仍得百壮，自是疾症顿减，以至康宁时亲旧间见此殊功。后灸数人，宿痼皆除。孙真人谓若能用心方便，求得其穴而灸之，无疾不愈，信不虚也。

按语：孙真人《千金要方》论膏肓俞穴，无所不治，认为灸膏肓俞穴非常重要。本案是用其治疗水肿而获效的病案，临床可借鉴此法，并适当联合其他药物疗法，力求获得更好的疗效。

案2：活血化瘀治疗水肿案

——摘自《近代著名中医误诊挽治百案析》

唐某，女，20 岁。一身悉肿半年，同时经闭，用疏风宣肺、通阳利水等法少效。面部浮肿，腹部有移动性浊音，下肢按之没指，形体消瘦，面色黯黄，脉象细弱，尿蛋白（＋＋＋）。此属血化为水，治当活血化瘀。

处方：生黄芪 9g，桂枝尖 4.5g，赤芍药 9g，西当归 9g，单桃仁 9g，杜红花 4.5g，川芎 4.5g，马鞭草 15g，路路通 9g，福泽泻 9g，泽兰草 15g。上方服 1 月，腹水及下肢浮肿逐渐消退，面色转红润，但月经尚未来潮。尿检：蛋白（＋＋），红细胞（＋），颗粒管型（＋）。以原方加大黄庶虫丸 9g，一日分两次吞服。一周后月经来潮，色紫量多，夹有血块。经来之后，水肿迅速消退。尿检结果好转：蛋白（＋），红细胞管型（－）。治法转从气血双调，培补正气。后来信云，尿蛋白已消失，完全恢复健康。

按语：水肿一般分为阳水和阴水，阳水的发生与风、湿、热等有关，阴水多因脾肾亏虚，不能运行水液而成，临床中水肿的治疗多从宣肺行水、祛湿利水或温阳健脾利水等治疗。本案提出了血瘀而致水肿的病机认识，血瘀则水不行，遂成水肿，采用活血化瘀利水治疗。药物选择赤芍、当归、桃仁、红花、川芎养血活血、化瘀通络；黄芪补气，桂枝温阳通络，二药与化瘀药为伍，增活血化瘀之力；马鞭草、路路通、泽泻、泽兰草均有通络利水之效。诸药配伍，使瘀去水行，水肿痊愈。因瘀而水肿，应该说是对水肿病机的新认识，启迪我们，临床中因瘀而致水肿的情况，当以活血化瘀治疗方能获效。

（二）淋病
案1：利窍佐以益气治疗淋病案

——摘自《临证指南医案》

郁损心阳，阳坠入阴，为淋浊。由情志内伤，即为阴虚致病。见症乱治，最为庸劣。心藏神，神耗如馈，诸窍失司，非偏寒偏热药治，必得开爽，冀有向安。服药以草木功能，恐不能令其欢悦。人参、桔梗、乌药、木香、天冬，夜服白金丸。

按语：本案为因郁而致淋浊。情志不遂，久则心脾气结，窍道不通，叶氏采用利窍佐以益气的治法。人参补气；乌药、木香理气开窍；天冬养阴润燥，防补气理气药物的燥性；白金丸由白矾和郁金组成，二者具有行气开郁之功，增强理气开窍之力。

案2：填补固涩奇经治疗淋病案

——摘自《临证指南医案》

浊腻膏淋日下，最易损人津液，络脉遂槁。况八脉隧道纡远，泛然补剂药力罔效。《难经》谓十二经属通渠，旋转循环无端，唯奇经如沟渠满溢，流入深河，不与十二经并行者也。树根草皮，此症亦难奏效，须用血肉填补固涩，庶可希其获效。鹿茸，河车，人参，蒸黑于术，茯苓，湘莲，缩砂，雀卵，茹茴，乌贼骨，雀卵河车膏为丸。

按语：淋浊日久，津液丢失，而成津液亏损，叶氏根据《难经》的经脉理论，认为，淋浊不单治疗十二经脉，而是治奇经八脉，单纯补益肝肾之品不能奏效者，当考虑治疗奇经八脉，并借鉴孙真人九法，升奇阳，固经络，使督任有权，采用血肉有情之品，填补固涩，使久病之淋浊获效。本案启迪我们，多读经典，并灵活运用，至关重要。

（三）癃闭
案1：润肺生津治疗癃闭案

——摘自《医宗必读·卷八·小便癃闭》

郡守王镜如，痰火喘嗽正甚时，忽小便不通，自服车前子、木通、茯苓、泽泻等药，小腹胀满，点滴不通。余曰：右寸数大，是金燥不能生水之故，唯用紫菀五钱，麦冬三钱，北五味子一粒，人参一钱，一剂而小便涌出如泉，若淡渗之药，则反致燥急之苦，不可察也。

按语：肺热伤津化燥，不能通调水道及运行水液，则生癃闭。叶氏审因论治，采用润肺养阴治疗，药用紫菀、麦冬、北五味子养阴润燥，小量人参补气，使气化达于膀胱，排尿通畅。利水为治疗癃闭之常法，叶氏强调，针对津液亏虚，淡渗利尿不可用，否则燥急之苦，加重病情，临床当借鉴之。

案2：肾气丸加减治疗癃闭案

——摘自《陈修园医案》

癃闭一证，以利水为主，固为常法。奈屡用通利不效，势反增剧，是不可不明其理其之所以然。经云：膀胱者，州都之官，津液藏焉，气化则能出矣。今小溲滴沥不出，病在气化无疑。但病有阴阳虚实之分，尤须审辨。据癃闭虽久，小腹不沉痛胀。右尺弱而无力，是阳虚不化，寒结膀胱所致。拟用肾气丸加减治之。干地黄五钱，淮山药二钱，陈萸肉二钱，白茯苓三钱，粉丹皮二钱，泽泻二钱，炮附子七分，桂枝一钱。

按语：肾阳不足，阳虚寒凝结于膀胱，导致膀胱气化不利，而成癃闭，陈氏以肾气丸加减治疗。附子、桂枝温阳通脉，化气行水；干地黄、怀山药、陈萸肉补肾填精；茯苓、泽泻利水渗湿；丹皮清泄肝火。诸药合用，振奋阳气，气化复常，诸症自愈。

（四）关格

案1：温胃降逆治疗关格案

——摘自《泊庐医案》

李右，六十一岁，一月十四日。

左脉寸关细涩不起，尺部弦滑而数，右部细弦而滑；呕吐痰涎，食后停顿不下，左边腹部有形积聚，按之作响；上逆中焦则吐，且不能食。其病在胃，其原在肾也，关格重症，备候高明政定。旋覆花二钱，左金丸一钱，鲜枇杷叶三钱，三味同包，姜竹茹三钱，顶头赭石五钱，公丁香二只，淡干姜一钱，生瓦楞壳一两（先煎），仙露半夏三钱，苏子霜五钱，老刀豆子三钱，姜炒山栀五钱。上上紫油桂一分，研细末，以小胶管装好，匀两次，药送下。

按语：关格病在胃，病本在肾，浊毒上犯，正虚邪实，最终可致五脏虚损，变证多端。汪氏以温胃降逆止呕治疗，采用将药末装胶囊的方式，针对关格呕吐，较汤剂更便于服用。

案2：理阴煎法治疗关格案

——摘自《何元长医案》

下焦火微，中焦停饮。腐谷生津，水气不下行也。所以吐后口干，更衣不调。左脉细软，关格之渐。兹用理阴煎法，斯合病机。熟地，于术，制半夏，化橘红，川附，肉桂，赤苓，乌梅，代赭石，炒黄米一撮。

按语：胃阴虚，胃气上逆作呕，以熟地养胃阴，乌梅生津，二者配伍，可达养胃生津之功；茯苓、白术健脾益气；半夏降逆止呕，健脾除湿；加代赭石增强降逆止呕之功效；上药共用，使胃气胃阴充足，功能正常，胃气得以下降。佐以川附、肉桂温下焦阳气，肾为胃之关，肾阳充足，助胃运行水液，使停饮下行。本案主要采用是养胃阴之法治疗关格。

（五）遗精

案1：马培之治疗一男子遗精案

——摘自《孟河四家医案》

某男子精气生于命门，固于肾藏，达于廷孔，心阳鼓动，相火随之，精得热而动，羌已数年。腰酸胁肋作痛，面部粟颗，舌下起瘰，阴亏于下，心火肝阳浮游于上，拟滋阴制阳。北沙参，当归，料豆，旱莲，山药，女贞子，茯神，生地，龙齿，丹皮，鱼肚。

按语：心肾不交，使心火独亢于上，肾水亏于下，相火妄动，扰动精室，则男子遗精。旱莲、女贞子清补肾阴，加山药更补益肝肾；沙参、生地主要用于养心阴，使心火下降；当归、茯神养心安神；龙齿平肝潜阳；丹皮为阴虚血瘀之要药，养阴化瘀。诸药合用，使心肾相交，肾精固藏。

案2：补心丹加减治疗遗精案

——摘自《临证指南医案》

林，诊脉细涩，寐则遗精，心热口渴，不时寒热。此肾阴内损，心阳暗炽，补心丹三钱四服。

按语：肾阴亏损，水不济火，心火亦盛，心神不宁，精室被扰，故遗精，治疗以滋补心肾之阴为主，叶氏选用补心丹加减。本方原是用于治疗心肾阴虚导致的心悸，尤在泾说："动于心者，神摇于上，则精遗于下。"叶氏即用此方治疗相火妄动的遗精，临床可借鉴。

（六）阳痿

案1：张聿青治疗阳痿案

——摘自《张聿青医案》

命门相火，为生身之本，真阳亏损则火衰湿痰郁遏，火不用事，则火亦衰，脉滑而大，痰多阳痿，火之式微，湿之有余地。取舍之间，自有明辨。冬术炭，制半夏，生薏米，炒萆皮，广皮，泽泻，赤白苓，川草薢，杏仁泥，姜汁，炒竹茹。

按语：阳虚不运，痰湿内停，命门火衰，阳事不举，以温阳健脾化痰治疗，使湿邪得化，相火得展，继调气泄湿而愈。

案2：重剂温补治疗阳痿案

——摘自《孟河四家医集》

江西王鹤龄，患阳痿且缩，肢节阴痛，精神萎顿，呵欠时作。余诊其脉弱，脾肾阳虚已极。白术，高丽参，甘草，制附子，炮姜，肉桂，黄芪，鹿茸，杜仲，续断，当归，陈皮，大枣，连服10剂而愈。

按语：阳虚已极致阳痿，治以重剂温补脾肾，用制附子、炮姜、肉桂、鹿茸、杜仲、续断等大量温补之品，恢复肾阳；白术、高丽参、黄芪、陈皮、大枣健脾益气，全方重在温补脾肾，直捣病所。

（七）腰痛

案1：大分清饮治疗腰痛案

——摘自《景岳全书》

余尝治一董翁者，年逾六旬，资禀素壮，因好饮火酒，以致湿热聚于太阳，忽病腰痛不可忍，至求自尽，其甚可知。余为诊之，则六脉洪滑之甚，且小水不通，而膀胱胀急，遂以大分清饮倍加黄柏、龙胆草。一剂而小水顿通，小水通而腰痛如失（大分清饮方：茯苓、泽泻、木通、猪苓、栀子、枳壳、车前子）。

按语：病人腰痛，伴有小便不通，虽年逾六旬，但身体素壮，且腰痛起病急，痛甚，辨证为实证；结合病人平素好饮火酒，以病因分析为据，辨证为湿热蕴结，给予清热利湿治疗，选用张氏创立的大分清饮，该方主治积热闭结，小水不利，或致腰腹下部极痛等病症，使下焦湿热去，气机通畅，腰痛自止。

案2：大秦艽汤加减治疗血虚内热腰痛案

——摘自《老中医医案选》

赵某，男，32岁。初诊：1972年3月16日。

发病一年余。开始两下肢酸沉乏力，腰骶部逐渐牵扯两下肢疼痛。近半年来疼痛加剧，不能走路，但下肢关节无红肿热。尿黄，手心热，舌赤苔薄干，脉象沉滑有力。某医院诊断为"腰骶神经炎"，用中西药治疗无明显效果。中药曾用驱寒剂及虎骨药酒等，不仅无效，反而疼痛加剧。综观脉症，此属血虚内热无以营养筋脉，外为风寒湿邪侵袭，内热外风，形成痹证。宜养血清热以营筋脉，疏风通络以散外邪。拟以大秦艽汤化裁。秦艽15g，二活各10g，防风10g，川芎10g，白芷15g，黄芩15g，细辛15g，二地各20g，生石膏30g，当归15g，赤芍15g，茯苓15g，苍术15g。

二诊，3月20日：下肢疼痛大减，能下地缓慢行走，但仍牵扯腰骶部作痛。宜前方增减治之。秦艽15g，二活各10g，防风10g，川芎10g，黄芩15g，二地各20g，生石膏20g，当归15g，赤芍15g，苍术15g，山龙50g，公藤50g。

三诊，3月26日：服前方3剂，两下肢痛减，腰骶部牵引疼痛，已能走路。但仍微有酸痛，小便微黄。舌苔已减，质转红润，脉沉滑中有缓象。

四诊，4月20日：下肢连腰骶部痛已消失，唯走路过多仍觉微有疼痛。

按语：病人腰痛日久，且两下肢酸沉乏力，以虚证为主，结合病人的虚热表现，辨证为血虚内热，筋脉失养，不荣则痛。大秦艽汤具有祛风清热、养血调营的功效，方证对应，故用之有效。值得思考的是，临床上，大秦艽汤并非治疗腰痛的常用方剂，本案中用以治疗血虚内热腰痛具有很好的疗效，临床可兹借鉴。

第二节　气血津液病证医案选析

（一）郁病

活血化瘀治疗郁病案

——摘自《陈修园医案》

郁伤有年，始觉口鼻中气触腥秒。今右胁作痛，呼吸不利，不得安眠。左涩右弦，系血络郁痹，当用宣通法。当归须二钱，金铃子一钱五分，延胡索一钱五分，桃仁八分去皮尖，黄郁金一钱，降香五分冲末。

按语：陈修园认为："七情之郁居多，如思伤脾，怒伤肝之类是也，其原总由于心，因情志不遂，则郁而成病矣……因郁则气滞，气滞久则必化热，热郁则津液耗而不流，升降之机失度，初伤气分，久延血分……"本案因郁而致病，病程多年，故延及血分，血络郁痹，采用宣通化瘀治疗。桃仁、降香活血化瘀，当归补血活血，郁金、延胡索活血行气，诸药物以化瘀为主，使血络气机畅通。

（二）血证

案1：生硫黄赤石脂治疗便血案

——摘自《医学衷中参西录》

高某，年36岁，得大便下血证。因冷时出外办事，寝于寒凉屋中，床又甚寒凉，遂得斯证。每日下血数次，或全是血，或兼有大便，或多或少，其下时多在夜间，每觉腹中作疼，即须如厕，夜间恒苦不寐。其脉迟而芤，两尺尤不堪重按。病已两年余，服温补下元药则稍轻，然终不能根除，久之，则身体渐觉羸弱。

此下焦虚寒太甚，其气化不能固摄而血下陷也。视其从前所服诸方，皆系草木之品，其质轻浮，温暖之力究难下达，当以矿质之品温暖兼收涩者投之。

处方：生硫黄半斤（色纯黄者），赤石脂半斤（纯系粉末者），将二味共轧细过罗，先空心服七八分，日服两次，品验渐渐加多，以服后移时微觉腹中温暖为度。后服至每次二钱，腹中始觉温暖，血下亦渐少。服至旬余，身体渐壮，夜睡安然，可无如厕。服至月余，则病根拔除矣。

按语：因寒邪导致的脾肾阳虚，下元虚冷，久之则虚甚，失于固摄，而成便血。张氏认为，阳虚日久，草木轻浮之品难以下达温暖下焦，故选择矿质之品。硫黄，酸、温，质地下降，归肾和大肠经，为温补下焦之良药；赤石脂，性温，涩肠止泻止血，与硫黄为伍，又可增温阳之力。两药共用，即温阳止泻，又暖脾止血，月余而愈。本案启迪我们，在药物的选择上，要综合考虑药物的功效，包括性状特点，对疗效至关重要。

张氏用药之道，在于药物的选择上，充分考虑所选的药物能直达病位。比如，矿质之品的特性是重镇下行，能更好地到达下焦，用来发挥温暖固涩下焦的作用。由此给我们的启示是，临床中选择药物时，首先应重视药物的归经，其次考虑药物的功效，从而使药物有针对性地发挥作用。

案2：王仲奇治疗吐血案

——摘自《王仲奇医案》

经来适断，心气失守，血乃逆流而上，悠然咯血殷红，盈口而出。血来喉系鸣响，稍呛咳，喉间自闻有血腥气味。足肢清厥，脉濡滑微弦。治以清和可也。海蛤粉9g，炒茜草6g，茯苓9g，煅紫贝齿12g，丝瓜络9g，紫菀4.5g，凌霄6g，炒蒲黄6g，山茶花4.5g，丹参6g，炒小蓟6g，藕节12g，白茅花（包）6g。

按语：本案咯血为心气失守，血从上出，王氏拟清和之法。茜草、小蓟、白茅花、山茶花、丝瓜络清热凉血止血；炒蒲黄、藕节收涩止血；凌霄、丹参活血祛瘀，起"止血而不留瘀"之意；海蛤粉、紫菀化痰，归肺经；紫贝齿，镇静安神。诸药物以清热凉血为主，结合活血安神等法，体现王氏治血证主清和的特点。

（三）汗病

案1：镇阳理阴治疗汗证案

——摘自《临证指南医案》

顾氏，劳力忿怒，心背昏热汗出。往时和阳治厥阴肝脏得效。今年春夏，经行病发且食纳顿减。褚氏谓独阴无阳，须推异治。通补既臻小效，不必见热投凉，用镇其阳以理虚。人参、半夏、茯苓、炙草、牡蛎、小麦、南枣。

按语： 叶氏认为，"心为主阳之脏，凡五脏六腑表里之阳，皆心主之；心之阳虚，不能卫外而为固，则外伤而自汗，不分寤寐，不因劳动，不因发散，溱溱然自汗出"。而劳则气耗，劳力会加重自汗，叶氏以镇阳理阴法，调理阴阳，使之平衡，方选甘麦大枣汤加减。叶氏针对气虚或阳虚自汗，并非单纯以补气或补阳等常法为主，而是镇阳理阴，重在调理阴阳。

案2：生脉四君汤治疗汗证案

——摘自《临证指南医案》

梅，三十四。案牍积劳，神困食减。五心汗出，非因实热，乃火与元气，势不两立，气泄为热为汗，当治在无形。以实火宜清，虚热宜补耳。议用生脉四君汤。注：当加牡蛎。

按语： 本案的基本含义为：患者因伏案劳伤，表现为困倦乏力，食欲减退，五心汗出，辨证为阴虚证。其病理机制为火与元气势不两立，由于过劳而使元气外泄，故汗出而热，此皆为虚而非实邪，当治在无形，以生脉四君汤加牡蛎治疗。

此案为阴虚而热的典型案例，临床屡见不鲜。叶氏未用一般的养阴清热法治疗，而是采用补其不足而损其有余的方式，益气养阴为主，用生脉散和四君子汤加减治疗。生脉散益气养阴，四君子汤健脾益气，两方合用，重在补虚。

（四）消渴

案1：玉女煎治消渴案

——摘自《临证指南医案》

王，四十五。形瘦脉搏，渴饮善食，乃三消症也。古人谓入水无物不长，入火无物不消。河间每以益肾水制心火，除肠胃激烈之燥，济身津液之枯，是真治法。玉女煎。

按语： 消渴的基本病机为阴虚燥热，病人能食消瘦，故以中消为主，胃阴不足，叶氏尊古方，采用玉女煎加减治疗。玉女煎滋胃肾之阴，并清胃火，达滋阴润燥之效。

案2：养阴清热治疗三消案

——摘自《临证指南医案》

王，58岁。肌肉消减，善饥渴饮。此久久烦劳，壮盛不觉，体衰病发，皆内因之症。自心营肺卫之伤，渐损乎中下。按脉偏于左搏，营络虚热，其苦寒莫制其烈，甘补无济其虚，是中上消之病。犀角三钱，鲜生地一两，元参二钱，鲜白沙参二钱，麦冬二钱，柿霜一钱，生甘草四分，鲜地骨皮三钱，又固本加甜沙参。

按语： "三消一症，虽有上中下之分，其实不越阴亏阳亢，津涸热淫而已"，这是叶氏对消渴病机的基本认识。本案为上中下三焦俱病，因烦劳过度，损伤上焦心肺，自上而下，渐成三消之病，宜养阴清虚热。生地、元参、沙参、麦冬养阴，地骨皮清虚热，犀角养阴清热，柿霜清热生津，加甘草调和诸药。该方以养阴为主，佐以清热，药味不多，但药力精专。

（五）内伤发热

案1：补中益气汤加减治疗内伤发热

——摘自《陈修园医案》

一春元下第归，得寒热病。每日申酉二时初以为寒即作大热而躁，躁甚如狂，过此二时，平复无恙，唯小便赤黄而涩。往时一有心事，夜即梦遗，每日空心，用盐饮烧酒数杯。医皆以病为疟，用清脾饮，柴苓汤，并截花，俱不效。请予诊治。诊得六脉，唯左尺浮中，沉取之皆洪数有力，余部皆平。余曰："此潮热病也。"以加减补中益气汤治之。人参一钱，黄芪八分，归身八分，陈皮六分，白术八分，甘草五分，泽泻六分，黄柏五分，牡丹皮六分。水煎服，日进一服。三日而病渐退。复用六味地黄丸，兼前药，调理一月而安。

按语：《八法流注》云："申酉二时属膀胱与肾，此病专属二经，水衰火旺，当申酉时火动于中，故发热而躁，躁属肾。"据此，本案属肾水亏虚、阴火旺盛，采用补中益气汤加减治疗。该方治疗脾胃气虚发热，陈氏在此基础上加减治疗，去升麻、柴胡治肝脾之药物，增加治下焦之药物，丹皮泻膀胱之热，泽泻泻肾火，加黄柏以生肾水，水旺则火衰，而寒热退。

案2：养阴清虚热治疗内伤发热案

——摘自《张山雷专辑》

吴右。漏本无恒。前月底月事太多，色且晦暗，以后连朝发热，热势甚炽，口燥舌干，气喘痰鸣，夜不成寐，脉数八九至。真阴匮乏，孤阳飞腾，其象可畏，涵阳养阴，应手则吉。北沙参9g，枸杞子6g，霍山石斛9g，青蒿4.5g，鳖甲9g，银柴胡4.5g，牡蛎24g，龙齿9g，乌药6g，陈皮4.5g，夜交藤9g，枣仁9g，代赭石6g。

二诊：一服寐安热减，二服胃苏，余症皆减。脉静，咳而有痰，此肾虚水乏气冲也。北沙参9g，枸杞子6g，大元地9g，萸肉9g，当归4.5g，白芍6g，紫石英9g，乌鲗骨9g，牡蛎24g，龙齿9g，茯苓9g，宋半夏6g，陈皮4.5g，夜交藤9g，枣仁9g。

按语：此为阴虚发热案，以养阴清虚热治疗，佐潜阳安神之品。青蒿、银柴胡清虚热；鳖甲、北沙参、枸杞、石斛养阴；牡蛎、龙齿、代赭石潜阳平肝，平息孤阳，用后热减；二诊出现咳嗽有痰，而脾为生痰之源，故加茯苓、陈皮、半夏以健脾除痰，调理而愈。

（六）外感发热

案1：芳香轻扬法治疗外感发热案

——摘自《金子久专辑》

风温由皮毛而入肺，秽浊从口鼻而入胃，前用辛凉透皮毛以解风温，芳香宣阳气以逐秽浊，汗泄蒸蒸，在表之风温渐从汗衰，大便频频，在里之秽渐从下夺，而舌苔仍形黄腻，其中尚有浊邪，诊脉象依然数大，上焦犹有风热。风为阳邪，鼓荡肝阳，阳升于上，耳窍为鸣，风淫末疾，指节为酸，阳动则心烦，热炽则唇燥，胃气尚窒，纳谷未增，病邪专在气分，气郁渐从火化，大旨似宜前辙，以芳香轻扬法。羚羊角，连翘，山栀，钩藤，鲜石斛，滁菊，丝瓜络，橘红，佩兰叶，瓜蒌皮，郁金，桑叶。

按语：外感风热导致的发热，一般多以辛凉解表法治疗，但有一个弊病就是风温之邪从汗解，但在里之秽浊尚存，舌苔仍黄腻。对此，金氏宗前人之法，并进行发挥，去粗取精，采用芳香轻扬之法，既解表清热，又不留浊邪，将辛凉解表与芳香化湿、宣肺化痰之品合用，并佐以石斛养阴、郁金化瘀。

案2：吴鞠通治湿温发热案

——摘自《吴鞠通医案》

丙寅四月初八日，张，三十三岁。六脉弦细而劲，阴寒证脉也；咳嗽稀痰，阴湿咳也；舌苔刮白而滑，阴舌苔也；呕吐泄泻，阴湿证也。虽发热汗出不解，仍湿中兼风，病名湿温，天下有如是之阴虚证乎？茯苓块四钱，桂枝三钱，炒白芍二钱，姜半夏五钱，广皮炭二钱，生苡仁五钱，泽泻四钱，生姜汁（每杯冲三小匙），煮三杯，分三次服。

按语：此为湿温病，状若阴虚，吴氏认为此乃湿中夹风，茯苓、薏苡仁、泽泻淡渗利湿，半夏、白术、陈皮温中燥湿，合桂枝汤散湿中之风，生姜汁温胃止呕、宣通胃气，助诸药尽得其气。

本案内容记载翔实，且有鉴别诊断，将本证与阴虚证相鉴别，是诊断方面的一大进步。目前鉴别诊断已经成为临床必备内容之一，将相类似的病或证进行鉴别，是准确诊断的必要条件。

（七）虚劳

案1：叶天士治疗虚劳案

——摘自《临证指南医案》

某，入夏发泄主令，由下损及中焦，减谷形衰，阴伤及阳，畏冷至下。春季进河车、羊肉温养固髓方法，积损难充，不禁时令之泄越耳。古人减食久虚，必须胃药。晚进参术膏，早用封固佐升阳法，长夏不复奈何？鹿茸（生研）一两，鹿角霜一两，熟地二两，生菟丝子一两，人参一两，茯苓一两，韭子一两，补骨脂（胡桃蒸）一两，枸杞子一两，柏子霜一两，蜜丸，早服四钱，参汤送。参术膏方，人参四两，另用泉水熬；九蒸於术四两，另用泉水熬。各熬膏成，以炭火厚掩干灰，将药罐炖收至极老为度。每用膏二钱五分，开水化服。

按语："虚不复谓之损，损极不复谓之劳，此虚劳损三者，相继而成也"。前人对于虚损不易复者，多以参术为主，用量多达数斤，以"有形精血难复，急培无形之气"为要旨。而叶氏重视虚劳的发病原因，根据病因的不同，分别采用治上治中治下之法：用甘凉补肺胃之清；或甘温气味，创建中宫；因纵欲伤精者，则治下而兼治八脉，益火滋阴，或静摄任阴。

本案中所提到的膏方，目前已经被临床越来越多地运用，从单纯以治疗为目的扩展到治病、防病、养生等多个方面，膏方的运用已经逐步转化为中医药学的一个独特的领域。在膏方深得推崇的今天，仍需在立法组方、熬制要求及药物选择上精益求精，对此叶氏的做法很值得借鉴。

案2：温脾养摄肾阳治疗虚劳案

——摘自《环溪草堂医案》

脾胃两虚，而湿热又甚，虽腰疼梦泄，自汗盗汗，而口腻味甜，大便溏薄，肾阴虚而不充，脾阳困而不振，进求治法，只可先运脾阳。茅术（炒黑），干姜，熟地，山药，五味，牡蛎，党参，茯神，枣仁，浮麦，红枣。

再诊：温运脾阳，补摄肾阳，仿缪仲淳双补丸法。炮姜，牡蛎，党参，茯苓，补骨脂，熟地，杜仲，山药，首乌（制），茅术（制），浮麦，五味子，红枣。

三诊：脾阳稍复，肾阴仍弱，节交夏至，阳盛阴衰之候，大剂养阴，以迎一阴来复，兼化湿热，以调时令之气。熟地，生地，党参，冬术，茅术（制），黄柏（盐水炒）茯神，麦冬，五味，牡蛎，龙骨，杜仲。

按语：虚劳一病，为脏腑功能衰退，气血阴阳皆不足，其亏虚非在一脏一腑，治疗以补虚为主。为防止虚不受补，当辨证而确立补虚大法。本案是先补后天，再补先天，循序渐进，并与时令气候相结合，达到补虚的最佳效果。

本案之道为虚证非一味进补所能奏效，而是循序渐进，防止虚不受补。如今，临床中为防止虚不受补，除本案所提及的循序渐进、补后天再补先天外，还有补中有泻、寓通于补、阴阳双补等。

（八）积聚

案1：王孟英治疗积聚案

——摘自《王氏医案》

赤山埠李氏女，素禀怯弱，春间汛事不行，胁腹聚气如瘕，餐减肌削，屡服温通之药，至孟秋加以微寒壮热，医仍作经闭，势濒于危。乃母托伊表兄林豫堂措办后事，而豫堂特请孟英诊以决之。孟英切脉时，壮热烙指，汗出如雨，其汗珠落于脉枕上，微有粉红色。乃曰：虚损是其本也。今暑热炽盛，先当治其客邪，庶可希冀。疏白虎汤加西洋参、元参、竹叶、荷杆、桑叶。乃何医至，一筹莫展，闻孟英主白虎汤，乃谓其母曰：危险至此，尚可服石膏乎？且《本草》于石膏条下致戒云血虚胃弱者禁用，彼岂未之知也？豫堂毅然曰：我主药。与其束手待毙，盍从孟英死里求生之路耶？遂服二贴，热果退，汗渐收。改用甘凉清余热，日以向安。继予调气营阴，宿瘕亦消。培补至仲冬，汛至而瘥。次年适孙夔伯之弟。

按语：积聚为本虚标实之证，当急则治其标，缓则治其本。对于虚甚之人，一般多不敢投驱邪之品，而重在补虚。王氏认为，确有客邪者，虽虚当急则治标，体现王氏临证灵活变通的思想。本案病人表现壮热、汗出，当下为暑热季节，辨证为暑热炽盛，故给予石膏清热泻火，同时加用养阴生津之品，继以补虚、调气养阴治疗，积聚渐消。

案2：王旭高治疗积聚案

——摘自《王旭高临证医案》

钱，脉微细，阴之象也。少腹有块，上攻及脘，自脘至嗌一条气塞，发作则大痛欲厥，头汗如雨。用方大法，固宜以温通为主矣。唯舌有黄腻浊苔，便泄臭秽，必兼湿热，而块痛得按稍减，中气又虚，方法极难周顾，尚祈斟酌是荷。川楝子，乌药，肉桂，乌梅，木香，淡吴萸，泽泻，延胡索，茯苓，川连酒炒。

又：下焦浊阴之气，上干清阳之位。少腹胸胁有块，攻撑作痛，痛甚发厥。昨用温通，病势稍减，脉仍微细，泄仍臭秽，恶谷厌纳，中气大亏，阴气凝结，当脐硬痛。恐属脏结，攻之不可，补之亦难，诚为棘手。肉桂，吴茱萸，炮姜，枸杞子，乌药，木香，延胡索，金铃子，白芍，茯苓，泽泻，萱花，金橘饼。

按语："五积六聚，积属脏而不移，聚属腑而无定……究在脏腑之外，乃寒痰汁沫瘀血凝结于膜窠曲折之处，因脏气不能运化，积年累月，受病非一途。先宜观其虚实，即形气实者，亦不可专于攻伐，况夫虚多实少"。这段经文从病位和病性两方面论述了积聚的病机。王氏根据前人的观点，结合自己的认识，认为中虚者，先调其中，湿热化而块自消；聚者，病在气分，气聚有形，必夹肝邪，疏肝和脾以调气机；并认为积聚一般寒多热少，虚多实少，善用桂枝、肉桂、吴茱萸等，能温脾疏肝，使气机通畅。本案正是体现了王氏的临证经验，以温通为主，结合疏肝健脾，使气机调畅，积聚散去。

（九）厥病

案1：调和阴阳治疗厥病

——摘自《儒门事亲》

顷西华季政之病寒厥，其妻病热厥，前后十余年，其妻服逍遥散十余剂，终无寸效。一日命余诊之，二人脉皆浮大而无力。政之曰："吾手足之寒，时时渍以热汤，渍而不能止；吾妇手足之热，终日沃以冷水，沃而不能已者，何也？"余曰："寒热之厥也，此皆得之贪饮食，纵嗜欲。"遂出《内经》厥论证之。政之喜曰："《内经》真圣书也，十余年之疑，今而释然，纵不服药，愈过半矣！"仆曰："热厥者，寒在上也；寒厥者，热在上也。寒在上者，以温剂补肺金；热在上者，以凉剂清心火。"分处二药，令服之不辍。不旬日，政之诣门谢曰："寒热之厥皆愈矣。"其妻当不过数月而有妊。何哉？阴阳皆和故也。

按语： 本段论述了厥病证治要点。首先，厥病分两种，即寒厥和热厥。春夏则阳多阴少，秋冬则阴壮阳衰。若醉饱入房，气聚于脾胃，脾胃主行津液，阴气虚，阳气入，则胃不和，精气竭而四肢不荣，酒气与谷气相搏，则内热发为热厥；若纵情嗜欲于秋冬之时，阳夺于内，阳气既衰，真精又竭，阳不荣养，则手足寒，发为寒厥。总归厥病的关键为阴阳之气不相顺接。寒厥以温补治疗，热厥以凉剂清心火治疗，使阴阳调和，厥乃愈。

案2：程杏轩治疗气厥案

——摘自《杏轩医案》

炳兄女在室，年已及笄，性躁多郁。初春曾患吐血，夏间陡然发厥，厥回呕吐不止，汗冷肢麻，其言微气短，胸膈胀闷。脉息细涩，状似虚象。医投补剂益剧。余诊之曰："此郁病也。"经云：大怒则形气绝，而血菀于上，使人薄厥。又云：血之与气并走于上，乃为大厥。议与越鞠丸，加郁金、枳壳、茯苓、陈皮、半夏。兄曰："女病卧床数日，粒米不入，脉细言微，恐其虚脱奈何？"余曰："依吾用药则生，否则难救。此脉乃郁而不流，非真细弱，欲言而讷，乃气机阻闭故也。观其以手频捶胸臆，全属中焦郁而不舒，且叫喊声彻户外，岂脱证所有耶。请速备药，吾守此勿迟疑也。"取药煎服。少顷，膈间辘辘有声，嗳气数口，胸次略宽。再服呕止，寐食俱安。转用八味逍遥散，除白术，加香附、郁金、陈皮，病愈，血证亦泯。

按语： 本案是"大实有羸状"的具体实例。病人因肝郁气结而成厥病，本为实证，但病人表现为虚象，有医家以补益之剂治疗使病加剧。程氏仔细辨之，发现虚中尚有盛候，如喊声响彻户外、以手频捶胸等，这些表现非虚证所能，结合病人性躁多郁，辨为气机郁结所致，为实证，故以疏肝解郁治疗，病愈。因此，临证时应透过表象看到本质，方能奏效。

本案为厥病，其病机与《内经》中记载的薄厥病机相匹配，为怒致气郁，以疏调气机治疗有效。

（十）痹病

案1：养阴除湿治疗痹病案

——摘自《三家医案》

阴虚夹湿，风阳易动，故痹证时发。湿邪宜去，却不可燥，以燥药易劫阴也。生地，杜仲，料豆衣，茯苓，炒黑防风，木瓜，蔴骨，泽泻，木防己，草薢，桐皮，五加皮，黑芝麻，炒独活，桑叶，鸭血，鲜山药藤，为末，牛乳拌，晒二次，薏苡仁一斛，藿香四两，浓煎汁丸。

按语：阴虚夹湿，湿邪阻络，不通则痛，发为痹病。本案指出，伴有阴虚之痹病，除湿通络且不可用燥剂，燥更伤阴液，启示我们临床中，应通盘考虑，防止顾此失彼。

本案为虚实夹杂痹病案，指出痹病的病机为阴虚夹湿，治则为养阴除湿。治湿一般都用燥药，而燥药则更伤阴液，为此，医家选用养阴药物及除湿而非燥性之品，体现了在药物选择上细致入微的临证风范。

三家，即叶天士、薛生白和缪宜亭三位清代医家。

案2：施今墨用八法治疗痹病案

——摘自《施今墨临床经验集》

艾某，男，28岁。一年多来遍身痛楚，天气变化，症更加重，历经大连、哈尔滨、沈阳等医院诊疗，诊为风湿性关节炎。经常有疲劳感，体力日渐不支，饮食二便尚属正常，舌苔薄白，六脉沉软无力。辨证立法：工作生活地处阴寒，汗出当风，病邪乘虚而入，积蓄日久，治未及时，风寒之邪由表及里，邪入日深，耗伤气血，六脉沉软无力，为正气不足之象，正虚邪实，当以搜风、逐寒、益气、活血治之。川附片15g，乌蛇肉30g，杭白芍10g，制全蝎4.5g，川桂枝10g，酒地龙10g，酒川芎4.5g，西红花3g，酒当归12g，酒玄胡6g，生熟地各6g，石楠藤12g，北细辛3g，炙草节10g。

二诊：初服2剂无效，继服2剂，周身如虫蚁蠕动，疼痛有所减轻，遂又连服4剂，自觉全身较前清爽舒畅，但仍易感疲劳。患者疼痛减轻，周身清爽，是风寒之邪已被祛动；仍感疲劳，乃正气不足。拟加用益气之药，扶正祛邪，一鼓作气以收全功。前方去红花、元胡，加党参15g，黄芪30g，姜黄10g，附片加至30g。

三诊：服药6剂，疼痛减轻甚多，精神转旺，嘱再服10剂后，原方加两倍改为丸药再服。

按语：施老认为，痹病的病因为风寒湿三邪，趁人之虚而入，初在表，次及肌，继之脉络、筋骨，在关节羁留不去者最为难治。初为实，久病为虚，入血分。施老尊张石顽之理，立治痹八法，即散风、逐寒、祛湿、清热、通络、活血、行气、补虚。本案为寒痹日久，根据病情，选用搜风、逐寒、益气、活血四法治疗。初治未效，药力未及之故，继服获效，加益气之药，服数剂，并以丸药收工。

痹病的病因已经在临床上取得公认，施老在此基础上提出了病位由浅入深的发病层次，并完善了前人的治痹八法，将痹病从病位、病性、治则治法等方面进行了全面的阐释，这一点是十分可贵的。目前临床对痹病的治疗，可参施老之法，根据病人的基本症状先判断病位层次，再将这八法有机组合，可提高临床治疗该病的疗效。